中医国学八讲

南京中医药大学国家重点学科中医医史文献学科建设经费资助出版

主 编　王明强

副主编　范崇峰　高 雨　包玉颖

编 委（按姓氏笔画排序）

王明强　付慧艳　包玉颖

成稼璇　范崇峰　高 雨

全国百佳图书出版单位

中国中医药出版社

·北京·

图书在版编目（CIP）数据

中医国学八讲 / 王明强主编 .—北京：中国中医药出版社，2023.3

ISBN 978– 7 – 5132 – 7574 – 3

Ⅰ . ①中…　Ⅱ . ①王…　Ⅲ . ①中国医药学—研究　Ⅳ . ① R2

中国版本图书馆 CIP 数据核字（2022）第 069762 号

中国中医药出版社出版

北京经济技术开发区科创十三街 31 号院二区 8 号楼

邮政编码　100176

传真　010–64405721

保定市西城胶印有限公司印刷

各地新华书店经销

开本 787×1092　1/16　印张 16　字数 313 千字

2023 年 3 月第 1 版　2023 年 3 月第 1 次印刷

书号　ISBN 978 – 7 – 5132 – 7574 – 3

定价　56.00 元

网址　www.cptcm.com

服 务 热 线　010-64405510

购 书 热 线　010-89535836

维 权 打 假　010-64405753

微信服务号　zgzyycbs

微商城网址　https://kdt.im/LIdUGr

官 方 微 博　http://e.weibo.com/cptcm

天猫旗舰店网址　https://zgzyycbs.tmall.com

如有印装质量问题请与本社出版部联系（010-64405510）

前　言

　　"中医国学"这个概念是我在 2014 年提出来的，在各方的鼎力支持下，经学校批复，依托国家重点学科和国家中医药管理局重点学科，"中医国学研究所"成立并挂靠中医药文献研究所，吸引了一批有兴趣的同道共同开展研究。研究所成立以来，每年举办一次小型学术研讨会，来自南京大学、东南大学、南京师范大学、南京医科大学、北京中医药大学、上海中医药大学、山东中医药大学等院校的同仁切磋启迪，日韩学者亦远道来会，欢洽有得，不亦乐乎！提出这个概念，绝无蹭学术热点之意。"国学"一度成为热点，是特定时代背景下催生出的社会现象。虽然学术热点的追风者大有人在，但真正的学术研究是无所谓热点的。之所以提出这个概念，一是自己的学术兴趣所在，二是想把中医作为"国学"扎扎实实地进行研究。我自幼喜文，尤倾心于中国古代思想文化，深感其博瀚深邃，享用不尽。与岐黄有涉，于己是天作之缘，莫大的幸事。古人云"秀才学医，笼中抓鸡"，从原有学术领域跨入岐黄学术，毫无违和之感，浸润其中，其乐无穷，真是与心有戚戚焉！当今的社会和学术江湖，对岐黄之术一直不乏棒杀之徒，亦不免捧杀之流，颇有点热闹喧嚣。在热闹和喧嚣之下，需要的是冷静理性的思考和静默潜心的研究，这也当是成立中医国学研究所的本意所在。

　　中医国学的研究博及经史子集各部，哲学、小学、文学、自然科学等均有涉及，这本书只是辑其点滴。全书共八讲，第一、二讲由王

1

明强撰写，第三讲由付慧艳撰写，第四讲由成稼璇撰写，第五讲由范崇峰撰写，第六、七讲由高雨撰写，第八讲由包玉颖撰写。全书由王明强拟定撰写大纲并统稿、审修。其中不乏庸文俗语，浅章薄句，不揣拙陋，以请教各位方家。

文中所引古籍原文的随文校释符号说明如下：（ ）号表示所释异体字和通假字；＜＞号表示勘误；〇表示原已涂去的废字；[ ]表示所补字；□表示缺文；☑表示无法确定字数的缺文。

王明强

辛丑季夏于仙林湖畔桂山堂远志斋

目　录

第一讲　中医国学刍议

医学是什么？这是个很难说得清的问题。韩启德院士2017年5月31日在北京大学曾做过题为"医学是什么"的主题演讲。他自言思考了很久，对医学是什么还是不太肯定，最终他认为，医学的属性可以归结为科学性、人文性和社会性三个方面。

受科学主义思潮的影响，长期以来对医学的认识存在一个误区，即将医学仅仅视为科学，或者仅仅视为"术"。实际上，无论古今中外，医学是靠文化产生、靠文化传承、靠文化立命的。与物理、数学、天文学等具有世界普适性的科学内涵和学科风貌不同，医学基于不同生命文化的认知和体悟而呈现出不同的特质和风格，因而医学是不同民族各自文化的载体与独特呈现。栗山茂久《身体的语言——古希腊医学和中医之比较》就是从古中国和古希腊医学的歧义出发，阐析了古代中、希两种文化中身体的"表现性"，不同的文化感官及各自对人类存在真相的探求。作者指出："医学的历史发展中也有个类似的谜团。我们一般认为人体结构及功能在世界各地都是相同的，是全球一致的真相。不过一旦回顾历史，我们对于真相的看法便会开始动摇……不同医学传统对于身体的叙述通常有如在描述彼此相异且几乎毫不相关的世界。""对于身体的看法不但仰赖于'思考方式'，同时也仰赖于各种感官的作用……这种相异永远不可能以理智的规划或成套的观念加以认定，更不可能以整体论之类的贫瘠公式——如整体论与二元论、有机论与化约论等——来予以概括。"中国医学是在中华文化基础上形成的一种独特的生命文化、医学文化现象，其萌生发展于中国传统学术和文化的土壤，从内至外皆浸润于国学之中，其本身亦是国学一分子，无国学即无中医，离开国学，中医即成为无源之水、无根之木。有人将中医学传承发展困境的缘由归之于"西学东渐"，但任何一个国家、民族，任何一门学术，任何一种科技的发展进步都离不开融会新知，故步自封只能迂腐落后，甚至消亡。中华文明正是在不断发皇古义、融会新知的过程中日渐其厚，其之所以几千年来绵延不绝，就在于其海纳百川的博大胸怀。西学的引入，对于中医来讲，绝非坏事，而是自身发展的一大契机。我们相信，东西方两种生命健康之学的融会，肯定能创造出更加辉煌的中国医学。目前的关键是重振中医学与西医融会的文化自信和根底，中医国学的研究则是其中必有之义。

一、国学与中医国学

"国学"一词，古已有之，其本义指国家设立的学校。《周礼·春官宗伯·大周乐小师》："乐师掌国学之政，以教国子小舞。"国学是我国古代设于京城的最高学府的统称，历代均有建制，但名称不一，或称太学，或称国子学、国子监、国子寺等。现在所用"国学"一词之内涵与其本义有别。

现代意义上的"国学"概念是在"西学东渐"、本国文化式微的历史大背景下提出来的，是面对外来文化冲击，本土文化反击自保的产物，是当时知识界出于对中华学术和文明拯亡救危的忧患意识的反映，其在国内出现的最初面目即是以"保存"国学为显著特征的。1904年，邓实在上海的《政艺通报》发表《国学保存论》，论述了保存"国学"的重要性。次年，邓实、黄节等人在上海成立了"国学保存会"，以"研究国学，保存国粹"为宗旨，发行《政艺通报》《国粹学报》，标志着"国学"在国内的立足。故而现代意义上"国学"一词的出现载负着促进中华文明薪火相传的历史重任，就这一点来说，其与本义倒是一脉相承的。在这种历史背景下提出的"国学"概念，更多的是一种应激性的产物，其提出之时缺乏深入的学理上的探究，故而至于何谓"国学"，其内涵与外延究竟该如何界定，自此概念提出之日起，学界就一直存在争议，当时提出的与此相类的概念还有"中学""国粹""国故"，等等。

对于"国学"概念内涵之争，学界多有论述，在此不再一一赘述。学界较为统一的看法是"国学即中国固有的或传统的学术文化"，商务印书馆出版的《现代汉语词典》（2002年增补本）释"国学"云："称我国传统的学术文化，包括哲学、历史学、考古学、文学、语言学等。"出于应激性自保提出的"国学"概念，有其内守性和狭隘性，随着社会的发展和当前国势的强盛，应赋予这一概念更为自信和开放的内涵。"国学"既是一个知识系统，也是一个价值系统，同时还是一种学习方法与治学门径。首先，"国学"研究之目的，不仅为保存传统学术，更要具有发展进步的眼光，以弘扬发展为己任。其次，国学研究之方法，绝非闭门造车、故步自封，更应与世界文明相碰撞，在融会贯通中提升传统学术和文化之内涵与品质。再者，国学之研究，绝非自我完善，更要汇入世界文明发展的大潮，推动世界文明的进步。目前学界又指出，国学不应仅仅局限于人文社会科学类的内涵，而应包括自然科学，提出"自然国学"之概念。中国文化学术是涵盖天地人之学，"国学"之内涵当然既包括人学，也包括天学、地学以及天地之间万物自然规律之学。

中国医学与中华国学一体未分，既是中国科学的典范，同时也是中华国学的典范，可以说是与近代以西方为主导建立的科学体系双峰对峙。传承弘扬中医离不开国学，缺乏国学这一根基，中医则有精髓渐失、只余皮毛之虞。古人云"秀才学医，笼中抓鸡"，语虽浅俗，其理则极其深邃。孙思邈《备急千金要方·大医习业》云："若不读五经，不知有仁义之道；不读三史，不知有古今之事；不读诸子，睹事则不能默而识之；不读《内经》，则不知有慈悲喜舍之德；不读庄老，不能任真体运，则吉凶拘忌，触涂而生。至于五行休王、七曜天文，并须探赜。若能具而学之，则于医道无所滞碍，尽善尽美者矣。"《儒门事亲》邵辅序云："医家奥旨，非儒不能明。"正因为如此，所以历代名医多是大学问家，起码是通儒，如华佗兼通数经，皇甫谧博综典籍、百家之言，葛洪广览群书、记诵万卷，孙思邈通百家说，庞安常凡经传百家之涉其道者靡不通贯，朱丹溪得朱子四传之学，喻昌博极群书、精力过人。徐大椿于百家诸子、星经地志、音律武技无不研究，因而他得出一个结论说：

今之学医者，皆无聊之甚，习此业以为衣食之计耳。孰知医之为道，乃古圣人所以泄天地之秘，夺造化之权，以救人之死，其理精妙入神，非聪明敏哲之人不可学也。黄帝、神农、越人、仲景之书，文辞古奥，搜罗广远，非渊博通达之人不可学也。凡病之情，传变在于顷刻，真伪一时难辨，一或执滞，生死立判，非虚怀灵变之人不可学也。病名以千计，病证以万计，脏腑经络，内服外治，方药之书，数年不能竟其说，非勤读善记之人不可学也。又《内经》以后，支分派别，人自为师，不无偏驳，更有怪僻之论，鄙俚之说，纷陈错立，淆惑百端，一或误信，终身不返，非精鉴确识之人不可学也。（《医学源流论·医非人人可学论》）

中医学源远流长，几千年来代代相传、生生不息，被誉为人类科技发展史上的奇迹。这都要归功于它拥有一套符合中医学规律的传承发展体系。作为独具民族传统特色的中医学，创新的前提是继承，必须"古为今用"。中医学的改革、创新，虽然绝非传统思想的自然延伸，但一味照搬外来文化与文明成果，而不与传统文化相融合，不与中医几千年来所形成的独特医学思想相融合，即使是最先进的文化，也难以发挥应有的作用。这就要求"传承精华，守正创新"，首先要以科学的、理性的态度对待传统中医学，汲取具有价值的内核，积极加以继承和弘扬，以推动中医学的实践和发展。中医国学以研究中医学术的源流及其发展基本规律为核心，以推动中医学术的进步和发展为最终目的，积极开展与中医学术思想紧密相关的传统学术文化的研究，在厘清二者逻辑关系的前提下，明晰中医学的国学内涵。一代有一代之学，原始巫文化、先秦子学、两汉经学、魏晋玄学、隋唐佛学、宋明理学和清代朴学，天文历法、地理农学、语言文字学等，无不对中医学产生了深远的影响。从早期的巫医不分跨入中国医学学术的科学建构，离不开先秦子学的理性精神，诸子之学在很大程度上摆脱了原始巫术传统，重在以人、以社会为中心建构学说体系，以积极有为的学术态度宣告了先秦理性精神的诞生。从各家而言，诸子各有侧重，儒家之仁爱、中庸思想，道家之自然、整体观，墨家之科学精神，阴阳家之阴阳学说，兵家之用兵之法等皆对中医学术影响颇深。中医学理论范式的建构、中医典籍地位的确立和中医典籍的经学式传承则与两汉经学的兴起密切相关。中国医学中的自然主义养生观、重术尊方的发展理论和"医者意也"的思维方式等，皆与玄学有涉。四大不调、贪嗔痴毒等病因学说，八术总摄诸医方、金针拨障术、七十二眼方等诊疗思想与技术，医家普度众生的慈悲思想、医学规范和戒律，以及具有佛学智慧的中医养生思想和方式，与佛学的进入和中国化密不可分。理学对中国哲学史上许多问题，诸如太极、阴阳、理气、道器、本末、体用、动静、心性等重要范畴，都提出了新的论述，促进了中医基本理论的研究，使其达到了新的水平。尤其是在理学影响下命门学说兴盛一时。理学的思想争鸣则是中医学派形成的哲学背景，同时又为各家学说提供了哲学依据。格物致知、纲目分类等理学认识论对中医治学精神和方法亦颇有影响。清代乾嘉朴学对医籍的整理编纂、医学学术的进步与争鸣皆有影响。总之，不明了中医学形成发展背后的学术文化背景，正确认知中医国学内涵，对认识中医而言恰如雾里看花，往往知其然而不知其所以然。

二、中医文化自觉的历史演进与当下新特点、新趋势

中国医学是中华文明的必然产物和天然一体的存在，中医国学研究的开展是中医文化自觉的历史产物。谈到中医国学研究，则不能不谈到近代以来中医文化自觉的产生及其历史演进。中医文化自觉源于西方入侵历史场域下民族文化危机意识和文化自觉的产生，其肇端于 20 世纪 20 年代，开拓于 20 世纪 80 年代至世纪末，兴盛发展于 21 世纪。当前，身处中华民族致力于伟大复兴的时代，中医文化界学者提出"以中医药文化助中华文化复兴"的建议（杨柳．张其成委员：以中医药文化助推中华文化复兴．中国中医药报，2016 年 3 月 4 日 2 版），彰显出中医文化的高度自觉和自信，也预示着中医文化研究开始迈入新的历史时期。但是中医文化研究无论走多远，都不能忘记自己的初心和根本，中医文化学者要始终保持应有的学术定力和理性思考。

（一）民族文化危机与中医文化自觉

欲谈中医文化自觉，首先要谈文化自觉。欲谈文化自觉，首先要谈民族文化危机。正是基于民族文化危机的意识，才有了文化的自觉，而中医文化自觉则是文化自觉的产物。

1. 民族文化危机与文化自觉

"文化自觉"的概念是费孝通先生 1997 年提出来的，其内涵非常丰富，体现了对民族文化的反省、定位、自信与展望。但究其根源，"文化自觉"是中国近代衰落历史进程下的产物。正如费孝通在《对文化的历史性和社会性的思考》中所言："'文化自

觉'，正是在追求现代化的一百多年的历史中开始产生的。"有学者认为，"中国近代较完整意义上的文化自觉始于中日甲午战争之后"；"近代中国'文化自觉'的产生和发展，历经戊戌维新时期、辛亥革命前十年、五四新文化运动时期及新民主主义革命时期等四个阶段"［张昭军．近代中国的"文化自觉"．北京师范大学学报（社会科学版），2007年第1期］。郑师渠则认为梁启超在《欧洲心影录》（1920年3～6月在北京《晨报》和上海《时事新报》连载）中已郑重揭出"中国人之自觉"这个大题目，提出了文化"自觉"的概念［郑师渠．欧战后梁启超的文化自觉．北京师范大学学报（社会科学版），2006年第3期］。"文化自觉"之所以会产生，是出于精英知识分子对民族文化危机的深刻认识。历居世界文明顶端的中华文明于近代以来危机重重，军事、政治、经济皆危若累卵，拨开重重迷雾，中国学人清醒地意识到中华民族所面临的最根本的危机是文化危机。"无论是革命派还是立宪派，都不仅感受到了民族的危机，而且还看到了民族危机与文化危机的一致性，相信文化危机是更本质、更深刻的民族危机。他们认为，一个国家所以能自立于世界民族之林，不仅在于武力，更重要还在于有赖以自立的民族'元气'，这就是各国固有的'文化'……西方侵略者不仅致力于政治、经济、军事侵略，更可畏的是还试图从文化上亡我中国……一旦文化澌灭，民族'元气'尽消，中国所面临的将不仅是亡国，而且是亡天下，即陷于万劫不复的灭种之灾"（郑师渠．近代中国的文化民族主义．历史研究，1995年第5期）。对此，贺麟在《文化与人生》一书中透过现象直指中国危机本质之所在："中国近百年来的危机根本上是一个文化的危机。"正是出于对文化危机的深刻认识，中国有识之士致力于文化重建，如1935年1月10日王新命等十位知名教授即联合发表了《中国本位的文化建设宣言》。

2. 民族文化危机下的中医危机

中医危机是民族危机的历史性呈现，但导致中医危机的根本要素仍在于民族文化危机。近代以来，中医屡遭攻讦，但一开始并未触及中医的文化内核，而在于器不如人、技不如人。颇具影响力的《申报》曾在1872年4月刊文《医论》于医学上扬西抑中，其云："今夫治疾之法，至于西医可谓详且备矣。其于人之一身，内而心肝五脏，外而筋骨四肢，上而耳目各孔，下而阴阳等窍，无不详辨其形，细察其隐，以观其受病之处，以究其得病之原。较之中国医书之所载与夫中国医士之所知，奚啻详细千百倍哉。"后来对中医的抨击则渐及中医学所赖以安身立命的文化层面。桐城派古文大师吴汝纶对中医阴阳五行理论予以质疑，"平心察之，凡所谓阴阳五行之说，果有把握乎？用寸口脉候视五脏，果明确乎？本草药性，果已考验不妄乎？五行分配五脏，果不错谬乎？"陈独秀则直斥中医学"不知科学""惟知附会五行生克、寒热阴阳之说"，更是对"气"予以彻底否定，认为是一种神奇的想象，"试遍索宇宙间，诚不知'气'之果为何物也"。细细考察历史，"从根本上来说，中医的危机是文化的危机"（张其成."失语的中医"急需文化复兴.中国中医药报，2006年5月27日7版），可谓一语中的。正是在这种民族文化危机和文化自觉的时代背景下，中医文化自觉开始萌生。在"西学东渐"之前，中医学与国学紧密相融，是中国文化学术的天然产物，有着自身的理论根基和发展轨迹，哪里有什么"科学"与"文化"的纷争？"最初，受'科学'思潮的影响，中医界面对西学挑战所带来的窘境和困惑，并没有从文化品性来释读中医，而是着重于从技术层面寻找原因。对中医学进行文化解读，正是中国学人面对民族文化危机、受文化自觉的影响所进行的深层次自我观照和文化救赎"（王明强.用文化守护中医.中国中医药报，2017年10月12日8版）。

（二）中医文化自觉萌生发展的历史脉络

自20世纪20年代以来，中医文化自觉历经萌生、开拓与繁盛发展三个时期。

1. 20世纪20 ~ 80年代：中医文化自觉的萌生期

与从文化层面攻击中医针锋相对，有识之士则从文化上维护中医。余云岫著《灵素商兑》以阴阳学说之谬对《内经》从根本上予以全盘否定，认为《内经》"无有一节可以为信"。对此，恽铁樵著《群经见智录》对医家阴阳五行学说予以阐明，据理驳斥了余云岫之流的虚妄谬论。医界哲学家杨则民"承恽氏之余绪"著《内经之哲学的检讨》，主张从哲学的视角来审视衡量《内经》，首次提出"辩证法"是《内经》的思想方法。恽、杨二氏张扬文化大旗维护中医，可以说是中医文化自觉之肇端。随后，任继愈的《中国古代医学和哲学的关系——从〈黄帝内经〉来看中国古代医学的科学成就》、冯友兰的《先秦道家思想与医学的关系》等皆关注到中医学术中所体现出的文化思想，为从文化视角释读中医学术打开了一扇窗。

2. 20世纪80年代至世纪末：中医文化自觉的开拓期

随着中国改革开放所带来的思想文化的活跃，20世纪80年代开始兴起"文化热"，面对中西方文化的碰撞，讨论中国文化何去何从的问题。庞朴先生认为大致以1989年为分水岭呈现出两种趋势：前一个阶段"否定传统、呼唤西化比较多"，出现了很多对于中国传统文化的批评，典型代表就是"河殇现象"；后一个阶段则"肯定传统、再造传统比较多"。有学者认为，20世纪80年代，"在激越喧闹的反传统潮流的深层或背后，各种中国文化传统正在各个层面上悄悄地、自发地复归"（傅铿.论八十年代中国文化传统的复兴.当代青年研究，1990年第3期）。在这种文化背景下，学界开始大量关注中医学的文化性问题。刘长林《内经的哲学和中医学的方法》、赵洪钧《内经时代》《近代中西医论争史》、李良松和郭洪涛《中国传统文化与医学》、薛公忱《中医文化溯源》《论医中儒道佛》、马伯英《中国医学文化史》等学术著作相继出版。

3. 21世纪初至今：中医文化自觉的繁盛发展期

21世纪以来，随着国内对传统文化认识的提高，尤其是"国学热"的兴起，中医文化界越来越多的研究意识到中医的问题在于文化冲突，在于中医的灵魂被西方文化挤占。解决中医问题的根源在于继承与弘扬中医文化，中医文化研究的价值和作用日益凸显。学术研究的兴盛催生了独具特色的"中医文化学"，在 2005 年 8 月召开的全国第八届中医药文化研讨会上，首次明确了中医文化的初步定义，将之定位为"中华民族优秀传统文化中体现中医药本质与特色的精神文明和物质文明的总和"。2009 年，中医文化学被列入国家中医药管理局重点学科，作为重点培育学科进行建设。中医学的文化品性得以明晰，中医文化的学科地位得以确立。近年来，随着中国思想文化建设的深入开展，尤其是传统文化复兴的时代推动，着眼于中医文化思想内涵的研究日渐增多，主要是从中提炼出一些彰显文化特质的观点、理念，比如"天人合一"、整体观念、仁、和、精、诚、辨证论治、道法自然，等等。2010 年，党中央提出"建设社会主义核心价值体系"，中医文化界与此相呼应，相继提出"中医文化价值体系"和"中医文化核心价值体系"的概念。2012 年年初王旭东在全国政协会议上提交了"关于开展中医文化核心价值体系及其现代转型研究的建议"，同年，以王旭东为首席专家的"中医文化核心价值体系及其现代转型研究"获得国家社科重大项目立项。学界致力于探讨中医文化核心价值理念与社会主义核心价值观的内在统一性，彰显中医文化对培育和践行社会主义核心价值观的价值和意义。中医文化研究不再局限于医药行业，而是从整个社会的建构，甚至立足于国家战略来挖掘和发现中医文化的价值与使命。

综上所述，面对从文化底蕴上对中医的质疑和否定，受中国文化自觉的影响，中医文化自觉在 20 世纪 20 年代开始萌生，于 20 世纪 80 年代兴起的"文化热"中开拓前进，21 世纪"国学热"的浪潮又促使其不断深化、繁盛，近年来中华民族伟大复兴的历史要求和时代呼唤则有力地推动了中医文化思想内涵的研究。

（三）当前基于民族复兴的历史场域，中医文化自觉呈现出新特点、新趋势

时至当下，随着中医文化研究的深化，基于对中医文化独特价值的认知，置身于中华民族实现伟大复兴的历史场域，在学界对中医药多有瞩目的情况下，中医文化研究呈现出新特点、新趋势，并提出了"以中医药文化助推中华文化复兴"的历史性命题。这种新特点、新趋势主要体现在以下两点。

1. 从传统文化对中医的价值转向中医在传统文化中地位和价值的探讨

中医文化的自觉发展到一定程度，必然会导向对传统文化的高度认同，21 世纪以来中医文化界对传统文化复兴的呼声日益高涨。学界有识之士提出传统文化复兴方是中医生存发展的根本，"具有浓厚文化底蕴的中医药在西方唯科技主义的侵蚀下，一旦被抽取了文化的内涵，离开了传统文化的孕育和滋养，也就斩断了中医药创新和发展的原动力和根基。面对发展中医药的重任，我们必须明确地认识到传承中华文明，弘扬传统文化，是振兴中医药的根基工程"（王明强．论传统文化的兴衰对中医药事业的

影响 . 中医药学刊，2006 年第 12 期）。2009 年，在第十二届全国中医药文化学术研讨会上，潘朝曦提出《振兴中医的大政方略是复兴中华传统文化》，认为导致中医衰亡的总病根在于"近百年来我们民族文化自信的丧失和中华传统文化的全面衰亡"，真可谓振聋发聩。随着研究的深入开展，中医文化在中国传统文化中的历史地位和当下价值得到重新审视和评判。楼宇烈在《中国的品格》中认为："中国的中医，特别是中医理论，最全面地体现了中国传统文化的根本观念和思维方式。""中国传统文化的核心价值观和基本思维特点，最充分地体现在传统文学艺术和中医理论中。"有学者将中医文化与中国传统文化的关系定位为"特殊与一般的关系"，认为中医文化是"中国传统文化系统的子系统""目前，就中国传统文化的最典型、最生动、最完整的符号或载体而言，就中国传统文化的实际操作与运用而言，除历代哲学文化典籍之外，便非中医学莫属了"（李如辉，王静波，张卓文，等 . 论中医学、中医文化与中国传统文化的关系 . 中华中医药杂志，2015 年第 6 期）。党的十七大报告中明确提出要努力"提高国家文化软实力"，随之中医文化在提升国家文化软实力中的地位和作用成为中医文化界关注的焦点。2008 年 2 月，在"第二届健康与发展中山论坛"上，中国工程院院士张伯礼认为，中医文化是中国传统文化的组成部分，是中国软实力的代表，美国靠大片、靠麦当劳、靠可口可乐，中国靠什么呢？应该说靠的是文化，特别是中医药。据当代中国与世界研究院发布的《中国国家形象全球调查报告 2019》，有 47% 的海外受访者认为中医药是最能代表中国文化的元素，占比位居第二。

2. 从呼唤传统文化复兴以振兴中医药转入对中医药在文化复兴中地位和作用的探讨

基于对中医文化品性的深刻认识和文化自信的增强，学界逐渐认识到中医文化不但是中华传统文化的重要组成部分和杰出代表，而且对当前中国传统文化的复兴具有重要的推动作用。曹洪欣提出"中医是弘扬中华文化的重要载体"，认为"中医理论与实践体现了中华优秀文化的核心内涵，如能发挥中医药在养生保健、防病治病中的作用，将对弘扬中华文化具有不可替代的作用，是促进中华民族伟大复兴的战略选择"（曹洪欣 . 中医是弘扬中华文化的重要载体 . 中国中医药报，2012 年 1 月 20 日 3 版）。许嘉璐在 2013 年举办的中医养生论坛上指出："中医药最全面、最系统、最具体、最切身地体现了中华文化……中华文化的翅膀有很多，如书画、餐饮、服饰、节日、民俗等，但最重要的翅膀是中医和茶道……要想中华文化得到传承，要想中华文化走向世界，必须重点地依托这两个翅膀。"孙光荣认为，2010 年 6 月 20 日，时任国家副主席的习近平在出席由南京中医药大学与皇家墨尔本理工大学合办的中医孔子学院授牌仪式上的讲话，"全新、明确地界定了中医药学在中华文化复兴新时期的关键地位，是'打开中华文明宝库的钥匙'"。"虽然，蕴含体现中华文明特色的瑰宝数不胜数，但能担当'打开中华文明宝库的钥匙'的唯有中医药学。因为只有中医药学全面、系统、完整地保有中华文明的核心理念；只有中医药学在基本观念、实质内容、思路方法、表述方式等方面，能够全面、系统、完整地保有中华文明的基因；只有中医药学在凝聚中国古代哲学智慧、健康养生理念、防病治病的理法方药等方面，能够全面、系统、完整地保有中国古代科学的成果。所以，打开中华文明宝库的钥匙就是这一把：中医药学。换而言之，中医药学是中华文明复兴的开路先锋"（孙光荣.习近平总书记重要讲话熔铸中医观之辑释——关于中医药学在中华文化复兴和国际交流合作中的重要地位、意义与作用.中医药通报，2014年第5期）。2016年，在全国政协十二届四次会议上，张其成提交的"以中医药文化助推中华文化伟大复兴"的提案，标志着中医文化界致力于中华文化伟大复兴迈入新阶段。仔细梳理中医文化自觉的历史演进和当下发展景况，我们可以大体得出一个结论：中医文化以往的研究主要局限于中医学术的文化性解读，当下的一些研究则呈现出一种社会学（甚或是政治学）转向，将中医文化置于中华民族伟大复兴的历史场域，力图跳出中医学术的局限而融入浩荡的时代大潮。面对这种新特点、新趋势，我们自豪于中医文化的自信自强，并为中医文化界的社会担当和使命意识而骄傲。但是学术研究只有保持自身根底和定力，方能拥有长久的生命力。虽然历史造就了中医文化的自觉，但中医从其本源上说是一门应用技艺，是"工"，其之所以几千年来代代相传、绵延不绝，正是由于其实用的理论和技术，其赖以自守和生存的根基是现时中存在的健康与医疗需求。所以，中医文化研究虽可在当前历史场域中融入宏大的历史叙事，但开展中医文化研究的要义仍在于对中医学的解读、阐释和发展，在于提高中医的学术水平和临床疗效。不忘初心，方得始终。对此，中医文化界一定要有清醒的认识和理性的思考。

三、中医国学研究举隅

中医国学与中医文化是两个既相联系又有区别的概念。中医文化是从文化层面对中医学进行审视和解读，因文化含义的博杂和多义性，中医文化的研究范围也比较宽泛，一般包括思想文化、物质文化和制度文化等，其研究多侧重于外史和宏观。中医国学是立足于国学来阐明中医的国学属性和内涵，主要聚焦于理论和学术层面，其研究多偏重于内史和微观。略举数例予以说明。

（一）中国"轴心突破"视域下"心主神明"发生学的再审视

"心主神明"是中医学的重要基本理论，始见于《黄帝内经》。对于"心主神明"学说的提出，学者从文字学、取象思维、先秦哲学、文化风俗、生理解剖、医疗实践等多个视角予以发生学考察，但皆未能立足于春秋战国时期中华文化"轴心突破"的历史维度予以辨析解读，未能抓住"心主神明"学说建构历史成因的根本所在。1049年，德国哲学家卡尔·雅斯贝尔斯（Karl Jaspers）在《历史的起源与目标》一书中提出"轴心时代"（Axial Age）学说，认为"在公元前500年左右的时期内和公元前800年至200年的精神过程中""世界上的所有三个地区（指中国、印度和西方）的人类全都开始意识到整体的存在、自身和自身的限度"。这个"轴心时代"就是中国春秋战国"子学时代"，中华文明开始走出巫觋文化的蒙昧，迈向自我意识觉醒和精神自觉的文明征程。"心主神明"学说的提出是中国"轴心突破"的历史产物，也是"轴心突破"在医学领域的重要历史映像之一。

1. 中国前轴心期巫觋医学的"心""神"疏离

雅斯贝尔斯将轴心期之前的人类文明称之为前轴心期文明，包括巴比伦文明、埃及文明、印度河流域文化和中国春秋以前的文化。就目前文献资料所及，在中国前轴心期文明，"心"为普通脏腑器官，而"神明"一词尚未出现，与之相关的词汇"神"则为外在神灵，"心""神"未有关联的痕迹。

前轴心期中华文明的特征虽亦可以"天人合一"论之，但其天人是一种外向型的相合。其时人类社会尚未摆脱原始文明的蒙昧状态，缺乏自我价值和精神感知，缺少独立的个体及人类群体自我意识，将自我和群体看作神灵意志的产物，处于神灵的支配之下，人是听命于外在的"神""帝"的，其文化以神灵崇拜和巫术为主要表征。中国远古时期的民神关系应是"夫人作享，家为巫史"的"民神杂糅"状态，即普通民众以及各氏族都可借助某种仪式与神沟通，后颛顼受命进行宗教改革，"绝地天通"，自此与天神沟通的权力被少数人所掌握，只有巫方能通过某种形式与神相通，获取天命，一般人是无法与神沟通的，而大巫往往与世间的王合二为一。夏商周时期是中国文明从前轴心期向轴心期转换的过渡阶段，其文明形态从整体上来看，虽然实现了从夏商时期"尊天命""事鬼神"到西周"尊德崇礼"的转变，但其巫觋文化是一以贯之的。禹、夏启皆被以巫视之。《史记·夏本纪》载："天下皆宗禹之明度数声乐，为山川神主。"殷商时期"不问苍天问鬼神"，占卜风气甚盛。《礼记·表记》即云："殷人尊神，率民以事神，先鬼而后礼。"且商王亦常亲自问卜，"商朝的开国者汤，可以说是出身于'巫'……自汤以下，商代各王均保留了'巫'的传统"（童恩正.中国古代的巫.中国社会科学，1995年第5期）。西周虽然开始巫文化的"祛魅"，但"巫""卜""祝""史""神仕"等巫类的官职依然设置，鬼神祭祀依然保留。

在这种神灵与巫觋文化笼罩之下，我国早期巫医不分，《公羊传》"隐公四年"条何休注"钟巫之祭"曰："巫者，事鬼神，祷解以治病请福者也。男曰觋，女曰巫。"通过祭祀和巫术沟通神灵成为解决身心困扰的有效途径，形成一种原始的巫觋医学形态，将解决病患痛苦寄托于对外在力量的迷信之中。巫术在早期医籍中多有留痕，如早于《内经》的《五十二病方》中屡见"禹步三""天神下干疾"等专用语汇。由于早期的狩猎、肉食和氏族间的征战，原始先民对脏腑器官有着一定的认识，应是毋庸置疑的。甲骨文中"♡"（合集七一八三）、"♡"（合集九〇五），即为"心"之字形，为象形字，是对心脏器官的摹形。目前所能看到的早期医学文献，如出土的简帛医书中出现"心如绝""心如悬""心疾""心痛"等心脏疾病，以及经脉"上走心""入心中"等描述，都是将心看作普通的脏腑。且不说在缺乏自我意识、巫作为人神沟通媒介的巫觋文化之下，并无个人精神意识含义上的"神明"概念，就从外在的"神"而言，其与一般人普通生理器官的"心"也是无法产生关联性的，既不可能产生"心""神"相通意识，更不可能出现"心""神"一体的认知。巫医甚至可以通过巫术把生命和灵魂赋予将亡的病人。《韩诗外传》记有古时神医俞跗以顺势巫术疗疾："中古之为医者曰俞跗。俞跗之为医也，搦脑髓，爪荒莫，吹区九窍，定脑脱（旧作'搦木为脑，芷草为躯，吹窍定脑'），死者复生。"在草人身上施加法术，使法力移至患者，使之恢复生机，人之灵魂与生命可由外在法力赋予，与人内在的"心"并无任何关联。

2. 中国轴心突破的"内向超越"为"心""神（明）"一体提供了基础

与西方文明轴心突破的外向超越格局不同，中国文明轴心突破呈现出"内向超越"的特性。柏拉图认为真实的世界在于独立于人的感官之外的理念或形式，而感官所认识的世界只是理念的影子而已。唯有不朽灵魂中的"理性"才可察见理念或形式的真实本体，并为速朽的肉体带来些许潜存的记忆。与西方感官世界和真实世界异质二分不同，余英时认为中国轴心突破后的超越世界和现实世界却呈现出"道不远人"（《中庸》）、"道在迩"（《孟子·离娄上》），甚至道"在屎溺"（《庄子·知北游》）的"不即不离"新"天人合一"状态。这种内向型的"天人合一"与轴心突破前外向型的"天人合一"不同，其实现转型的关键点有二：一是天是由具有人格色彩的"帝""上帝"转化为以"气"为基原、融自然规律与义理德行为一体的大"道"之"天"；二是确立了与大道之天相融通的"治气养心"精神修养方法，尤其是新提出了"养心"的修身之法。自此以后，通过"治气养心"追求达到与大"道"之天融汇一体成为中国知识分子的终身追求，也成为中国文化"天人合一"的内核。这种转型为"心"与"神明"的关联奠定了基础。

（1）轴心突破时期"天"内涵的转化与以"心"为媒介的内向型"天人合一"的形成

徐复观在《中国人性论史》中认为，"人类知识的活动，一定是从原始宗教的否定开始"。从"殷人尚鬼"向西周"尚德"迈进的重大转折，在于小邦周灭大国商的重大历史事件，促使有识之士反省原始文明对鬼神和天命的依赖，逐渐从对外部力量和神灵意志的盲目崇拜中走出，思考自身的价值和地位，建立在神灵崇拜和天命观念基础之上的巫觋文化开始瓦解。这个时候具有人格神色彩的"帝""上帝"不再是高高在上的主宰者，而是依据世上王者之"德"行使天命，即《周书》所云"皇天无亲，惟德是辅"。《尚书·泰誓》云"天视自我民视，天听自我民听"，天意已成为民意的体现，人的意志和地位已超越鬼神和天命。西周的"以德配天"虽使天具有"义理之天"的含义，但其本质仍是世上王者寻求外在的统治合法性之源。真正实现外向型"天人合一"向内向型"天人合一"突破的是孔孟、老庄等诸子。余英时在《论天人之际：中国古代思想起源试探》中赞赏日本学人小野泽精一根据金文和《孟子》《管子》中有关"心""德""气"等概念的分析，对于"天命"观念的变化提出：

> 即使处于那种天命信仰的氛围中，心被当作受入侧的主体加以确立，也是一种划时代的情况。因此可以说，提出"心"和"德"，就金文来看，立场也是前进了。但是，必须说，天命威严，在体制中的心本身的自立性，还是缺乏的。那种古代咒术的状况（按：指巫术），作为前提只存在于周代，到了孔丘时，尽管同样是天命信仰，但可以看到从支持王朝政治、天降之物（按：指"天命"）向个人方面作为宿于心中之物（按：指"德"）的转换。

之所以能实现这种内向型的突破，在于春秋战国时期，随着子学理性思潮的兴起，中国出现了一种新的宇宙论，这就是大"道"涵盖下的、以"气"为本原的物质性和精神性浑融一体的宇宙观。天、地、人以及万物皆由气运化而形成生命整体，其母体和动力之源则是"道"。"根据这个新宇宙论，有一股叫作'气'的原始而又浑然为一的生命力满布在整个宇宙。'气'无时无刻不在运动之中，而当其分殊、个体化之后，世间万物遂得生成……大概而言，气可分为两类：质轻，通常和天联想在一起的清气；质重，通常和地联想在一起的浊气。刘殿爵曾说，人'是两种气的和谐混融，身体由浊气构成，心则是清气之所在'。"（余英时.论天人之际：中国古代思想起源试探.北京：中华书局，2014）更为重要的是，先哲们不但构建了这种以"气"为基础的宇宙，而且创造性地设立了一个本源性的"道"，以作为宇宙产生和运化之源，正如《管子·内业》所云"凡道，无根无茎，无叶无荣，万物以生，万物以成，命之曰道"，从而形成了系统的宇宙学说。由此，"天"从具有人格色彩的神不但变化为物质性的天，而且富有规律、义理等丰富内涵，是以"道"为主轴的兼具物质性和精神道德色彩之"天"。而这个"天"又通过气化宇宙与个体紧密关联，个人则通过自身的"治气养心"来实现与"天"的通达。

正是由于气化宇宙论的出现，使得个体的人与外在的"天"都统一于"气"，从而为个体的人与天的融通提供了可能，为新型"天人合一"奠定了基础。人与天的融通除了基于物质性的"气"之外，更为重要的是轻清之气所构成的"心"为与精神性的

"天"道融通提供了通道和中介。余英时在《论天人之际：中国古代思想起源试探》中认为："新'天人合一'走的是内向超越之路，因此必须引'道'入'心'，以建构一个'可以上通于天'的'秘道'。""内向超越突出了'心'的特殊地位……'心''道'合一的新构想却又在不知不觉中赋予'心'以'天''人'中介的功能。"这个心与天道融通的路径，在孔孟那里体现为"仁"。与西周以前礼乐本于巫文化的宗教信仰或周公制礼作乐以"德"说"礼"不同，孔子则以"仁"为礼乐之本。"人而不仁，如礼何？人而不仁，如乐何？"（《论语·八佾》）"仁"和"礼"是表里一体的。正如朱子所云："一于礼之谓仁。只是仁在内，为人欲所蔽，如一重膜遮了。克去己私，复礼乃见仁。仁、礼非是二物。"而"仁"在个体内心。《孟子·告子上》云："仁义礼智，非由外铄我也，我固有之也，弗思耳矣。""仁，人心也。"《孟子·尽心上》云："尽其心者，知其性也；知其性，则知天矣。存其心，养其性，所以事天也。"由此，余时英在《论天人之际：中国古代思想起源试探》中高度推崇孔子在中国轴心突破中的重大贡献："孔子寻找'礼'本，不走巫文化外求之'天'的老路，而另辟内求于'心'的新途，就此点说，他确是为中国轴心突破揭开序幕的第一位哲人。"在老庄那里则体现为"心斋""坐忘"。《庄子·人间世》倡言"心斋"："若一志，无听之以耳而听之以心；无听之以心而听之以气。耳止于听，心止于符。气也者，虚而待物者也，唯道集虚。虚者，心斋也。"《大宗师》论及"坐忘"："堕肢体，黜聪明，离形去知，同于大通，此谓坐忘。"皆在于治气养心，心境虚静纯一，从而达到心神相交、与宇宙相融。这种"同于大通"的状态勿需外求，只在于自身的"至虚极""守静笃"。

对于"心"在中国"轴心突破"中的重要地位，余英时《论天人之际：中国古代思想起源试探》有的当之论，其云："这一划时代的轴心突破带来了两个重要的发展：其一，哲学家（或思想家）依靠个人的自力与'天'相通……而不假任何外在的媒介（如巫），最后则只有乞援于一己之'心'……其二，'道'上源于'天'，但因'道不远人'（《中庸》），且'无所不在'（《庄子·知北游》），因此'道'又下通人'心'而'止'于其中。这样一来，求'道'者唯有先回向自己的内'心'，然后才可能由'道'的接引而上通于'天'。"

（2）轴心突破时期"神明"一词的出现及其含义转向

《左传》《国语》表明至少在春秋晚期，'神明'一词已开始出现，此后'神明'一词在《礼记》中出现14次，《墨子》《孝经》《楚辞》各两次，《管子》8次，《易传》4次，《庄子》《荀子》各7次，《韩非子》4次，应该说在战国时期'神明'一词已经普遍使用"（翟奎凤.中国早期"神明"观演变脉络探源.世界宗教研究，2018年第3期）。"神明"在先秦思想家那里已经成为探讨自然、社会、人生的通用思想范畴，被广泛使用，而且其已经从原始文明中的宗教用语外在"神"的含义变成了具有丰富意蕴的哲学用语。

学者对于先秦时期"神明"的含义进行了较为深入的研究,尤其是郭店楚简《太一生水》篇中,"神明"被列为宇宙生成过程中的重要一环,引起学术界对"神明"的广泛兴趣。据贾晋华先生的统计,大约有8种解读:其一为神祇;其二为昼夜;其三为光明;其四为"天地的功能、大自然的作用"或"天地生成万事万物的神妙作用";其五为道的一种性质、精神及作用;其六为无形莫测的精气或精神及其作用或现象;其七认为本义指自然神明,其后发展为礼制神明或道的表现功用等观念;其八认为神明可能指神灵、精神、作用等多种含义的交互〔贾晋华.神明释义.深圳大学学报(人文社会科学版),2014年第3期〕。尽管众说纷纭,但古人并非天马行空、毫无关联地予以使用。春秋战国时期的"神明"既沿用外在"神"的原义,如"仰之如日月,敬之如神明,畏之如雷霆"(《左传·襄公十四年》),同时开始脱离具体的神祇,泛化为充溢于天地之间的大道精神和功能主宰。宇宙运化不息,似乎有一种主宰力量在推动,巫觋文化将之归于神灵。随着理性思潮的涌起,这种推动力量则转变为兼具物质性和精神性的"道",其具体路径就是气化,其呈现形式就是阴阳四时。所以《太一生水》的宇宙生成系统是"太一→水→天地→神明→阴阳→四时→沧热→湿燥→成岁"。《素问·阴阳应象大论》即云:"阴阳者,天地之道也,万物之纲纪,变化之父母,生杀之本始,神明之府也。""清阳上天,浊阴归地,是故天地之动静,神明为之纲纪,故能以生长收藏,终而复始。"而且在春秋晚期,"神明"已经从超拔于普通人之外的存在开始与人有了内在关联,有学者对于《左传》三次出现"神明"的具体语境予以深入分析后认为:"从'敬之如神明'到'至于神明'也反映了神明与人开始有了内在关联,特别是通过德行可以通达神明,这是春秋晚期的重要思想跃动。"(翟奎凤.中国早期"神明"观演变脉络探源.世界宗教研究,2018年第3期)

轴心突破之后,使得人与神明开始有了内在的关联,而这个联系的中介则渐渐归之于"心"。《管子·心术上》专论心之功能和修养,其文先论及"心"在人身之"君位":"心之在体,君之位也;九窍之有职,官之分也。心处其道,九窍循理。"心之在体,犹君之在国,欲而乱心则失道,失道则体敝国乱。道不远人,只要心虚静纯一,则可得道留神,"道不远而难极也,与人并处而难得也。虚其欲,神将入舍。扫除不洁,神乃留处"。"天曰虚,地曰静,乃不伐。洁其宫,开其门,去私毋言,神明若存"。其神明所生路径如下:内心虚静→体悟大道→神明若存,体现出心、道、神三位一体的哲理架构。与巫师斋戒跳舞降神不同,此处通过内心修养来求得自身精神的圆满,这个"神""神明"既来自外在的"道",更体现为"道"内化之后的精神意志。尽管有学者并不赞同余英时先生所提出的"中国轴心突破的真正对象其实是礼乐背后的巫文化"(代云.新旧中原文化与中国轴心突破——兼与余英时先生商榷.中州学刊,

2018 年第 6 期），但余英时先生对轴心突破中"心"地位凸显的论述是切中肯綮的，"内向超越突出了'心'的特殊地位；在新系统中，'心'是为了否定并取代旧系统中的'巫'而出现的……但这不是一般的'人心'，而是一种特殊的'道心'，必须通过'治气养心之术'（《修身》）才能修成"（《论天人之际：中国古代思想起源试探》）。

人对神明的把控能力，《庄子·应帝王》描述了一个典型案例：壶子。壶子面见神巫季咸四次，先后呈现杜德机、善者机、衡气机等生机之相，始终立于自身本源，与之虚与委蛇，达到出神入化之境，最后让神巫季咸落荒而逃。神巫季咸的落荒而逃宣告了人自身精神和意识的觉醒独立，人通过个人修养与道融通，完全摆脱外在神灵和巫术的控制，实现了对自身的完全掌控，神从外在的主宰内化为自身的独立存在。

3. 中国"轴心突破"对"心主神明"理论建构的影响

与哲学领域相较，医学领域中心与神明产生关联较晚。从理论的建构而言，医家的哲学素养普遍不会高于士，出土的早期医籍文献普遍哲理水平不高即为明证。医书中哲理成就最高的典范《内经》，其成书年代又颇多争议，其中单篇成文时间则更为复杂。但总体而言，是哲学浸润医学的产物，医学在当时哲理的基础上实现了自身理论的升华。所以，从理论上推测，医学领域中心与神明的关联应是哲学层面向医学领域浸润的产物。从文献上考证，亦有两点证据可供参考：其一，出土的早期医药文献并未出现"心"与"神明"之间的关联性内容。就连"神明"一词亦仅出现在养生类文献中。如马王堆出土房中术专书《合阴阳》"九而通神明""中极气张，精神入藏，乃生神明"，《天下至道谈》"十动产神明"，《十问》"玉闭时辟，神明来积""九至勿星，通于神明"等，皆指采阴补阳房中术所产生的激发人体生机之效。其二，《内经》中"神明"内涵丰富，是先秦时期"神明"思想的整体呈现。

"心主神明"的提出意味着人的主宰开始摆脱鬼神灵魅，返归自身，主体性价值得以彰显，人体自身的运行法则代替了外在鬼神和天命的支配。因此，医学领域中"心主神明"理论的提出是中华文化轴心突破的产物，没有中华文化轴心突破所带来的人主体性的自觉和张扬，没有中国轴心突破内向超越所带来的"心"地位的凸显和"神明"的哲理化，则不可能产生"心主神明"理论。中国文化轴心突破的关键点是宇宙观的转化，其构建了一个以"道"为中轴的"气"化的宇宙系统，万物不仅在"道"的场域之下统一于"气"，而且赋予这种宇宙系统兼具物质性和精神性的特质，并以"气"为人与万物宇宙唯一的物质基础，而以清气构成的"心"为人与精神性的宇宙相通达的中介。所以，立足于轴心突破的视野来审视"心主神明"理论首先就要从这种宇宙系统着眼。先秦思想家中将"神明"与"心"紧密相联者非荀子莫属，他明确提出"心者，形之君也，而神明之主也，出令而无所受令"（《荀子·解蔽》）。与学界一般将荀子"神明"理解为精神或心思不同，郭静云先生立足于思想史的历史本真，从宇宙观的角度来考察其历史真实内涵，指出荀子的"神明"是天地、心、"并一而不二"三个概念综合关联下的产物，并非单纯人文思想，而是包含着宇宙观，是将"人"看作微观宇宙，基于天人相参的宇宙观，立足于知"道"之"心"来阐述"心为神明之主"。其云："荀子的'神明'观念，虽保留宏观宇宙——天地观的出发点，但基本上集中于微观宇宙——'人'的核心概念。荀子对'神明'的定义近于黄老学派，既将'神明'视为'道'的唯一产物，又看作知'道'的唯一依据。只是黄老学派以神明论及宏观宇宙，而荀子藉此来探讨儒家的'君子养心'之议题。在荀子的观念中，'心'有'道生一'中'一'的本质，于是为'神明之主'，而善于容纳、表达以及修正'道'。人有心，由此能在自身中积累神明，从而能有认知'道'的功能。"（郭静云．先秦易学的"神明"概念与荀子的"神明"观．周易研究，2008 年第 3 期）

《内经》中"神明"一词出现了十数次，它已脱离了宗教巫术的神灵观，是基于气化宇宙观之上的唯物思想。《内经》中的"神明"含义丰富，但并未超出先秦"神明"的意蕴，其基本思想仍是前文所论及的"充溢于天地之间的大道精神和功能主宰"，只不过或指向天地大宇宙，如"是故天地之动静，神明为之纲纪"（《素问·阴阳应象大论》），或指向人体之小宇宙，如"心者，君主之官也，神明出焉"（《素问·灵兰秘典论》）、"衣被不敛，言语善恶，不避亲疏者，此神明之乱也"（《素问·脉要精微论》），等等。在天地大宇宙中，"心"为人与"神明"通联的中介。同样，在人体小宇宙中，充溢于人体的精神和主宰亦系之于"心"。正如张介宾所云："心为一身之君主，禀虚灵而含造化，具一理以应万几，脏腑百骸，唯所是命，聪明智慧，莫不由之，故曰神明出焉。"明代医学家李梴更是提出"心"分"血肉之心"与"神明之心"，他在《医学入门》中说："有血肉之心，形如未开莲花，居肺下肝上是也。有神明之心，神者，气血所化，生之本也……主宰万事万物，虚灵不昧者是也。"实际上，中国医学中的"心"与西医中的"心"不同，"血肉之心"与"神明之心"并非二"心"，而是一"心"之体有二"心"之用，二者互含互藏，密不可分。中国古代医家非常关注"神明之心"。朱丹溪《格致余论·阳有余阴不足论》云："心君火也，为物所感则易动，心动则相火亦动，动则精自走……所以圣贤只是教人收心养心。"清代王世钟《家藏蒙筌·怔忡惊恐》云："寒暑湿热，有形之病；忧愁思虑，无形之疾。有形之病，可以药治；无形之疾，必须喜以胜愁、乐以忘忧，然后用药始效。且心主神明，非他脏可以比，此谚云'心病还将心药医'。患此者，苟非养心寡欲，反观内守，而恃药力，必无济矣。"

对于"心主神明"，理论学界颇多争论。明代李时珍提出"脑为元神之府"，于是后世又有"脑主神明"之说。近代医家张锡纯则综合二说倡导"心脑共主神明"。甚至"心主神明"的概括是否符合《内经》"心者""神明出焉"之原意。学者各持己见，众说纷纭，莫衷一是。此处无意于评判其优劣短长，只是尝试从中国文化发展的历史维度厘清"心主神明"发生学的历史逻辑和内在理路。实践是检验真理的唯一标准，不论争论如何激烈，中医学以"心主神明"为核心业已形成理、法、方、药的完整体系，并有效指导临床实践，其合理性是毋庸置疑的，对其进行深入整理挖掘、发展完善是当前学界的重要责任。

（二）"痒""瘍"考辨

汉字简化方案中，"瘍"简化为"痒"。这并非一一对应的繁体字简化，而是繁体简化中的兼并现象，即将笔画繁的字的意义加载到笔画简的字上，从而省掉一个繁体字。尽管中国古代很长一段时期，"痒""瘍"二字通用，但就其本源而言，二者意义并不相同。倘不加辨识，极易理解有误。

1. "痒"字考释

"痒"字早出，早在先秦即已出现，小篆字形为"痒"。考其文义，皆为病名，其义有二。

（1）心忧恙之病

"痒"字《诗经》二见。其一见于《小雅·正月》："正月繁霜，我心忧伤。民之讹言，亦孔之将。念我独兮，忧心京京。哀我小心，癙忧以痒。"毛传云："癙、痒，皆病也。"此处"痒"为何病？《正月》乃大夫贤者睹天灾以伤政教，内心忧哀之诗，是一首典型的怨刺诗。孔颖达疏云："害既如此，念我独忧此政兮。忧在于心，京京然不能去。哀怜我之小心所遇，痛忧此事，以至于身病也。"很明显，"痒"乃心忧之病，是情志伤身。《尔雅·释诂》释"痒"云："病也。"邢疏引舍人云为"心忧恙之病"，正是本此。

（2）身之疮瘍

"痒"于《周礼》一见。《周礼·天官·疾医》："夏时有痒疥疾。"贾疏云："四月纯阳用事，五月已后，阴气始起，惟水沴火，水为甲，疥有甲，故有疥痒之疾。"《周礼订义》云："热之余毒客于肌肤而不散，故夏有痒疥之疾。"此处"痒疥"即指瘍疮、疮疥，正是夏季暑热湿蒸之季常见皮肤病。《说文解字》即云："痒，瘍也。"《礼记·曲礼上》："居丧之礼，头有创则沐，身有瘍则浴。"陆德明释文云："瘍，音恙，本或作痒。"《集韵·漾韵》："痒，创也。"可见，痒、瘍、创三者意义相通。《说文解字》："瘍，头创也。"实际上，"瘍"不专指头疮。《周礼·天官·医师》："凡邦之有疾病者、疕瘍者造焉，则使医分而治之。"郑注云："疕，头瘍，亦谓秃也。身伤曰瘍。"对于许慎的释义，段玉裁云："头字盖剩。上文疕下曰头瘍，则见瘍不专在头矣。郑注《周礼》云'身伤曰瘍'，以别于'头瘍曰疕'。许则叠韵为训。疕得呼瘍，他瘍不得呼疕也。"

《后汉书·律历志下》"春分"南朝梁刘昭注引《易纬》云："春分，晷长七尺二寸四分。当至不至，先旱后水，岁恶，米不成，多病耳痒。"此处"痒"亦指疡疮。"痒"字于《诗经》又见于《大雅·桑柔》："天降丧乱，灭我立王。降此蟊贼，稼穑卒痒。"郑笺云："虫食苗根曰蟊，食节曰贼……痒，病也。天下丧乱，国家之灾，以穷尽我王所恃而立者，谓虫孽为害，五谷尽病。"此处"痒"乃指庄稼为虫所损害，为外伤，可看作痈疮义的引申。

对于"痒"之二义，有学者认为之间有关联，皆因心忧思而生。如郝氏《尔雅义疏》认为："痒者，《说文》云'疡也'，'疡，头创也'。《诗》'癙忧以痒''稼穑卒痒'，传笺并云'痒，病也'，《尔雅》释文引舍人云'痒，心忧恙之病也'。按瘟、癠、瘅、痒四字，舍人义训俱同，盖忧思煎灼，气血郁蒸，故或蕴而为疡，或结而为病。"对此，余云岫认为并不妥帖，其就《诗经》所见"痒"字云："'癙忧以痒'，可训为忧恙之病，'稼穑卒痒'不能训为忧恙之病。草木无知，岂能忧乎？《说文》训'痒'为'疡'，疡有创义，亦有伤义，《周礼·医师》：'疕疡者造焉'，注：'身伤曰疡'，是其证。'稼穑卒痒'，谓稼穑尽为蟊贼所伤也，不当复以舍人'忧恙之病'释之，更不当以为忧恙之病能使气血郁蒸，蕴而为疡，以附会《说文》训'疡'之义也。要之，痒有训为忧恙之病者，有训为创伤之病者，不必牵率附会也。"（《古代疾病名候疏义》）

2."癢"字考释

"癢"字后出，《说文》中无。《礼记》"癢"二见，皆见于《内则》。其一，"以适父母舅姑之所，及所，下气怡声，问衣袄寒，疾痛苛癢，而敬抑搔之。"为儿子、媳妇至父母公婆处请安之礼，郑玄注云："苛，疥也。抑，按。搔，摩也……養，本又作'癢'……疥音界，《说文》云'瘙癢也'。"其二，"在父母舅姑之所……寒不敢袭，癢不敢搔。"为在父母公婆处应遵守的礼节。上述二处，"癢"之义明显指皮肤瘙痒。从郑玄所注"養，本又作'癢'"可以看出，郑玄所见版本"癢"作"養"。秦汉时期文献中，"癢"多作"養"，马王堆出土医籍中"癢"字皆写作"養"或"儀"，而"儀"即"養"之异体字，为同音通假，或"養"即为"癢"之古字，亦未可知，此须进一步考证。对于皮肤瘙痒原因，《释名·释疾病》从声训的角度予以阐释云："癢，扬也。其气在皮中，欲得发扬，使人搔发之而扬出也。"

考《说文》，表搔痒义之字为"䬽"，故有些学者认为"癢"之本字为"䬽"。段玉裁《说文解字注》即云："'癢'之正字说文作'䖹'。"《礼记·内则》"癢不敢搔"，玄应《一切经音义》五《太子须大拏经》引作"䖹不敢搔"。慧琳《一切经音义》十七《如幻三昧经》卷下"痛䖹"下注云："《礼记》作癢。"可见，"癢"与"䖹"字同。对此，余云岫在《古代疾病病名候疏义·释名病疏》中云："所言不同者，或当时《礼记》有二本，一作'䖹'，为玄应所据；一作'癢'，与今本同，为慧琳所据。或玄应以'癢'为近字，径据《说文》改作'蛘'。皆未可知也。"《康熙字典》则认为《说文》中的"羪"应写作"蛘"，而非"蛘"。其云："蛘，《唐韵》与章切，《集韵》余章切，并音羊，虫名。按《字汇》音養，非。蛘字读羊，蛘字读養，二字音义各别。"

3."痒""癢"混用与明辨

通过上述考释可以看出，"痒"之本义为病名，指心忧急、疮疡，与皮肤瘙痒义无关。"癢"之本义为皮肤瘙痒，与心忧急、疮疡无关。后二者渐渐混用无别。

至于二者何时开始混用，现很难予以详考，最迟在南朝梁顾野王所撰写的字书《玉篇》中已将二者混同，其云："痒，痛痒也。《说文》曰'疡也'。癢，同上。"古代学者亦将二者混用之肇端指向《玉篇》，郝氏《尔雅义疏》云："《玉篇》'痒'与'癢'同，非也。'癢'字《说文》作'蛘'，云'搔蛘也'。或作'痒'，通作'養'，与'痒'声同义别。《玉篇》谓相通借，谬矣。"对于二者混用之缘由，有学者认为源于《周礼·天官·疾医》，如清·王筠《说文句读》云："《玉篇》合'痒'于'癢'者，盖由《天官·疾医》'痒疥'而误，郑既未注，疏倒之为'疥痒'，即以为'癢'矣。不知痒疥者，疮疥也。段氏曰'癢之正字，说文作'蛘'。'"

尽管"痒""癢"二字后来混用，仍要予以明辨，否则极易产生误解。一是在二字混用之前，其义项并不相通，不可混解；二是混用之后，"痒""癢"同有皮肤瘙痒义，但"痒"独有"病"义，在此义项上"癢"并不与"痒"同。如辽代僧人释行均编写的《龙龛手镜》将"癢痒"并解："羊掌反，皮肤癢也。下又似羊反，病也。"即使"痒""癢"二字混用之后，仍有不少学者予以明辨。如唐贞观间释玄应所撰《一切经音义》卷五《太子须大拏经》"下蛘"条云："《说文》'搔蛘'、《礼记》'蛘不敢搔'是也。字从虫，今皆作癢，近字也。又作痒，病名也。痒非字义。"明确指出"癢"为"蛘"的近字，而"痒"为病名，不可用作瘙痒义。

民国时期的余云岫就曾被此二字搞得迷糊不辨。其在《古代疾病名候疏义·尔雅病疏》中引用郝氏《义疏》对《玉篇》"痒""癢"相通借指责的一段文字，并明确表示支持，云"此说是"，并以段玉裁《说文解字注》"今字以痒为癢字，非也"为佐证。但其在《释名病疏》中则又云："段氏《说文解字注》、郝氏《尔雅义疏》皆以为'癢'不与'痒'通。然《周礼·疾医》云：'夏时有痒疥疾'，是假'痒'为'癢'也。《淮南子·修务训》高注云：'癢，心烦闷也。'按高诱'心烦闷'之训，与舍人'心忧急'同义，是假'癢'为'痒'也。则'癢''痒'二字亦可通假矣。"之所以出现这种情况，正在于对《周礼·疾医》和《淮南子·修务训》的理解有误。对《周礼·疾医》的正确训释，前文已有表述，于此不再赘述。但至今仍有将之释为瘙痒义者，如《辞源》"痒"字第三义"癢，《说文》作'蛘'"，即引此句为例证。同是商务印书馆出版的《古代汉语词典》亦是引用此例释"痒"为"皮肤痒"。《王力古汉语字典》引用此例释"痒":"通'蜂'。瘰。"《汉语大字典》(九卷本)则对此句做出了正确的解释，引用此例释"痒"为"痈疮"。至于余云岫提到的《淮南子·修务训》之例，其上下文如下。

今夫毛嫱、西施，天下之美人，若使之衔腐鼠，蒙猬皮，衣豹裘，带死蛇，则布衣韦带之人过者，莫不左右睥睨而掩鼻。尝试使之施芳泽，正蛾眉，设笄珥，衣阿锡，曳齐纨，粉白黛黑，佩玉环揄步，杂芝若，笼蒙目视，冶由笑，目流眺，口曾挠，奇牙出，魇酺摇，则虽王公大人，有严志颉颃之行者，无不惮惨痒心而悦其色矣。今以中人之才，蒙愚惑之智，被污辱之行，无本业所修，方术所务，焉得无有睥面掩鼻之容哉？

该段文字乃以毛嫱、西施外在装扮不同而引起他人不同的反应，来阐述人应修本业、务方术。毛嫱、西施倘若"衔腐鼠，蒙猬皮，衣豹裘，带死蛇"，虽有美姿，人恶闻其臭，普通百姓也会掩鼻斜视。以此来说明人如果不修本业、务方术，也会有令人掉头捂鼻的丑态。倘若毛嫱、西施施以粉黛，扮以丽容，则"王公大人，有严志颉颃之行者，无不惮惨痒心而悦其色矣"。与之相应，人如果修本业、务方术也会招人喜爱。高诱注云："惮惨，贪欲也；痒心，烦闷也。惮惨读惨探之'探'。"对于高注，庄逵吉云："钱别驾云：惮读探，必非惮字。据《楚辞》及冯衍赋应作'憛悇'为是。形之伪耳。"王念孙云："钱谓'惮'当作'憛'，是也……贾子《劝学篇》'孰能无悇憛养心'，义与此同。《广韵》：'憛悇，爱也。'义盖本于《淮南》。"对于靓丽的毛嫱、西施，王公大人见之贪爱而"悦其色"，故而"痒心"不可能为"烦闷"意。"痒心"即"心痒"也，欲心萌动、爱意萌生也。

4. 医籍中"痒""瘰"训释两例探讨

中医界老一代学者对"痒""瘰"混用已有关注，如姜春华先生在《神农本草经主治释义（续）》"暴风搔痒"条中云："痒瘰二字混乱已久，今通用无区别。'暴风搔痒'乃突发的皮肤搔痒。"姜春华先生对"暴风搔痒"的释义无疑是正确的。但对早期医籍中"痒"字的训释有值得探讨的必要。兹举两例如下。

（1）"痒"字《素问》一见。《素问·至真要大论》："诸痛痒疮皆属于心。"

此字诸本皆为"痒"字，无用"瘰""痒"字者，现行诸本皆训释为瘙痒。根据目前文献考察，至少在先秦、西汉时期"痒""瘰"（痒）二字并不通用。此处所指应为疮疡，而非瘙痒。

按此句所在文段为阐述病机的重要部分，但较为混乱，疑有错简讹误，注家亦多曲说附会，待另文详议，现简论如下：该篇前文已言明"夫百病之生也，皆生于风寒暑湿燥火，以之化之变也"，乃述六邪致病，后文言"诸风掉眩皆属于肝，诸寒收引皆属于肾，诸气膹郁皆属于肺，诸湿肿满皆属于脾，诸热瞀瘈皆属于火，诸痛痒疮皆属于心"，乃述风寒暑湿燥火外邪致病各随其脏气所应，《素问·阴阳应象大论》曰："天之邪气，感则害人五脏。"吴崑注云："风、寒、暑、湿、燥、热不当其位，是天之邪气也。风气入肝，寒气入肾，暑热之气入心，湿气入脾，燥气入肺，是害人之五脏也。"就此段所论来看，"诸风掉眩皆属于肝""诸寒收引皆属于肾""诸湿肿满皆属于脾"皆与外邪应脏之理在字面上相应。"诸气膹郁皆属于肺"中的"气"乃秋燥之气，王冰注云："高秋气凉，雾气烟集，凉至则气热，复甚则气殚，征其物象，属可知也。"《医学纲目·诊法通论》云："燥金甚，则肺太过，而病化膹郁，如岁金太过，甚则喘咳之类。"至于"诸热瞀瘛皆属于火，诸痛痒疮皆属于心"二句，暑热皆与心相应，故此二句皆论暑热之邪应心也。"痒疮"与《周礼·天官·疾医》中的"痒疥"用法同，不可训释为瘙痒，乃指痏疮。疮痏从病理机制上看，是寒、湿、热瘀积于一体，就是一个暑气的病证，暑气伤少阴。《金匮要略·疮痏肠痏浸淫病脉证并治第十八》实际上就是讲的少阴病的证治法。

（2）"痒"字于马王堆汉墓出土医籍一见。即《杂疗方》中："□痒：羊头□□□□□□□□暴（曝）干，令凝，以𥂖（蜜）和之，大如□□□□□指端☑。"

学者多将"痒"理解为瘙痒，注"□痒"为"疑为女子阴痒之病"（鲁兆麟主校，黄作阵点校.马王堆医书.辽宁科学技术出版社，1995），或语释为"促进痒感方"（马继兴.马王堆古医书考释.湖南科学技术出版社，1992）。马王堆汉墓出土医籍中"癢"字皆写作"養"或"儴"。"痒"字仅此处一见，不应为瘙痒之"癢"，而应是其本义，指疮疡。此方乃一种涂抹疮疡的外用方。

（三）《老子》"嗇"释及其养生意蕴

《老子·五十九章》云：

治人事天莫若嗇。夫唯嗇，是以早服。早服谓之重积德，重积德则无不克，无不克则莫知其极，莫知其极可以有国，有国之母可以长久。是谓深根固柢，长生久视之道也。

此章由养性修身论及治世保国之道，是老子论养生、治国的重要一章。何谓"治人事天"？注意这个"人"不是别人，而是自己。"治人"，就是修身养性。修身养性要达到什么目标？就是"事天"。何谓"事天"？即顺天，保全自然天性。怎样做才能达到"治人事天"？老子给出个一字诀：嗇。"嗇"是本章的中心词汇，是老子修身及治国学说的核心理论。

1. "嗇"之释义

嗇，甲骨文字形"𠶚"，小篆字形"𡕔"，是个会意字，上半部是"来"，下半部是谷仓之形，是把谷物收储仓库的意思。这里要说明一下，"来"的本义是麦子，甲骨文字形"𝍱"，小篆字形"𝍲"，都是麦子的形状，只是后来假借为"来往之来"，本义就渐渐不用了。

"啬"的这个本义后来写作"穑"，"穑"为"啬"之后出字。《毛传》释《诗经·魏风·伐檀》"不稼不穑，胡取禾三百廛兮"句云："种之曰稼，敛之曰穑。"《说文》云："穑，谷可收曰穑。"对于许慎与《毛传》释义之异，段玉裁言："许不云敛之，云可收者，许主谓在野成熟。"细细考究，许慎的解释远不如《毛传》来得恰切。问题不在于"敛"与"收"用词上的差异，实际上二字可以互训，许慎认为"敛，收也"，《小尔雅》亦云："收，敛也。"二者皆有聚集、收集之义，《尔雅·释诂》："敛，聚也。"《诗经·周颂·维天之命》："假以溢我，我其收之。"《毛传》："收，聚也。"孔颖达疏："收者，敛集之义，故为聚也。"同时，二者尚有收藏、保存之义，如《周礼·夏官·缮人》"既射则敛之"句注云："敛，藏之也。"古代将尸体入棺亦称为"敛"，《礼记·檀弓下》"敛般，请以机封"句注云："敛，下棺于椁。"《战国策·燕策》"乃遂收盛樊於期之首，函封之"中的"收"即是收藏、保存的意思。因此，无论用"敛"或"收"来释义"穑"都是符合其本义的，问题在于"穑"强调的是收储谷物的动作和结果，其前提不言自明是成熟的谷物，所以《毛传》注解为"敛之"是非常恰切的。而许慎注解的重点却放在了谷物是否成熟上，这就会使人误认为成熟可收储的谷物为"穑"，确实有点偏差。

我国早在六七千年前（甚至更早）即越过狩猎时期的采集经济，进入以种植业为基本方式的农耕经济时代，并逐渐形成因农立国、以农为本的文化观念。因此，中国自古以来最重农事，《尚书·无逸》论为政之道在"先知稼穑之艰难"，《论语·宪问》述古史以为"禹稷躬稼，而有天下"。据《吕氏春秋·孟春纪》载："孟春之月……天子乃以元日祈谷于上帝。乃择元辰，天子亲载耒耜措之，参于保介之御间，率三公、九卿、诸侯、大夫躬耕帝藉田……是月也，天气下降，地气上腾，天地和同，草木繁动，王布农事。"出于农事在国家政治经济中的极端重要性，我国古代甚至将"社稷"作为国家的代称，每个朝代立国伊始的头等大事就是建社稷坛，用以祭土地与五谷。《白虎通·社稷》云："人非土不立，非谷不食。土地广博，不可遍敬也；五谷众多，不可一一而祭也。故封土立社，示有土也；稷，五谷之长，故立稷而祭之也。"中国古代历代王朝皆将定田制、安农事作为国家最基本的国策，而将劝课农桑作为立国富民之本。早在周代官制位列中即多有农事之官，《周礼·天官》大宰"以九职任万民：一曰三农，生九谷；二曰园圃，毓草木；三曰虞衡，作山泽之材；四曰薮牧，养蕃鸟兽……"《地官》大司徒职掌"辨十有二壤之物而知其种，以教稼穑树艺"，里宰"以岁时合耦于锄，以治稼穑。趋其耕耨，行其秩叙"，司稼"掌巡邦野之稼，而辨穜稑之种，周知其名与其所宜地，以为法，而悬于邑闾"等。《汉书·郦食其传》云："王者以民为天，而民以食为天。"在这种农业经济为根基的社会架构和顺时尊农的文化背景下，人们将对土地和五谷的尊崇最后都转化为对粮食的极端珍惜，"谁知盘中餐，粒粒皆辛苦""一粥一饭，当思来之不易"等语句至今广为人知。

因此，万不可小瞧了这个"啬"字，农耕文明时代，颗粒归仓是最激动人心和神圣的事，这个"啬"字承担了太多的艰辛、期盼、喜悦和无限的珍爱。后来，这个字又引申出爱惜、节俭、吝啬等义项，都是与其本义相关。那么，老子为什么将修身养性之道归结为一个"啬"字呢？

2. 老子之"啬"：守神

"啬"的本义是把粮食放进粮仓里，极其珍爱，仓廪富足则生活幸福。老子此处则是让人把心神收敛起来，不要白白耗费。心安神宁，则天性全，身康体泰！

庄子曾直言"形劳而不休则弊，精用而不已则竭"，并以干越宝剑比喻精神云："夫有干越之剑者，柙而藏之，不敢轻用也，宝之至也。"假如持有吴越产的宝剑，要用匣子秘藏起来，不敢轻易使用，因为它是最为珍贵的宝贝，对待精神亦应如此，要善于"守神"，"纯素之道，唯神是守；守而勿失，与神为一；一之精通，合于天伦。"（《庄子·刻意》）对于精神的重要性，三国时期的养生大家嵇康在《养生论》中有精彩的论述："精神之于形骸，犹国之有君也。神躁于中，而形丧于外，犹君昏于上，国乱于下也。"因此，养生虽要形神兼养，但首在养神。《文子·下德》云："老子曰：治身，太上养神，其次养形。神清意平，百节皆宁，养生之本也。肥肌肤，充腹肠，供嗜欲，养生之末也。"注云："神之恬愉，则身之大治也。形无劳役则肌肤充实。神无所挠，形无所劳，故为治养之本也。养形致此，而神意不复清平，故言末也。"文子是老子的弟子，他直言此种思想出自老子，当为可信。之所以尤重养神，要因在于人之精神极易受到外界刺激与诱惑，从而蠢动外耗，《老子·十二章》即云："五色令人目盲，五音令人耳聋，五味令人口爽，驰骋畋猎令人心发狂，难得之货令人行妨。"《庄子·天地》篇中有类似论述："且夫失性有五：一曰五色乱目，使目不明；二曰五声乱耳，使耳不聪；三曰五臭熏鼻，困惾中颡；四曰五味浊口，使口厉爽；五曰趣舍滑心，使性飞扬。此五者，皆生之害也。"《庄子·齐物论》中也描述了世间"小知间间""小言詹詹"的迷狂情景："大知闲闲，小知间间；大言炎炎，小言詹詹。其寐也魂交，其觉也形开，与接为构，日以心斗……"

身受外在声色名利的刺激，人极易心昏志迷，精神为之癫狂，天性丧失。与普通人费心劳神地追求身外之物不同，得道之人唯独看重保养精神。《庄子·刻意》中云："众人重利，廉士重名，贤人尚志，圣人贵精。"

3. 虚静："啬"之要义

而"啬"神之要则在"虚""静"二字。所谓养神，即使之幽静安宁，不受外界扰动，庄子以水比喻云"水之性，不杂则清，莫动则平"，精神似水，亦贵在清静。当然，清静绝非闭滞，庄子说得好：水"郁闭而不流，亦不能清"，精神亦然，郁闭不通换不来神之清明。守静致虚必须要"动而天行"。庄子云："纯粹而不杂，静一而不变，淡而无为，动而天行，此养神之道也。"（《庄子·刻意》）神与大道相通，循道而行，顺畅无滞，圆融无碍。

道家认为，"虚静"是大道的本质属性，正因如此，大道才能"周行而不殆"。因而主张归根守静，固守本真。《老子》第十六章云："致虚，极也；守静，笃也。"庄子更进一步提出"虚以养神"的观点："夫恬惔寂漠，虚无无为，此天地之本而道德之质也。故圣人休焉，休则平易矣，平易则恬惔矣。平易恬惔，则忧患不能入，邪气不能袭，故其德全而神不亏。"（《庄子·刻意》）老庄此论对《内经》中的调神摄生思想有着深刻的影响。《素问·上古天真论》中说："恬惔虚无，真气从之，精神内守，病安从来？是以志闲而少欲，心安而不惧，形劳而不倦。气从以顺，各从其欲，皆得所愿。故美其食，任其服，乐其俗，高下不相慕，其民故自朴。是以嗜欲不能劳其目，淫邪不能惑其心。愚智贤不肖，不惧于物，故合于道。所以能年皆度百岁而动作不衰者，以其德全不危故也。"《素问·阴阳应象大论》中认为"圣人"之所以能"寿命无穷，与天地终"，是因为他们"为无为之事，乐恬惔之能，从欲快志于虚无之守"。虚静不但能安神，且能强魄健体，提高身体抵抗病邪的能力。《素问·生气通天论》中也认为清虚守静的心态可增强身体的抵抗力，"故风者，百病之始也，清静则肉腠闭，阳气拒，虽有大风苛毒，弗之能害"。

而人之所以不能虚静，皆在于人有私欲。因此，守神之要在于少私寡欲。《老子》十二章提出"圣人之治也，为腹不为目"，反对奢华之欲。《老子河上公章句·无用第十一》云："治身者当除情去欲，使五脏空虚，神乃归之。"嵇康《养生论》中云："清虚静泰，少私寡欲。知名位之伤德，故忽而不营，非欲而强禁也；识厚味之害性，故弃而弗顾，非贪而后抑也。外物以累心不存，神气以醇白独著，旷然无忧患，寂然无思虑。"就是对于众人孜孜以求的所谓"知"也不能一味追取，安于"无知"方是养生之道。《庄子·养生主》中云："吾生也有涯，而知也无涯。以有涯随无涯，殆已！"老庄倡导"无己""无功""无名"的"大知"，而世俗之人皆痴迷于立功求名扬己的"小知"，必然会劳心伤神，损害生命。《秋水》中曾言："计人之所知，不若其所不知；其生之时，不若未生之时；以其至小求穷其至大之域，是故迷乱而不能自得也。"因此，庄子认为"知止乎其所不能知，至矣；若有不即是者，天钧败之"（《庄子·庚桑楚》）。知的探求止于所不能知的境域，便是极点了，否则自然的本性就要遭受亏损。《庄子·在宥》中云："无视无听，抱神以静，形将自正。必静必清，无劳汝形，无摇汝精，乃可以长生。目无所见，耳无所闻，心无所知，汝神将守形，形乃长生。慎汝内，闭汝外，多知为败。"另外，对于世人极力推崇并借以扬名的仁义道德，庄子亦认为是伤身害性之举，其在《外物》篇举例云："演门有亲死者，以善毁爵为官师，其党人毁而死者半。"所以，庄子大声呼吁"无以人灭天，无以故灭命，无以得殉名"。（《秋水》）

那么，如何才能守静致虚呢？就是要归根、知常、食母，亦即持守大道，顺道而行。《老子·第十六章》云："夫物芸芸，各复归其根。归根曰静，是谓复命。复命，常也；知常，明也。"《老子·第五十九章》云"有国之母可以长久"，"母"即本根，即大道。《老子·第一章》云："道，可道也，非恒道也；名，可名也，非恒名也。无名，万物之始也；有名，万物之母也。"《老子·第二十五章》云："有物混成，先天地生。寂兮寥兮，独立而不改，周行而不殆，可以为天地母。"意欲长生久视，就须持守此作为天地本根的"母"，顺道而行，清虚无为。类似的思想老子在他处亦有论述，如《老子·第二十章》云："我独异于人而贵食母。"《老子·第五十二章》云："天下有始，以为天下母。既得其母，以知其子；既知其子，复守其母，没身不殆。"而持守大道绝非易事，《庄子·大宗师》中借女偊之口论述了参悟大道的过程。

南伯子葵问乎女偊曰："子之年长矣，而色若孺子，何也？"曰："吾闻道矣。"南伯子葵曰："道可得学邪？"曰："……吾犹告而守之，参日而后能外天下；已外天下矣，吾又守之，七日而后能外物；已外物矣，吾又守之，九日而后能外生；已外生矣，而后能朝彻；朝彻，而后能见独；见独，而后能无古今；无古今，而后能入于不死不生……"

女偊之所以驻颜有术，即在于"闻道"。而悟道需"外天下""外物""外生"，所谓"外"就是使之不入于心。不但要"外"天下万物，且要"外"自身，做到物我两忘，如此方能"朝彻"，就如早晨睡醒一样，大梦觉醒般地彻底醒悟了。"朝彻"之后方能"见独"，"独"即世间独一无二的大道。悟道之后，即可以达到无古无今、生死如一、无毁无成的玄境，这种玄境被称作"撄宁"，亦即物我两忘、内心毫无挂碍的恬恢之境。

老子云"夫唯啬，是以早服"，懂得贵精、养神的道理，就能"早服"。服，是实行、施行的意思。而"早服"就可以达到"长生久视"。老子"啬"神的思想对后世养生学产生了深远的影响。晋人张湛《养生集叙》"养生大要"第一要即为"啬神"，明人高濂《遵生八笺》引寒山子语云："修生之道，除嗜去欲，啬神保和，所以无累也。"

当然，老子此章不止于谈养生，而由养生之道论及治国之术，治国与养生事虽异，而理实一，其要核皆在一"啬"字，无为而无不为，拱手而天下大治。

第二讲　先秦子学思潮与中国医学的理性建构

中华文明源远流长，中国哲学在殷商之前的原始文明时期即开始萌生，但中国哲学的奠基和真正产生则在两周时期。"小邦周克大国殷"的王朝交替和历史性变革，促进了人的思想自觉：一是吸取殷朝灭亡的教训，形成了敬德保民的思想，提出"皇天无亲，惟德是辅。民心无常，惟惠之怀"（《尚书·蔡仲之命》）；二是为实现规范有序的社会治理，以宗法制为基础构建了一套完整的礼乐制度，形成了独特的礼乐文化；三是面对巨大的社会变革，基于对天道与人事的综合认知和深入思索，形成了阴阳五行观念，其主要目的在于强调君主治国要尊重事物特性和规律，要顺天而行，不能逆天而动。"周人在中国思想史上有三大创建：一是礼乐之制，一是敬德保民思想，一是阴阳五行观念。这三大创建对中国哲学的产生发挥了极为重要的影响。礼乐之制的影响主要表现在政治上，敬德保民思想主要表现在道德上，阴阳五行观念主要表现在自然观上。中国哲学正是在周人的这三大思想创建的基础上酝酿诞生的"（复旦大学哲学系中国哲学教研室.中国古代哲学史.上海古籍出版社，2011）。

倚靠礼乐制度得以天下大治的周至春秋战国之际陷入混乱动荡。面对"礼崩乐坏"的社会局面，身处新旧交替、方生方死的时代，中国的思想家充分发挥他们的聪明才智，纷纷提出各自的学说和道路，形成了儒家、墨家、道家、名家、法家、农家、兵家、纵横家、阴阳家、小说家等不同系统的学派，出现了百家争鸣的局面。尤其是以孔子为代表的儒家学派的礼和仁思想，以老子为代表的道家学派的自然无为思想和以墨子为代表的墨家学派的兼爱尚同思想，内涵丰富，影响深远，确立了中国哲学和文化的基本走向，同时亦对中医学的理论建构和学术发展奠定了哲理基础。

一、子学概述

诸子之学是指春秋战国时期诸子百家的学术思想。西周时期，学在王官，春秋末年，"天子失官，学在四夷"（《左传·昭公十七年》引孔子语），面对社会的急剧变革和社会秩序的失范，春秋战国时期的知识分子从各自的角度出发，以立足历史反省和探索当下社会走向的理性精神，各立学派，提出了不同的社会范式见解，以高昂的创造精神致力于社会秩序建构，在互相碰撞和交汇中奏响了中国思想最美的历史乐章。

"诸子百家"是人们对春秋战国时期各个学派的总称。以"诸子"称之，始于西汉刘歆的《七略·诸子略》。《汉书·艺文志》载："凡诸子百八十九家，四千三百二十四篇。"并明确列出儒家、道家、阴阳家、法家、名家、墨家、纵横家、杂家、农家、小说家共十家。其在《诸子略》著录各家著作，另在《兵书略》《数术略》《方技略》著录兵家、天文历谱占卜和医家、神仙家的著作。对于诸子百家，兹择其要者，简述如下。

（一）孔子与其创立的儒家学派

孔子（前551—前479年），名丘，字仲尼。春秋时期鲁国陬邑（今山东曲阜）人。面对社会结构的重大变动，身为殷人后裔、生活在周代礼乐制度保存较为完整的鲁国的孔子，以恢复周礼为己任，赋予原来仅仅以操持礼乐仪式、传授礼乐知识为职业的儒者以高尚人格和价值理想，以"仁"为核心构建起了一套完整的道德学说，走上了一条以道德立世治国的道路，开创了儒家学派。

恢复周代礼乐制度的核心就是实行以血缘关系为基础的宗法系统和等级系统，也就是"君君、臣臣、父父、子子"（《论语·颜渊》），强调君臣、上下、长幼之"位"，人人各安本位，"君使臣以礼，臣事君以忠"（《论语·八佾》），"非礼勿视，非礼勿听，非礼勿言，非礼勿动"（《论语·颜渊》）。针对当时出现的僭越之举，孔子提出"正名"的主张，"名不正则言不顺，言不顺则事不成，事不成则礼乐不兴，礼乐不兴则刑罚不中，刑罚不中则民无所措手足"（《论语·子路》），强调人居于世必须要"辨位"，安于自己之位。

孔子在强调"为国以礼"、严格遵守礼乐制度的同时，非常注重道德教化，"道之以政，齐之以刑，民免而无耻；道之以德，齐之以礼，有耻且格"（《论语·为政》）。主张施政者以德服人，"修己以敬""修己以安人""修己以安百姓"（《论语·宪问》），"其身正，不令而行；其身不正，虽令不从"（《论语·子路》），在加强自身修养的基础上，施惠于民，造福百姓。

恢复周代礼乐文化最大的困难并不在于礼乐制度的收集整理，而在于人们知礼却不依礼而行。为了解决这个难题，孔子纳"仁"入"礼"，力图从根本上扫除恢复周礼的障碍。"人而不仁，如礼何？人而不仁，如乐何？"（《论语·八佾》）"仁"是礼乐制度的内在基础，只有做到了"仁"，人们才会自觉实行礼乐制度。《论语》中孔子多处谈及"仁"，比如："樊迟问仁，子曰：'爱人。'"（《论语·颜渊》）"樊迟问仁，子曰：'居处恭，执事敬，与人忠。虽之夷狄，不可弃也。'"（《论语·子路》）"仲弓问仁，子曰：'出门如见大宾，使民如承大祭。己所不欲，勿施于人。在邦无怨，在家无怨。'"（《论语·颜渊》）"子贡曰：'如有博施于民，而能济众，何如？可谓仁乎？'子曰：'何事于仁！必也圣乎！尧舜其犹病诸！夫仁者，己欲立而立人，己欲达而达人。能近取譬，可谓仁之方也已。'"（《论语·雍也》）"仁"的内涵非常丰富，但总体而言，"仁"

是人内在的道德品性，而且这种道德品性并非出自外力的强加，而是自我内求修身的结果，"为仁由己，而由人乎哉？"（《论语·颜渊》）而"仁"的外在显现就是"克己复礼"，"克己复礼为仁。一日克己复礼，天下归仁焉"。（《论语·颜渊》）

礼乐之制的目的在于实现天下和合，礼使人分而有序，乐使人和而有度，人人皆中规中矩，正如孔子所言："礼夫礼，夫礼所以制中也。"（《礼记·仲尼燕居》）天下之所以礼崩乐坏，就在于有礼不守，或僭越而行，没能安守本位，适宜行事。为此，孔子特别强调"中庸"。"中庸之为德也，其至矣乎！民鲜久矣"（《论语·雍也》）。"君子中庸，小人反中庸"。"小人之反中庸也，小人而无忌惮也"（《中庸·第二章》），反对不合乎礼制的"过"或者"不及"。

孔子逝世以后，儒学形成了八个不同的派别。《韩非子·显学》篇载："自孔子死也，有子张之儒，有子思之儒，有颜氏之儒，有孟氏之儒，有漆雕氏之儒，有仲良氏之儒，有孙氏之儒，有乐正氏之儒。"其中代表性的人物是孟子和荀子。

孟子（前372—前289年），名轲，战国时邹（今山东邹城）人。受学于孔子之孙子思的弟子，自称是孔子的"私淑弟子"。历史上将子思与孟子为代表的学派称为思孟学派。孟子对中国哲学思想的最大贡献是将孔子的仁学发展为性善论，从形上高度解决了"仁"的终极根据问题。人之所以性善，在于人人固有天生之良心本心，"恻隐之心，人皆有之；羞恶之心，人皆有之；恭敬之心，人皆有之；是非之心，人皆有之。恻隐之心，仁也；羞恶之心，义也；恭敬之心，礼也；是非之心，智也。仁义礼智，非由外铄我，我固有之也，弗思耳矣"（《孟子·告子上》）。"四心"人皆有之，只要"反求诸己"，"自得"良心本心，即可行仁安仁。推之于治国，孟子亦强调君主德行在治国中的重要作用，"君子之德，风也；小人之德，草也。草尚之风，必偃"（《孟子·滕文公上》），"君仁，莫不仁；君义，莫不义；君正，莫不正。一正君而国定矣"（《孟子·离娄上》），提出"民为贵，社稷次之，君为轻""得乎丘民而为天子"（《孟子·尽心下》），"天时不如地利，地利不如人和……得道者多助，失道者寡助"（《孟子·公孙丑下》），"仁者无敌"（《孟子·梁惠王上》），主张"以德服人"，推行仁政、王道，反对霸道。

荀子（约前328—前235年），名况。战国时期赵国（今山西南部）人。以孔门正宗自居，曾在稷下学宫"三为祭酒"。荀子不满于孟子的性善论，指出天生的自然资质为性，"生之所以然者谓之性"（《荀子·正名》），"不可学，不可事，而在人者，谓之性"（《荀子·性恶》），而天生资质并非具有先天的善性，而是潜蕴着各种欲望，"若夫目好色，耳好声，口好味，心好利，骨体肤理好愉佚，是生于人之情性者也"（《荀子·性恶》）。这种欲望任意发展，则会导致恶的结果，"今人之性，生而有好利焉，顺是，故争夺生而辞让亡焉。生而有疾恶焉，顺是，故残贼生而忠信亡焉。生而有耳目之欲，有好声色焉，顺是，故淫乱生而礼义文理亡焉"（《荀子·性恶》）。因此，必须要经过后天的教化才能培养出人的善性，也就是"化性而起伪"（《荀子·性恶》）。而教化必须要借助礼义法度对人性予以节制，相较于孟子对孔子仁学的继承，荀子则多偏重于礼学，并"援法入礼"，赋予礼以强制的性质，以实现国家社会的治理，"今人之性恶，必将待师法然后正，待礼义然后治。今人无师法，则偏险而不正，无礼义，则悖乱也不治。古者圣王以人之性恶，以为偏险而不正，悖乱而不治，是以为之起礼义，制法度，以矫饰人之情性而正之，以扰化人之情性而导之也，始皆出于治，合于道者也"（《荀子·性恶》）。荀子认为"天行有常，不为尧存，不为桀亡。应之以治则吉，应之以乱则凶"（《荀子·天论》），虽然人应参天地之道来治理人事，可以利用自然规律，"序四时，裁万物"（《荀子·王制》）、"制天命而用之"（《荀子·天论》），但终究"天人相分"，国家社会治理的关键在于自身礼义法度的建制，"本荒而用侈，则天不能使之富；养略而动罕，则天不能使之全；倍道而妄行，则天不能使之吉……受时与治世同，而殃祸与治世异，不可以怨天，其道然。故明于天人之分，则可谓之圣人矣"（《荀子·天论》）。

（二）墨子与其创立的墨家学派

墨子（约前480—前389年），名翟，鲁国人，一说宋国人。擅长工艺技巧。其反对儒家政治主张，"背周道而用夏政"（《淮南子·要略》），创立了墨家学派，提倡尚贤、尚同、兼爱、非攻等一系列主张，力图构建一种博爱无差等的理想社会。墨子的思想集中体现在十个方面，史称"十事"："国家昏乱，则语之尚贤、尚同；国家贫，则语之节用、节葬；国家憙音湛湎，则语之非乐、非命；国家淫僻无礼，则语之尊天、事鬼；国家务夺侵凌，则语之兼爱、非攻。"（《墨子·鲁问》）

面对乱世，墨子认为其根由在于人各有其"义"，思想不统一，因此必须要建立"刑政"，设立"政长"，"选天下之贤可者，立以为天子""上之所是必皆是之，所非必皆非之"（《墨子·尚同上》），从而使天下心同一心，义同一义，归于太平。而所同之"义"必自贤者出，实现天下大同绝不能世卿世禄和任人唯亲，必须要选贤任能，"古者圣王之为政，列德而尚贤，虽在农与工肆之人，有能则举之，高予之爵，重予之禄，任之以事，断之以令……故官无常贵，民无终贱，有能则举之，无能则下之"（《墨子·尚贤上》）。

春秋战国之际，战乱频仍，墨子认为皆"以不相爱生也"（《墨子·兼爱中》），故而倡导"兼爱"，并以"兼以易别"（《墨子·兼爱下》）来呼吁"非攻"，若能人人相爱，天下一家，当然也就没有攻伐征战。与儒家的爱有差等不同，墨子倡导的"兼爱"是一种无别无等的爱，"视人之国若视其国，视人之家若视其家，视人之身若视其身。是故诸侯相爱则不野战，家主相爱则不相篡，人与人相爱则不相贼，君臣相爱则惠忠，父子相爱则慈孝，兄弟相爱则和调。天下之人相爱，强不执弱，众不劫寡，贵不敖贱，诈不欺愚"（《墨子·兼爱中》）。为了不"亏夺民衣食之财"（《墨子·非乐上》），使百姓得以正常生活，墨子提出了"节用""节葬""非乐"的主张。

墨子的主张理想色彩非常浓厚，其团体亦组织严密带有宗教色彩，为了使自己的学说得以认同和推行，墨子提倡"天志"和"明鬼"。将自己的学说奠基于天意，并以鬼神作为监督赏罚的力量，"天之意，不可不顺也"（《墨子·天志中》），"我有天志，譬如轮人之有规，匠人之有矩。轮匠执其规矩，以度天下之方圆，曰：中者是也，不中者非也"（《墨子·天志上》），"疑惑鬼神之有与无之别，不明乎鬼神之能赏贤而罚暴"（《墨子·明鬼下》）。

墨子死后，墨家内部发生分化，"有相里氏之墨，有相夫氏之墨，有邓陵氏之墨……取舍相反不同，而皆自谓真墨"（《韩非子·显学》）。后期墨家在认知理论、名辩思想等方面用功颇多，为中国哲学史的发展做出了独特的贡献。

（三）老子与其创立的道家学派

在中国文化史上，老子是一个谜一样的人物，关于老子的生平我们所知甚少。老子究竟是谁，司马迁写《史记》时就已经弄不清楚了。他虽基本认定老子即"周守藏室之史"李耳，但又疑老子或是老莱子，或是周太史儋，以至于后来甚至有些学者怀疑"是否有老子这个人的存在"。老子认为宇宙有其自身规律，自在自为的宇宙是最佳状态，世道之所以混乱就在于人类背道而行，主张顺任大道、自然无为。老子的学说哲思幽邃，境界玄深。《史记》载孔子问礼于老子后，即谓其弟子云："至于龙吾不能知，其乘风云而上天。吾今日见老子，其犹龙邪！"（《史记·老子韩非列传》）《汉书·艺文志》说："道家者流，盖出于史官，历记成败、存亡、祸福、古今之道，然后知秉要执本，清虚自守，卑弱以自持，此君人南面之术也。"老子是察天地自然，求世道之治，有着任自然和讲权术的两面，后来分别被庄子和韩非子继承发展。

面对周室之衰微，老子从天道自然来俯视人世治理，提出了"道"的概念来与儒、墨学说相对抗。"道"概念的提出是对天地本原追问的结果。"道"既是"天地之始""万物之母"，"无名，天地之始。有名，万物之母"（《老子·第一章》），"道生一，一生二，二生三，三生万物。万物负阴而抱阳，冲气以为和"（《老子·第四十二章》），同时又是"万物之经"。"道者，万物之所由也。庶物失之者死，得之者生；为事逆之则败，顺之则成"（《庄子·渔父》）。大道无形，是"物物者"，"物物者非物"（《庄子·知北游》），"视之不见""听之不闻""搏之不得"（《老子·第十四章》），其主要特点有二：一是"独立而不改"，也就是大道永恒，万物皆遵循大道而行；二是"周行而不殆"，大道以对立转化、周而复始的状态运行不息，永无停歇，"大曰逝，逝曰远，远曰反"（《老子·第二十五章》），"反者，道之动"（《老子·第四十章》）。

万物皆循道而行，治国亦不例外。老子认为世道之所以混乱，正在于人道与天道相违，"天之道，损有余而补不足；人之道则不然，损不足以奉有余"（《老子·第七十七章》）。再者，人心不古，儒、法等学派所主张的治理使得人心淆乱，"大道废，有仁义；慧智出，有大伪；六亲不和，有孝慈；国家昏乱，有忠臣"（《老子·第十八章》），"天下多忌讳而民弥贫；民多利器，国家滋昏；人多伎巧，奇物滋起；法令滋彰，盗贼多有"（《老子·第五十七章》）。故而老子主张无为而治，"我无为而民自化，我好静而民自正，我无事而民自富，我无欲而民自朴"（《老子·第五十七章》），"不尚贤，使民不争；不贵难得之货，使民不为盗；不见可欲，使民心不乱。是以圣人之治，虚其心，实其腹，弱其志，强其骨，常使民无知无欲"（《老子·第三章》），从而使百姓返璞归真，恢复"小国寡民"的原真生存状态。治身与治国同，无为守雌，"柔弱胜刚强"；"我有三宝，持而保之：一曰慈，二曰俭，三曰不敢为天下先。慈，故能勇；俭，故能广；不敢为天下先，故能成器长。今舍慈且勇，舍俭且广，舍后且先，死矣"（《老子·第六十七章》）。

老子之后，道家学派最重要的代表人物是庄子。庄子（约前369—前286年），名周，宋国蒙人（今河南商丘境内）。庄子继承发展了老子任自然的哲学思想，在先秦诸子中独树一帜。就"道"而言，老子强调道生万物，是对宇宙追根溯源的哲思，庄子则进一步指出道在物中，是对宇宙的观察体悟和整体把握。《庄子·知北游》云道"无所不在"，"在蝼蚁""在稊稗""在瓦甓"，甚至"在屎溺"。万物皆因"道"而齐一，"举莛与楹，厉与西施，恢诡谲怪，道通为一"（《庄子·齐物论》），以"道"观之，世界无不齐同，无所谓美丑、大小、高低、贵贱、是非、生死……一切都只不过是"道""物化"的不同形态而已。人要通过"心斋""坐忘"以"堕肢体，黜聪明，离形去知，同于大通"（《庄子·大宗师》），摆脱一切外在的物累，做到"无己""丧我"，融于大道，如此即可以达到绝对自由的境界。"天地与我并生，而万物与我为一"（《庄子·齐物论》），从而逍遥于世，"乘天地之正，而御六气之辩，以游无穷"（《庄子·逍遥游》）。庄子继承了杨朱"轻物重生"的思想，反对"以物易性"，看重治身养生，"为善无近名，为恶无近刑，缘督以为经，可以保身，可以全生，可以养亲，可以尽年"（《庄子·养生主》）。即使是天下国家亦是人之祸患，人不可因国家天下而"害其身"，"道之真以治身，其绪余以为国家，其土苴以治天下""非恶为君也，恶为君之患也"，甚至"两臂重于天下"（《庄子·让王》）。对于天下治理，庄子反对任何的治理权术，主张"绝圣弃知"（《庄子·胠箧》），无为而治，"闻在宥天下，不闻治天下也""君子不得已而临莅天下，莫若无为。无为也而后安其性命之情"（《庄子·在宥》）。

另外，战国中期到秦汉之际，道家除老庄之学外有另一分支学派黄老之学非常流行。该流派尊传说中的黄帝和老子为创始人，故而以"黄老"为名，就目前文献所及，其名始见于《史记·老子韩非列传》。该学派主要融合道、法二家思想，一改道家清静隐逸，而积极致力于社会治理，代表作为《黄帝四经》。黄老之学仍以"道"为最高哲学范畴，但强调"道生法"，不但解决了法律本身合法性的问题，还为道家治世开辟了道路。"道生法。法者，引得失以绳，而明曲直者殹（也）。故执道者，生法而弗敢犯殹（也），法立而弗敢废[也]"（《经法·道法》），从而赋予法以绝对权威和普遍有效性。人君治理天下要取法于大道，合天、地、人，按照自然法则行事。在社会政治理念上，黄老之学赋予道家无为卑柔以积极取向，"安徐正静，柔节先定。晃湿共（恭）金（俭），卑约主柔，常后而不失<先>""□□□正德，好德不争。立于不敢，行于不能。单（战）视（示）不敢，明执不能。守弱节而坚之，胥雄节之穷而因之。若此者其民劳不[僈]，几（饥）不饴（怠），死不宛（怨）"（《十大经·顺道》），"一年从其俗，二年用其德，三年而民有得，四年而发号令，[五年而以刑正，六年而]民畏敬，七年而可以正（征）。一年从其俗，则知民则。二年用[其德]，民则力。三年无赋敛，则民有得。四年发号令，则民畏敬。五年以刑正，则民不幸。六年[民畏敬，则知刑罚]。七年而可以正（征），则朕（胜）强适（敌）"（《经法·君正》）。黄老道家提出了因天循道、守雌用雄、君逸臣劳、清静无为、因俗简礼、休养生息、依法治国、宽刑简政、刑德并用等一系列的政治主张，对我国的治国理政产生了深远的影响。

（四）名家哲学思想

春秋战国之际，社会发生剧烈变革，名实之争成为社会的一个焦点。有一些士人注重于名实关系的考辨，此为名家，代表人物为惠施和公孙龙。

惠施（约前370—前318年），宋国人，其主要思想保留在《庄子·天下篇》中，为"合同异"派的代表人物。惠施认为，世间万物都有相同的一面，又有不同的一面，"大同而与小同异，此之谓小同异；万物毕同毕异，此之谓大同异"，但差异并不具有绝对性，只具有相对性，不能因为事物的不同而否定其相同性，天地万物没有严格的区别，本来就是一体的，"泛爱万物，天地一体也"。具体而言，比如"至大无外，谓之大一；至小无内，谓之小一""天与地卑，山与泽平""日方中方睨，物方生方死"等。

公孙龙（约前320—前250年），赵国人，为"离坚白"派代表人物，其思想主要保留在《公孙龙子》一书中。与惠施强调事物的同一性，突出"合"的一面不同，公孙龙重视事物的差异性，突出"离"的一面。公孙龙认为正名的关键就是名实一致，名只能用来称谓与其相应的实，即"唯谓"（《公孙龙子·名实论》），否则就会造成混乱。比如"白马非马"（《公孙龙子·白马论》），"白马"与"马"对应的是不同的实，两个概念在内涵和外延上皆有差异。再如公孙龙认为不存在"坚白石"，只有"坚石"

或"白石"，因为"坚"和"白"是相互独立的两个属性，"视不得其所坚，而得其所白者，无坚也；拊不得其所白，而得其所坚，无白也"（《公孙龙子·坚白论》）。

（五）韩非与法家哲学思想

韩非（约前280—前233年），韩国公子，"喜刑名法术之学，而其归本于黄老""与李斯俱事荀卿，斯自以为不如非"（《史记·老子韩非列传》）。

韩非法治思想的重要根基是性恶论，人人皆自私欲利，因而要用赏罚之权推行法治，"凡治天下，必因人情。人情者，有好恶，故赏罚可用；赏罚可用则禁令可立而治道具矣"（《韩非子·八经》）。在社会发展观上，与孔墨老庄崇古怀古，甚至主张返古不同，韩非认为历史是不断发展的，"上古竞于道德，中世逐于智谋，当今争于气力"，不可"以先王之政治当世之民"，主张"不期修古，不法常可，论世之事，因为之备"（《韩非子·五蠹》）。在具体治国方略上，韩非继承发展了前期法家商鞅、申不害、慎到的思想，主张君主应当重法、用术、贵势，将法、术、势结合起来，"处制人之势""一法而不求智，固术而不慕信"（《韩非子·五蠹》）。

（六）孙子与兵家哲学思想

孙子（生卒年不详）名武，字长卿，齐国人，春秋末期兵家代表人物。

孙子认为，"兵者，国之大事，死生之地，存亡之道，不可不察也"（《孙子兵法·计篇》），但战争并非解决争端的最佳选择，"百战百胜，非善之善者也；不战而屈人之兵，善之善者也"；"故上兵伐谋，其次伐交，其次伐兵，其下攻城，攻城之法为不得已"（《孙子兵法·谋攻篇》）。战争胜负的关键在于人心向背，"一曰道……道者，令民与上同意也，故可以与之死，可以与之生，而不畏危"（《孙子兵法·计篇》）。另外，天时、地利、国家的经济实力等对战争胜负皆有影响。具体战争中，孙子强调"知"的重要性，对于敌我双方的情况要了然于胸，做到"知彼知己"，"知彼知己，百战不殆；不知彼而知己，一胜一负；不知彼，不知己，每战必殆"（《孙子兵法·谋攻篇》）。战前要做好"胜算"，"故善战者，立于不败之地，而不失敌之败也。是故胜兵先胜而后求战，败兵先战而后求胜。善用兵者，修道而保法，故能为胜败之政"（《孙子兵法·形篇》）。战中要善于"避实而击虚""以众击寡"，"故善用兵者，避其锐气，击其惰归，此治气者也。以治待乱，以静待哗，此治心者也。以近待远，以佚待劳，以饱待饥，此治力者也。无邀正正之旗，勿击堂堂之阵，此治变者也"（《孙子兵法·军争篇》），"故形人而我无形，则我专而敌分；我专为一，敌分为十，是以十攻其一也，则我众而敌寡；能以众击寡者，则吾之所与战者约矣"（《孙子兵法·虚实篇》）。尤其是要"攻其无备，出其不意"（《孙子兵法·计篇》），讲究战术的"奇正之变"，"凡战者，以正合，以奇胜。故善出奇者，无穷如天地，不竭如江河……战势不过奇正，奇正之变，不可胜穷也。奇正相生，如循环之无端，孰能穷之？"（《孙子兵法·势篇》)。作战则求速战速决，"兵贵胜，不贵久""兵闻拙速，未睹巧之久也"（《孙子兵法·作战篇》）。

（七）邹衍与阴阳家哲学思想

邹衍（约前305—前240年），战国末期齐国人，阴阳家最主要的代表人物。

"阴阳""五行"是古代中国解释世界的独特视角，早在西周春秋时期即已被普遍采用，战国中期两种学说渐渐合流，将阴阳、四时、五行相互关联起来，以阴阳消长、五行生克等理念来解释一切自然现象和社会现象，从而形成一种新的学派，史称"阴阳家"或"阴阳五行学派"，其被司马谈《论六家要旨》列为六大学派之首。邹衍主张要"深观阴阳消息"，以"禨祥度制"（《史记·孟子荀卿列传》），善于观察天道运行，顺道而行，不可违逆。人间之所以有吉凶灾异，皆源于是否与天道相合。邹衍以五行相生相胜来解释朝代兴衰更替的历史运行，土、木、金、火、水"五德"气运更迭兴衰，朝代亦与此天道相应循环更替。"凡帝王者之将兴也，天必先见祥乎下民。黄帝之时，天先见大螾大蝼，黄帝曰：'土气胜！'土气胜，故其色尚黄，其事则土。及禹之时，天先见草木秋冬不杀，禹曰：'木气胜！'木气胜，故其色尚青，其事则木。及汤之时，天先见金刃生于水，汤曰：'金气胜！'金气胜，故其色尚白，其事则金。及文王之时，天先见火赤乌衔丹书集于周社，文王曰：'火气胜！'火气胜，故其色尚赤，其事则火。代火者必将水，天且先见水气胜，水气胜，故其色尚黑，其事则水。"（《吕氏春秋·应同》）

总体来看，诸子之学与原始文明时期的巫觋文化及殷商时期的"尊神尚鬼"之风大异，皆关注现实社会与人生，以理性精神推动了中国学术的第一次勃兴和迸发，为中国医学的科学建构和理性发展奠定了基础。

二、儒家与中国医学

先秦时期，儒家为诸子之一，与墨家并为当时之显学，但尚未取得后世的独尊地位。作为当时子学的显者，儒家对中医的影响颇著。

（一）儒家医国与医家医人

面对礼崩乐坏的社会乱局，孔子效法往世、兼采四代，致力于医国治世。《汉志》云："儒家者流，盖出于司徒之官，助人君顺阴阳，明教化者也。"《中庸》言："仲尼祖述尧、舜，宪章文、武；上律天时，下袭水土。"《论语·卫灵公》载其答颜渊为邦之问曰："行夏之时，乘殷之辂，服周之冕，乐则韶舞。"自古儒与医多有融洽，尤其是宋代以来儒者多有从事于医者，故有"儒医"之称，成为中国医学史上一支非常独特的医者队伍，也是世界医学史上独具民族特色的现象。

　　之所以如此，正是因为儒与医二者有着相通的社会属性。《孟子·尽心上》云：
"古之人，得志，泽加于民；不得志，修身于世。穷则独善其身，达则兼善天下。"泽
富万民、兼济天下是儒者昂扬奋进的内在驱动力，虽然处在于世不遇、身处不得通达
的"穷"之困境，多数儒者亦不满足于"独善其身"，而是通过各种渠道力求加惠于
民，而从事医疗活动则是其中重要的渠道之一。《内经》对于医学的定位多有其社会
属性的描述。如《素问·天元纪大论》："余愿闻而藏之，上以治民，下以治身，使百
姓昭著，上下和亲，德泽下流，子孙无忧，传之后世，无有终时，可得闻乎？"《素
问·气交变大论》："余诚菲德，未足以受至道；然而众子哀其不终，愿夫子保于无穷，
流于无极，余司其事，则而行之，奈何？"《国语·晋语》载秦医和为晋平公诊病，其
所关注者不仅在于平公之疾，而且在于国家之病，反映出医者强烈的治国意识和独特
的自身定位与认知。

　　冬，赵文子平公有疾，秦景公使医和视之。出曰："不可为也。是谓远男而近女，
惑以生蛊，非鬼非食，惑以丧志。良臣不生，天命不祐。若君不死，必失诸侯。"赵文
子闻之曰："武从二三子，以佐君为诸侯盟主，于今八年矣。内无苟匮，诸侯不二。子
胡曰'良臣不生，天命不祐'？"对曰："自今之谓，和闻之曰'直不辅曲，明不规
阍。拱木不生危，松柏不生埤'，吾子不能谏，惑使至于生疾，又不自退而宠其政。八
年之谓多矣。何以能久？"文子曰："医及国家乎？"对曰："上医医国，其次疾人，固
医官也。"

　　医非小道，乃与治国理世相通达，这种古代医家"论病以及国，原诊以知政"的
理念对后世影响极其深远。唐代孙思邈《备急千金要方·诊候第四》云："古之善为医
者，上医医国，中医医人，下医医病。"清代丁文盛《心医集序》云："医之为道亦广
矣，非仅药饵调摄而已也，亦非仅按经寻本之足为医名也。理明于心，心通于医，将
无之不在指决间，岂曰区区小道之术哉！尝考医书中有天地国脉图……天地有病可疗
焉。平公有疾，秦伯使医和视之，文子曰'医及国家乎'，对曰'上医医国，其次救
人'，是国家亦有病也。国家有病，可疗焉。然则，医道固不广哉！而斤斤以色相为医
道者，则亦不知医者也。"清代医家徐大椿《医学源流论》更撰有《医道通治道论》专
篇论述，颇中肯綮。

　　治身犹治天下也。天下之乱，有由乎天者，有由乎人者。由乎天者，如夏商水旱
之灾是也；由乎人者，如历代季世之变是也。而人之病，有由乎先天者，有由乎后天
者。由乎先天者，其人生而虚弱柔脆是也；由乎后天者，六淫之害、七情之感是也。
先天之病，非其人之善养，与服大药，不能免于夭折，犹之天生之乱，非大圣大贤不
能平也。后天之病，乃风寒暑湿燥火之疾，所谓外患也；喜怒忧思悲惊恐之害，所谓
内忧也。治外患者以攻胜，四郊不靖，而选将出师，速驱除之可也。临辟雍而讲礼乐，

则敌在门矣，故邪气未尽而轻用补者，使邪气内入而亡。治内伤者以养胜，纲纪不正而崇儒讲道，徐化导之可也。若任刑罚而严诛戮，则祸益深矣。故正气不足而轻用攻者，使其正气消尽而亡。然而大盛之世，不无玩民，故刑罚不废，则补中之攻也。然使以小寇，而遽起戎兵，是扰民矣，故补中之攻不可过也。征诛之年亦修内政，故教养不弛，则攻中之补也。然以戎首而稍存姑息，则养寇矣，故攻中之补不可误也。天下大事，以天下全力为之，则事不堕；天下小事，以一人从容处之，则事不扰。患大病以大药制之，则病气无余；患小病以小方处之，则正气不伤。然而施治有时，先后有序，大小有方，轻重有度，疏密有数，纯而不杂，整而不乱。所用之药各得其性，则器使之道；所处之方各得其理，则调度之法能即小以喻大。谁谓良医之法不可通于良相也？

（二）儒家仁义与医德构建

儒家面对春秋战国时期个体意识的觉醒，力图进行个体生命道德世界的建构，其治国理政的"外王"之道正是奠基于"内圣"的个人修身基础之上。这种"内圣"修身为立世之本的理念对医德构建影响深远，中国医家道德情操最集中体现即在于对"医乃仁术"的定位与执着。我国自古以来就将医术定位于"仁术"，孙思邈在《大医精诚》中即认为"仁"为"医之本意"。明代医学家戴原礼在《推求师意·序》中明确提出"医乃仁术"。明朝王绍隆《医灯续焰》卷二十《医范》引陆宣公之言云："医以活人为心，故曰：医乃仁术。"而我国医学之所以能孕诞出"医乃仁术"的医德思想，究其根源，乃是基于中国传统文化对"人"的极其推崇，从而使"人"的地位得以彰显。这种"人为贵"的思想是我国医德思想得以生发的根基。而古代学人又将"人"定位于"仁"，认为"仁"为"人"之天理自性。由此出发，"医者仁心"并非外在的规定性，而是具有存在的本然性，从而使医术焕发出天道人性的"仁"之光辉。

先秦时期，人贵论思想即已昭彰。《尚书·泰誓》中云："惟天地，万物父母；惟人，万物之灵。"将人看作万物之灵长。《荀子·王制》将万物分为由低到高的四个等级："水火有气而无生，草木有生而无知，禽兽有知而无义，人有气、有生、有知，亦且有义，故最为天下贵也。"此种思想在中国传统文化中一以贯之，许慎《说文解字》释"人"曰："人，天地之性最贵者也。"段玉裁注云："《礼运》曰：'人者，其天地之德，阴阳之交，鬼神之会，五行之秀气也。'又曰：'人者，天地之心也，五行之端也，食味别声被色而生者也。'按禽兽草木皆天地所生，而不得为天地之心，惟人为天地之心，故天地之生此为极贵。天地之心谓之人，能与天地合德。"我国古代医学之所以能够很早即获得萌发并得以成熟，人贵论思想是其最基本的社会心理动机之一。《素问·宝命全形论》中即表达了为天地之间最为尊贵的"人"解除病痛的思想，"黄帝问曰：天覆地载，万物悉备，莫贵于人。人以天地之气生，四时之法成，君王众庶，尽欲全形，形之疾病，莫知其情，留淫日深，著于骨髓，心私虑之，余欲针除其疾病，为之奈何？"这种尊生贵命的思想历代医家多有论述。萧纲《劝医论》中云："天地之中，唯人最灵。人之所重，莫过于命。"孙思邈在《备急千金要方·序》中解释自己将医著以"千金"为名云："人命至重，有贵千金，一方济之，德逾于此。"其在《备急千金要方·治病略例》中云："二仪之内，阴阳之中，唯人最贵。"

　　而在儒家看来，"仁"乃"人"之性。原始儒家论人性皆从天性出发，追寻自然状态下道德伦理的当然性和必然性。梁漱溟先生认为"生"字是儒家最重要的观念，"这一个'生'字是最重要的观念，知道这个就可以知道所有孔家的话。孔家没有别的，就是要顺着自然道理，顶活泼顶流畅地去生发。他以为宇宙总是向前生发的，万物欲生，即任其生，不加造作必能与宇宙契合，使全宇宙充满了生意春气"（梁漱溟.东西文化及其哲学.商务印书馆，1999）。"仁"是儒家核心的教义之一，《论语·述而》云："志于道，据于德，依于仁，游于艺。"而这个"仁"并非外加的，而是出自人之"本心"。孔子论"仁"云："克己复礼为仁。一日克己复礼，天下归仁焉。为仁由己，而由人乎哉？"（《论语·颜渊》）指出成"仁"在于自身，不在于外界的压制和强迫。孔子强调仁是安于"本心"仁的自然状态，而不是外在压力下的"强仁"："子曰：仁有三……仁者安仁，知者利仁，畏罪者强仁。"（《礼记·表记》）孔子曰："知之者不如好之者，好之者不如乐之者。"（《论语·雍也》）"强仁"不是出自内心，而是由于外在知性的束缚，是不自然的。孔子是希望用"出于自然"的仁学，通过自然和谐的人际关系，重建社会道德秩序和政治秩序。秉承孔子学说的是思孟学派。孟子力举"性善"，将"仁义礼智"内化为人性的必有之义："恻隐之心，人皆有之；羞恶之心，人皆有之；恭敬之心，人皆有之；是非之心，人皆有之。恻隐之心，仁也；羞恶之心，义也；恭敬之心，礼也；是非之心，智也。仁义礼智，非由外铄我也。我固有之也，弗思耳矣。"《孟子·尽心下》云："仁也者，人也。合而言之，道也。"《中庸》中言："仁者，人也。"朱熹注云："人，指人身而言。具此生理，自然便有恻怛慈爱之意。"宋明理学建立了典型的自然主义基础上的人文思想系统，自周敦颐始，理学家无不言天道而及人道，天道自然观是他们探讨人性论的根本基础。在道德本体论上，他们汲取道家本体论的精神模式，提出"天理"的概念，把"人理"与宇宙本体融为一体，把天道与人道合一，将人道上升为天道，人理上升为天理，既使天道、天理具有人道、人理的内涵，又使人道、人理具有绝对的天经地义的神圣性质，为人伦之理找到本然的根据与最终的根源。上接韩愈、李翱，下启宋明理学的周敦颐所著的《太极图说》与《通书》，旁求之道家而又深得于《易》，故而有深刻的天道自然观思想，认为"仁"是天地万物之心，是孕育万物的本体，"天以阳生万物，以阴成万物。生，仁也；成，义也。故圣人在上，以仁育万物，以义正万民"。其融宇宙生成论和道德伦理为一体，训仁为生，将儒家道德伦理范畴的"仁"升华为宇宙自然的本原，成为能化生万物的精神实体。明清之际的王夫之提出"仁义之本"的思想："然仁义自是性，天事也；思则是心官，人事也。天与人以仁义之心，只在心里面。唯其有仁义之心，是以心有其思之能，不然，则但解知知觉运动而已。此仁义为本而生乎思也。"

在儒家看来，这种"仁"乃人性之生发，而医之所以能够被称之为"仁术"，乃是医者仁心的自然生发，元代著名儿科医家曾世荣把自己的书命名为《活幼心书》，罗宗之在序文中赞云："是心也，恒心也，恻隐之心也，诚求之心也。"明代裴一中《言医》中谓："医何以仁术称？仁，即天之理、生之原，通物我于无间也。医以活人为心，视人之病，犹己之病。"清代医家吴达在《医学求是》中云："夫医为仁术，君子寄之以行其不忍之心。"清代喻昌《医门法律·问病论》云："医，仁术也。仁人君子必笃于情，笃于情，则视人犹己，问其所苦，自无不到之处。"都明确指出医之所以能成为仁术，其源自医者之仁心，仁心则是医事活动的最根本依据。另外，在古代医家看来，行医和行仁是合二为一的过程。晋代葛洪在《肘后备急方·序》中言："岂止一方书而已乎？方之出，乃吾仁心之发见者也。"夏良心在《重刻本草纲目·序》中说："夫医之为道，君子用之以卫生，而推之以济世，故称仁术。"在古代儒士看来，学而优则仕兼济天下能够造福百姓，除此之外最好的济世之途就是行医。宋代范仲淹提出"不为良相，便为良医"的人生理想。据北宋吴曾《能改斋漫录》卷一三《文正公愿为良医》载："……他日，有人谓公曰：'大丈夫之志于相，理则当然。良医之技，君何愿焉？无乃失于卑耶？'公曰：'嗟乎！岂为是哉！古人有云：常善救人，故无弃人；常善救物，故无弃物……能及大小生民者，固惟相为然。既不可得矣，夫能行救人利物之心者，莫如良医，果能为良医也，上以疗君亲之疾，下以救贫民之厄，中以保身长年。在下而能及小大生民者，舍夫良医，则未之有也。"而医术则是践行仁心的极好方式。正是这种"仁"的思想使古代医学焕发出无穷的魅力和勃勃生机，引领众多聪慧仁爱之士投身其中，使医学在"仁爱"的光辉下延绵不绝。许多读书人转而习医的心理动机和人生追求正是"医乃仁术"。朱丹溪早年"从乡先生治经，为举子业"，后来之所以"悉焚弃向所习举子业，一于医致力焉"，正是认识到"士苟精一艺，以推及物之仁，虽不仕于时，犹仕也"。其云："吾既穷而在下，泽不能致远，其可远者，非医将安务乎？"（《丹溪心法》）可以说是与范仲淹同声相应，同气相求。

（三）儒家乾健与医学尚阳

中国文化自古有尚阴尚阳之别。《周官·春官·太卜》云："太卜掌三《易》之法。一曰《连山》，二曰《归藏》，三曰《周易》。"《周易正义序》引郑玄《易赞》及《易论》云："夏曰《连山》，殷曰《归藏》，周曰《周易》。"《连山》以艮卦为首，《归藏》以坤卦为首，《周易》以乾卦为首，艮、坤二卦皆为太阴之卦，而乾卦则为太阳之卦，其尚阴尚阳之不同甚为明显。在中国文化体系中，尚阴文化主要被道家传承，尚阳文化则主要被儒家光大。体现儒家思想的易传"十翼"明显体现了以阳为主导的文化倾向。《系辞传》首句即云"天尊地卑，乾坤定矣"。《彖》释乾卦谓："大哉乾元，万物资始，乃统天，云行雨施，品物流行，大明终始，六位时成。"对阳刚健运之乾卦或"乾元"极其尊崇。西汉董仲舒从封建伦常秩序构建出发，明确提出"阳尊阴卑"，"阴者阳之合也，妻者夫之合，子者父之合，臣者君之合"（《春秋繁露·基义》），"天道右阳而不右阴""天下之尊卑随阳而序位，幼者居阳之所少，老者居阳之所老，贵者居阳之所盛，贱者居阳之所衰""阴者臣子也，阳者君父是也"（《春秋繁露·天辨在人》）。万物的盛衰皆取决于阳气之盛衰，《春秋繁露·阳尊阴卑》云："阳始出，物亦始出；阳方盛，物亦方盛；阳初衰，物亦初衰。物随阳而出入。"当然，先秦道家中亦有"尚阳"之论述，如《管子·枢言》云："先王用一阴二阳者，霸；尽以阳者，王；以一阳二阴者，削；尽以阴者，亡。"《文子·上德》说"阳灭阴，万物肥；阴灭阳，万物衰。故王公尚阳道则万物昌，尚阴道则天下亡"，但皆非道家主流。

儒家乾健有为之特性对医学中的崇阳理念颇有影响。《黄帝内经》虽受道家思想影响颇深，甚至有学者认为其即为黄老著述。其从生理、病理着眼论述阴阳关系时，注重阴阳的对立统一、互根互用，但其中的尚阳理念是非常明显的。如《素问·生气通天论》云："阳气者若天与日，失其所，则折寿而不彰，故天运当以日光明，是故阳因而上卫外者也。"强调阳气在人体生命活动中的重要作用。张仲景《伤寒杂病论》非常注重固护阳气、辛温解表、甘温健脾、温寒化饮、温通心阳、回阳救逆、扶阳抑阴等，创设了大量固护阳气的方剂。华佗《中藏经》云："阳者，生之本；阴者，死之基……阴常宜损，阳常宜盈……顺阴者，多消灭；顺阳者，多长生。"张景岳提出"阳常不足，阴本无余"的观点，强调温补，其在《大宝论》中说："凡阳气不充，则生意不广，而况于无阳乎？故阳惟畏其衰，阴惟畏其盛，非阴能自盛也，阳衰则阴盛矣……天之大宝，只此一丸红日；人之大宝，只此一息真阳。"清末四川名医郑钦安在《医理真传》中说："有阳则生，无阳则死。夫人之所以奉生而不知死者，惟赖此先天一点真气耳。真气在一日人即活一日，真气立刻亡，人亦立刻亡。"

（四）儒家中庸与医家重调和

"中庸"是儒家文化追求的最高境界。《中庸》原是《礼记》中的一篇，后被宋儒单独列出，成为"四书"之一。据司马迁记载，《中庸》的作者为子思，但自宋代欧阳修提出疑问后，多有争议。"《中庸》当属于邹鲁儒学一系，它的内容是对邹鲁儒者心性之学的总结，而它大概也应成书于战国晚期某位邹鲁儒者之手"（王钧林·中国儒学史·先秦卷·广东教育出版社，1998）。儒家反对极端，主张持中公允。《论语·雍也》："中庸之为德也，其至矣乎！"朱熹注云："中者，无过无不及之名也。庸，平常也。"《礼记·中庸》载:"子曰:'舜其大知也与,舜好问而好察迩言,隐恶而扬善。执其两端,用其中于民,其斯以为舜乎!'"所谓"中",是一种最佳的、最合理的状态;所谓"庸",即始终持守这种状态和境界,"恒常不移谓之庸"。中庸即可达致"和"的状态。"和"是中国哲学的核心词汇,"和为贵"是中国传统文化人文精神的精髓。《国语》云:"和实生物,同则不继。以他平他谓之和,故能丰长而物归之。"认为"和"是万物化生的根基。《中庸》云:"喜怒哀乐之未发,谓之中;发而皆中节,谓之和。中也者,天下之大本也;和也者,天下之达道也。致中和,天地位焉,万物育焉。"认为天下若能达到致中和的境界,世间万物均能各得其所,孕育化生,繁荣昌盛。周来祥先生认为:"中和主义是中国传统文化思想的根本精神。"(周来祥.周来祥美学文选.广西师范大学出版社,1998)中和是中华民族精神的精华,是最高的生存智慧,也是中华民族之所以能够繁衍兴盛、走向未来的最为根本的生存样式。

中医学汲取中国传统文化中"致中和"的思想,形成了人体独特的平衡协调理念,认为人体失之平和乃疾病之源,保持平和为摄生之本。如《素问·生气通天论》云:"凡阴阳之要,阳密乃固。两者不和,若春无秋,若冬无夏。因而和之,是谓圣度。故阳强不能密,阴气乃绝;阴平阳秘,精神乃治;阴阳离决,精气乃绝。"无论是调摄养生还是治病疗疾,目的就是采用调节、调和为主的方法,保持或恢复机体功能状态的动态平衡,使人体自身以及人体与外在环境达到中和的境界。处于"未病"状态的人,《内经》中将之称为"平人"。"平人"一词,在《内经》中共见15次。《素问·平人气象论》:"人一呼脉再动,一吸脉亦再动。呼吸定息脉五动,闰以太息,命曰平人。平人者不病也。"《素问·调经论》:"阴阳匀平,以充其形,九候若一,命曰平人。"《灵枢·终始》:"所谓平人者不病。不病者,脉口人迎应四时也,上下相应而俱往来也,六经之脉不结动也,本末之寒温之相守司也,形肉血气必相称也。是谓平人。"虽然具体论述不一,但其内涵却是一致的。"平人"即是处于"中和"状态的人,各种体征无不过无不及。王冰注:"平人,谓平和之人。"张介宾《类经·脉色类》注:"谓气候平和之常人也。"高士宗《素问直解》:"平人,血气调和之人也。"中医学认为,致病之根源在于人体内部或人与外界之间失和,打破了原有平衡,出现了或过或不及的状态,治病之法即在于恢复原有的平衡,达到致平和状态。《素问·至真要大论》曰:"谨守病机……疏其血气,令其条达,而致和平。"《素问·至真要大论》云:"谨察阴阳所在而调之,以平为期。"《灵枢·本脏》云:"是故血和则经脉流行,营复阴阳,筋骨劲强,关节清利矣。卫气和则分肉解利,皮肤调柔,腠理致密矣。志意和则精神专直,魂魄不散,悔怒不起,五脏不受邪矣。寒温和则六腑化谷,风痹不作,经脉通利,肢节得安矣。此人之常平也。"

另外,对于音乐的重视,儒家在诸子百家中较为凸显。对夏、商、周三代礼乐文化，老子持批判的、基本否定的态度。他说："五色令人目盲，五音令人耳聋，五味令人口爽，驰骋畋猎令人心发狂，难得之货令人行妨。"(《老子·第十三章》)老子认为包括音乐在内的人为的东西都会刺激人的欲望，扰乱人之本真。墨家则明确提出"非乐"。孔子与之相反，推崇礼乐文化，他告诫自己的儿子孔鲤："不学礼，无以立。"(《论语·季氏》)告诫弟子颜渊："非礼勿视，非礼勿听，非礼勿言，非礼勿动。"(《论语·颜渊》)对于人的成长修养，主张"兴于诗，立于礼，成于乐"(《论语·泰伯》)。"子曰：'若臧武仲之知，公绰之不欲，卞庄子之勇，冉求之艺，文之以礼乐，亦可以为成人矣。'"(《论语·宪问》)人格的圆满完善有赖于音乐的感化。儒家视音乐为营造和谐的个人和社会的重要利器，荀子认为赏乐娱情出乎人之性情，致"和"之用颇为显著。他专门作《乐论》篇阐述音乐的作用。

夫乐者乐也，人情之所必不免也。故人不能无乐，乐则必发于声音，形于动静；而人之道，声音动静，性术之变尽是矣。故人不能不乐，乐则不能无形，形而不为道，则不能无乱。先王恶其乱也，故制雅颂之声以道之，使其声足以乐而不流，使其文足以辨而不諰，使其曲直、繁省、廉肉、节奏，足以感动人之善心，使夫邪污之气无由得接焉……故乐在宗庙之中，群臣上下同听之，则莫不和敬；闺门之内，父子兄弟同听之，则莫不和亲；乡里族长之中，长少同听之，则莫不和顺。故乐者，审一以定和者也，比物以饰节者也，合奏以成文者也，足以率一道，足以治万变……故乐者，天下之大齐也，中和之纪也，人情之所必不免也。

另外，我们一般论及诸子之儒皆指作为一个学派的儒家，实则"儒"先于孔子而有，即使孔子其时及后世，"儒"之所指都并非仅局限于儒家学派人物。孔子将其时代的儒分为"君子儒"和"小人儒"，荀子将儒划分为"雅儒"和"贱儒"。所谓"小人儒""贱儒"指术士化的谋食不谋道的儒者，其中即有通医之儒者。《列子·周穆王》记载有通医之儒士。

宋阳里华子中年病忘，朝取而夕忘，夕与而朝忘；在途则忘行，在室则忘坐；今不识先，后不识今，阖室毒之。谒史而卜之，弗占；谒巫而祷之，弗禁；谒医而攻之，弗已。鲁有儒生，自媒能治之。华子之妻子以居产之半请其方。儒生曰："此固非卦兆之所占，非祈请之所祷，非药石之所攻。吾试化其心，变其虑，庶几其瘳乎！"于是试露之而求衣，饥之而求食，幽之而求明。儒生欣然告其子曰："疾可已也。然吾之方密，传世不以告人。试屏左右，独与居室七日。"从之，莫知其所施为也，而积年之疾一朝都除。华子既悟，乃大怒，黜妻罚子，操戈逐儒生。宋人执而问其以。华子曰："曩吾忘也，荡荡然不觉天地之有无。今顿识既往，数十年来存亡得失、哀乐好恶，扰扰万绪起矣。吾恐将来之存亡得失、哀乐好恶之乱吾心如此也。须臾之忘，可复得乎？"子贡闻而怪之，以告孔子。孔子曰："此非汝所及乎！"顾谓颜回记之。

通医之儒，换言之通儒之医，其学养高于一般医工，其对医学理论的建构和医术的发展究竟起到了怎样的一种促进作用，是一项非常值得研究的内容。

三、道家与中国医学

中国文化看似以儒家为中轴，实则以道家为根基。英国学者李约瑟在《中国科学技术史》中曾一语中的："中国如果没有道家，就像大树没有根。"道家境界玄远，重道贵德，崇尚顺应自然，逍遥自适，对于大道自然的把握和体悟远超其他诸子，故而对中国医学的影响更为本质和深远。

（一）道器观与中医理论的建构

张岱年《论老子在哲学史上的地位》指出："道与器成为一对独立的概念，始于老子。《系辞》的'道''器'观念当系来自老子。""道"的金文写作"𢓊""𢔏"等字形，小篆写作"𧗔"。《说文解字》云："所行道也，从辵从首，一达谓之道。""道"是指人所走的道路，其本义是器物层面的概念。先秦时期，随着中国哲学的萌兴，"道"在其原本意义上向抽象方面升华，逐渐成为中国文化中具有深刻内涵的哲学概念，成为万物之本源和事物运动变化的法则、规律，在中国文化中居于认识的顶层理念。《老子·第二十八章》云"朴散为器"，第五十一章云"道生之，德蓄之，物形之，器成之"，"道"这个看似虚无的概念最终是以器物的形式呈现。《庄子》"道在屎溺"的观点正是对老子"朴散为器"道器观的发展。

总体而言，道家秉持道为统领、道呈现于器的道器观。这种道器观在强调道器一体的基础上，重视对于器物中"道"的把握，即"器亦有道"，对中国医学理论的构建和学术的发展影响深远。

1. 先秦时期"道"向医学的渗透和浸润

从目前出土的简帛医药文献来看，《内经》之前的医学领域尚未有"道"的明显印痕，反而是巫术色彩颇为浓郁。如周家台秦简《病方》中的"禹步"，《五十二病方》中的"父兄产大山，而居□谷下……喙且贯而心"等。《内经》是中国医道观念的形成时期。山东中医药大学梁琪等学者曾对《内经》中的"道"字进行了较为详尽的统计，"共查得《内经》正文'道'字279个，其中《素问》164个，《灵枢》115个"，并按单字概念、多字概念分别统计研究（梁琪，卜彦青，李铁，等.《内经》论"道".中医文献杂志，2015年第2期）。"道"在《内经》中确属高频词汇，其意蕴极其丰富。《内经》中多处言及"天道"，如《素问·天元纪大论》云："谨奉天道，请言真要。"《素问·三部九候论》云："歃血而受，不敢妄泄，令合天道，必有终始，上应天光星辰历纪，下副四时五行。"体现出强烈地体认天道规律的意识，并以此作为生命认知和医疗行为的最高法则，正如《素问·天元纪大论》中所云："夫五运阴阳者，天地之道也，万物之纲纪，变化之父母，生杀之本始，神明之府也，可不通乎？"对于生命之立存，《内经》明确提出"知道""合同于道"，顺应大道而为，《素问·上古天真论》云："上古之人，其知道者，法于阴阳，和于术数……度百岁乃去。"倘若逆道而行，则会招致灾殃，《素问·四气调神大论》明确指出四时皆有其调摄养生之道，"逆之则灾害生"；"道者，圣人行之，愚者佩之"。《内经》甚至认为远道逆行是人类群体致病的最关键因素，《素问·汤液醪醴论》云："夫上古作汤液，故为而弗服也。中古之世，道德稍衰，邪气时至，服之万全。"上古之人淳德全道，精神内守，邪气难至，后人则渐渐离道背德，百病遂起。"一阴一阳谓之道"，对于天道自然于生理病理之呈现，《内经》亦首重阴阳，尤其是对"阴道""阳道"的论述，成为中国医学辨证论治的基本法门和后世医学学说生发之由。《素问·太阴阳明论》云："阳者，天气也，主外；阴者，地气也，主内。故阳道实，阴道虚。故犯贼风虚邪者，阳受之；食饮不节，起居不时者，阴受之。阳受之则入六腑，阴受之则入五脏。"《素问悬解》卷四即云："阳道实，故能格拒风寒；阴道虚，故能容纳水谷。贼风虚邪，外伤其表，故阳受之。饮食起居，内伤其里，故阴受之。""阴道""阳道"各有其性，如失其"道"则生百病，《素问释义》卷三云："阳道本实，其失道则虚。阴道本虚，其失道则实。阳易消而阴易长，故阳反虚而阴反实，百病之所由生也。"

2.《黄帝内经》中的道器一体理念

《黄帝内经》基于道的视角观察思考人之生命自身，但《内经》所彰显的医学精神绝非重道轻器，而是将人身置于大道之中予以考察辨析，并致力于发现其中所体现出的道。正如《庄子·知北游》中所载：东郭子问于庄子曰："所谓道，恶乎在？"庄子曰："无所不在。"也正如朱熹所云："道未尝离乎器，道亦是器之理。""须知器即道，道即器，莫离道而言器也。""愚谓之道器一也。示人以器，则道在其中。"

《黄帝内经》中虽未明言道器一体的观念，但处处无不予以彰显，皆是以天道论人之生命形体，以人之生命形体来应象于天道。可以说，道器一体观是《黄帝内经》医学思想内蕴的潜意识存在。《素问·六微旨大论》载："出入废则神机化灭，升降息则气立孤危，故非出入，则无以生长壮老已；非升降，则无以生长化收藏。是以升降出入，无器不有。故器者生化之宇，器散则分之，生化息矣。"《周易·系辞上》云："一阴一阳之谓道。"自然界阴阳之道亦体现于人身，人身亦即道之载体。《素问·金匮真言论》云："阴中有阴，阳中有阳……夫言人之阴阳，则外为阳，内为阴。言人身之阴阳，则背为阳，腹为阴。言人身之脏腑中阴阳，则脏者为阴，腑者为阳。肝、心、脾、肺、肾五脏皆为阴，胆、胃、大肠、小肠、膀胱、三焦六腑皆为阳……所以欲知阴中之阴、阳中之阳者何……故背为阳，阳中之阳，心也；背为阳，阳中之阴，肺也；腹为阴，阴中之阴，肾也；腹为阴，阴中之阳，肝也；腹为阴，阴中之至阴，脾也。此皆阴阳表里内外雌雄相输应也，故以应天之阴阳也。"人身生理正常运化亦应于大道自然，《素问·阴阳应象大论》云："故清阳为天，浊阴为地；地气上为云，天气下为雨；雨出地气，云出天气。故清阳出上窍，浊阴出下窍。清阳发腠理，浊阴走五脏；清阳实四支，浊阴归六腑。"自然界逆道而行，则生灾殃，人体亦如此，"清气在下，则生飧泄；浊气在上，则生䐜胀。此阴阳反作，病之逆从也"。

（二）道家精气学说对中医学的影响

精气学说萌芽于《老子》，并为稷下道家学派所创立。此学说将（精）气视为天地万物之本原，天地之间气充其中并生化万物，自然现象和生命现象皆源于"气"的运动变化，成为中国医学认识生命本质和维护生命健康的根本理论依据。

"精""气"早在《老子》一书中即有论述，是"道"化生万物不可或缺的中介。老子认为万物皆源于"道"，"道"既为天下万物之母，又是万物运行必遵之法则。"道冲而用之，或不盈。渊兮，似万物之宗"（《老子·第四章》），"有物混成，先天地生……可以为天下母"（《老子·第二十五章》）。"道"之所以能为万物之母，皆在于其中有"精""气"，"道之为物，惟恍惟惚……窈兮冥兮，其中有精。其精甚真，其中有信"（《老子·第二十一章》），"道生一，一生二，二生三，三生万物。万物负阴而抱阳，冲气以为和"（《老子·第四十二章》）。任继愈先生《中国哲学史》曾评价老子的哲学贡献云："中国哲学史上，老子第一次建立了'道'这一最高范畴，建立了精气论的朴素唯物主义。"《庄子》继承发展老子的思想，提出"通天下一气耳"，认为人之生死即在于气之聚散，"人之生，气之聚也，聚则为生，散则为死"（《庄子·知北游》）。稷下道家学派《管子》是标志精气学说确立的代表性典籍。《管子》明确界定了"气"与"精"的内涵，《管子·心术下》云："一气能变曰精。"《管子·内业》云："精也者，气之精者也。"进一步将万物生化之源聚焦于"精"气。《管子·内业》云："凡物之精，此则为生，下生五谷，上为列星……是故此气，杲乎如登于天，杳乎如入于渊，淖乎如在于海，卒乎如在于己。""凡人之生也，天出其精，地出其形，合此以为人。"杂家著作《吕氏春秋》也坚持"精气"本原论，其云："精气一上一下，圜周复杂，无所稽留。""精气之集也，必有入也；集于羽鸟，与为飞扬；集于走兽，与为流行；集于珠玉，与为精朗；集于树木，与为茂长。"

中国医学对生命体的认知则基于精气学说。《内经》认为世间为气所充，《素问·五运行大论》云："地为人之下，太虚之中者也。帝曰：冯乎？岐伯曰：大气举之也。"万物生化皆由气生气化。《素问·天元纪大论》云："太虚寥廓，肇基化元。万物资始，五运终天，布气真灵，总统坤元，九星悬朗，七曜周旋，曰阴曰阳，曰柔曰刚，幽显既位，寒暑弛张，生生化化，品物咸章。""在天为气，在地成形，形气相感，而化生万物矣……气有多少，形有盛衰，上下相召而损益彰矣。"精气学说在"气"中寻求宇宙万物的物质性和统一性，成为中医"天人相应"的依据。气亦为组成人体的基本元素。《素问·宝命全形论》云："人以天地之气生。""夫人生于地，悬命于天，天地合气，命之曰人。人能应四时者，天地为之父母。"《灵枢·营卫生会》云："人与天地同纪。"《素问·生气通天论》云："天地之间，六合之内，其气九州、九窍、五脏、十二节，皆通乎天气。"在此基础上，又发展出气－精－人的生化模式。《素问·阴阳应象大论》云："气归精，精归化。"《素问·金匮真言论》云："夫精者，生之本也。"《灵枢·本神》云："生之来谓之精。"《灵枢·经脉》云："人始生，先成精，精成而脑髓生。"精气同样是维持生命活动的基本物质。《管子·内业》云："精气自生，其外安荣，内脏以为泉源，浩然和平以为气渊，渊之不涸，四肢乃固，泉之不竭，九窍遂通。"《灵枢·刺节真邪》则云："真气者，所受于天，与谷气并而充身也。"《灵枢·决气》云："人有精、气、血、津、液、脉……为一气。"精气学说认为"气"虽无形，但诸物象和生命活动皆为气之外化，"故口为声也，耳为听也，目有视也，手有指也，足有履也，事物有所此也"（《管子·白心》）。《灵枢·邪气脏腑病形》云："十二经脉，三百六十五络，其血气皆上走于面而走空窍。其精阳气上走于目而为精，其别气走于耳而为听，其宗气上出于鼻而为嗅，其浊气出于胃，走唇舌而为味……"人体所有的运化和新陈代谢无外乎精气之运化，《素问·阴阳应象大论》云："味归形，形归气，气归精，精归化，精食气，形食味，化生精，气生形……阴味出下窍，阳气出上窍。"《素问·经脉别论》云："食气入胃，散精于肝，淫气于筋。食气入胃，浊气归心，淫精于脉，脉气流经，经气归于肺，肺朝百脉，输精于皮毛。毛脉合精，行气于腑。"《素问·六节藏象论》云："天食人以五气，地食人以五味。五气入鼻，藏于心肺，上使五色修明，音声能彰。五味入口，藏于肠胃，味有所藏，以养五气。气和而生，津液相成，神乃自生。"不但人之生命活动完全仰赖五气，精神情志亦为五气所化生，"人有五脏化五气，以生喜怒悲忧恐"（《素问·阴阳应象大论》）。

人体之病则在于气，正所谓"百病皆生于气"。致病之因若统而言之，则皆可归之于气。《吕氏春秋·尽数》云："流水不腐，户枢不蠹，动也。形气亦然，形不动则精不流，精不流则气郁，郁处头则为肿为风……"《吕氏春秋·达郁》云："病之留，恶之生也，精气郁也。"《素问·五运行大论》云："气相得则和，不相得则病。"《素问·阴阳应象大论》云："清气在下，则生飧泄；浊气在上，则生䐜胀。此阴阳反作，病之逆从也。"《素问·玉机真脏论》云："故邪气胜者，精气衰也。"《素问·通评虚实论》云："邪气盛则实，精气夺则虚。"《素问·刺志论》云："气实者，热也；气虚者，寒也。"《素问·举痛论》云："百病皆生于气也，怒则气上，喜则气缓，悲则气消，恐则气下，寒则气收，炅则气泄，惊则气乱，劳则气耗，思则气结。"《灵枢·口问》云：

"上气不足，脑为之不满，耳为之苦鸣，头为之苦倾，目为之眩；中气不足，溲便为之变，肠为之苦鸣；下气不足，则乃为痿厥心悗。"

人体之气运化方式的失常是病变的根本机制，治病求本即在于抓住这个根本。张景岳注云："本，致病之原也。人之疾病或在表，或在里，或为寒，或为热，或感于五运六气，或伤于脏腑经络，皆不外阴阳二气，必有所本。或本于阴，或本于阳，病变虽多，其本则一。""凡病之为虚为实，为寒为热，至其变态，莫可名状。欲求其本，则止一气字是以尽之。盖气有不调之处，即病本所在之处也。"（《景岳全书·传忠录》）治病方法即在于"调气"。《素问·五常政大论》："谨守其气，无使倾移。"《灵枢·刺节真邪》："用针之类，在于调气。"《灵枢·终始》："刺之道，气调而止。"《素问·至真要大论》："以所利而行之，调其气使其平也。"《灵枢·本神》："必审五脏之病形，以知其气之虚实，谨而调之。"《素问·三部九候论》："以调其气之虚实，实则泻之，虚则补之……无问其病，以平为期。"

"司外揣内""见微得过"诊病之法归根结底在于察气，"精明五色者，气之华也"（《素问·脉要精微论》），"五色之见于明堂，以观五脏之气左右高下"（《灵枢·五色》）。诊察脉象亦在于察气，虽然"十二经脉皆有动脉"（《难经·四难》），之所以可以"独取寸口"，即在于"五脏六腑之气味，皆出于胃，变见于气口"（《素问·五脏别论》）。用药施治亦是利用药物之四气五味的药理功效，"气薄则发泄，厚则发热""气味辛甘发散为阳，酸苦涌泄为阴"（《素问·阴阳应象大论》）。养生亦是首要"养气"，老子即云"养气""专气致柔"，宋尹学派提出保养精气。《吕氏春秋·先己》："凡事之本，必先治身，啬其大宝。用其新，弃其陈，腠理遂通。精气日新，邪气尽去，及其天年。此之谓真人。"

中国医学借鉴古代哲学精气学说，并根据自身独特的研究对象和领域，形成了丰富的医学"精气"内涵，并以此为理论基础，构建起天–地–人整体医学模型。这既是古代哲学精气学说在医学中的具体应用，又是对古代哲学精气学说的丰富和发展。

（三）道家对中医思维方法的影响

中国医学的精髓在于思维方法。正是思维方法的不同使得中国医学构建起极具特色的医学体系。而道家以"道"为核心的整体思维、顺势思维、辩证思维等对中国医学的思维方法影响极其深远。

1. 整体思维

整体思维，或称系统思维，是中国传统思维方式的主干，这种思维方式是在中国古代文化历史演进中形成的。道家哲学既是整体思维浸润下的产物，又推动了整体思维内蕴的丰富和完善。道家整体思维的根本性标志是以"道"统贯万物。世人皆常用差异的眼光看待世界，长于区分万物间的不同，而道家则致力于探求世间万物纷繁复杂背后的同一性，这个同一性的根基则在于"道"，正所谓"莛与楹，厉与西施，恢恑憰怪，道通为一"；"天地与我并生，而万物与我为一"（《庄子·齐物论》）。道为万物之母，"道生一，一生二，二生三，三生万物"（《老子·第四十二章》），并呈现为万物，"道生之，德畜之，物形之，器成之，是以万物莫不尊道而贵德"（《老子·第五十一章》）。万物因道浑融一体，以道视之，世界本是混沌无分的。《庄子·齐物论》云："有始也者，有未始有始也者，有未始有夫未始有始也者。有有也者，有无也者，有未始有无也者，有未始有夫未始有无也者。俄而有无矣，而未知有无之果孰有孰无也。"追根溯源，世界在这个"有"产生之前究竟是个怎样的状态？所以，老子云："万物并作，吾以观复。夫物芸芸，各复归其根。"（《老子·第十六章》）庄子云："凡物无成与毁，复通为一。"（《庄子·齐物论》）中国医学亦以"道"之视角将人之生命置于万物一体之中，而生命维护之要则在于顺道应天。《素问·上古天真论》云："上古之人，其知道者，法于阴阳，和于术数，食饮有节，起居有常，不妄作劳，故能形与神俱，而尽终其天年，度百岁乃去。"《素问·四气调神大论》云："道者，圣人行之，愚者佩之。"《灵枢·顺气一日分为四时》云："春生夏长，秋收冬藏，是气之常也，人亦应之。"中国医学在辨证施治时不仅将人作为一个完整的、运动的有机体来看待，而且将人体与自然、社会联系起来，考虑天时、地理等自然因素和政治、经济各种社会因素。就本草学和方剂学来看，也是万物一体思维的体现，基于人体四气五味之虚实盛衰，以药物之四气五味或单味或君臣佐使搭配作用于人体。

2. 辩证思维

道家学说充满了思辨色彩，《老子·第二章》云："有无相生，难易相成，长短相形，高下相盈，音声相和，先后相随。"第四十章云："反者道之动。"第二十五章云："大曰逝，逝曰远，远曰反。"第三十六章云："将欲歙之，必固张之；将欲弱之，必固强之；将欲废之，必固兴之；将欲夺之，必固与之。"《内经》认识到万物处于不停的变化之中，《素问·六微旨大论》云："物之生从于化，物之极由乎变。""成败倚伏，生乎动，动而不已，则变化矣。"而万物之所以会"动而不已"，则在于事物中存在对立统一的阴阳双方，阴阳两个方面的相互作用和不断变化，是事物生长、发展和灭亡的根源。《灵枢·阴阳系日月》云："且夫阴阳者，有名而无形。"阴阳是万物属性相反相成的两个方面，中国医学中诸多对立统一的概念、术语，如内外表里、升降出入、虚实邪正、寒热进退、去至迟数等皆可以阴阳视之。《素问·阴阳应象大论》云："阴阳者，天地之道也，万物之纲纪，变化之父母，生杀之本始，神明之府也。""无阳则阴无以生，无阴则阳无以化。""孤阴不生，独阳不长。"阴阳双方可以相互转化，《素问·阴阳应象大论》云："故重阴必阳，重阳必阴。""寒极生热，热极生寒。"在辨证施治上则以阴阳和合为根本原则，《素问·至真要大论》云："治诸胜复，寒者热之，热者寒之，温者清之，清者温之，散者收之，抑者散之，燥者润之，急者缓之，坚者软之，脆者坚之，衰者补之，强者泻之，各安其气，必清必静，则病气衰去，归气所宗，此治之大体也。"《素问·三部九候论》云："实则泻之，虚则补之。"《灵枢·邪客》云："补其不足，损其有余。"

3. 顺势思维

道家道法自然、因时循势的顺势思维对中国医学影响较为深远。《庄子·渔父》云："道者，万物之所由也，庶物失之者死，得之者生；为事逆之则败，顺之则成。"这种顺势思维在《内经》中表现得非常突出，《素问·上古天真论》云："上古之人，其知道者，法于阴阳，和于术数，食饮有节，起居有常，不妄作劳，故能形与神俱，而尽终其天年，度百岁乃去。"《灵枢·顺气一日分为四时》云："春生、夏长、秋收、冬藏，是气之常也，人亦应之。""顺天之时，而病可与期，顺者为工，逆者为粗。"

四、其他子学与中国医学

古代子学除儒道对医家影响颇著外，其他子学诸如墨、兵、法、农、阴阳等皆对医学有着或多或少的影响。

（一）墨家与医学

墨学与儒学在春秋战国时期并列为显学，《韩非子·显学篇》云："世之显学，儒墨也。"荀子评价说："墨子蔽于用而不知文。""故由用谓之道，尽利矣。"（《荀子·解蔽》）可以看出墨家与儒道之差异，一重人文理性，以道统天下；一重技术功用，以术利天下。此与同样为"工"的医而言，颇多契合相通之处。

1. 墨家生命观与医学

墨家对生命的理解是基于生活的观察和体验。对于生命的存在，《墨子·经上》云："生，形与知处也。"指出人的生命是肉体（形）与精神（知）的聚合。而人之所以能视听、言谈和动作，皆是由精神支配的。《墨子·尚同中》云："天子之视听也神。先王之言曰：精神也，夫唯能使人之耳目，助己视听；使人之物，助己言谈；使人之心，助己思虑；使人之股肱，助己动作。"形知离散人即死亡，而人皆欲生憎死。《墨子·尚贤中》云："民生为甚欲，死为甚憎，所欲不得，而所憎屡至，自古及今，未有尝能有以此王天下，正诸侯也。"而对于生命，墨家不赞同"死生有命"（《论语·颜渊》）的"命定论"，其云："儒之道足以丧天下者四政焉……又以命为有，贫富寿夭，治乱安危，有极矣，不可损益也。为上者行之必不听治矣，为下者行之必不从事矣。此足以丧天下。"（《墨子·公孟》）故而墨家对于医学对生命的保护作用非常推崇，墨子曾以医者疗疾为喻论圣人治政："圣人以治天下为事者也，必知乱之所自起，焉能治之；不知乱之所自起，则不能治。譬如医之攻人之疾者然，必知疾之所自起，焉能攻之；不知疾之所自起，则弗能攻。"（《墨子·兼爱下》）

2. 墨家"兼爱""交利"与医患和谐

墨家倡导"兼相爱、交相利"（《墨子·兼爱下》）和"爱利天下"（《墨子·尚同下》），提出"视人之国，若视其国；视人之家，若视其家；视人之身，若视其身"（《墨子·兼爱中》），彰显的是一种与儒家"亲亲""爱有差等"的有高低贵贱之分、亲疏远近之别的"仁爱"不同的平等大爱。此种兼爱精神对中国医学的医德颇有影响，名医施今墨，原名施毓黔，之所以更名"今墨"，即有崇习墨子，行兼爱之道，治病不论贵贱，施爱不分富贫之义。

墨家强调"兼爱""贵义"，同时并不似儒家那样排斥"利"，而是将伦理道德和功利主义相结合，"义者，利也"（《墨子·耕注》）。墨家认为忽视"利"来谈"爱"根本就是空谈，"圣人有爱而无利，儒者之言也，乃客之言也"（《墨子·大取》）。而是主张通过"兼相爱"以达致"交相利"，"爱"与"利"是辩证统一的，"夫爱人者，人必从而爱之；利人者，人必从而利之；恶人者，人必从而恶之；害人者，人必从而害之"（《墨子·兼爱中》）。一个人的利是要通过爱他人、利他人来实现的，"吾先从事乎爱利人之亲，然后人报我以爱利吾亲也"（《墨子·兼爱下》）。倘若人人皆爱人利他，皆享受他人回报的爱和利，这个社会就是"兼爱""交利"的美好社会。墨家以"利"的交相互来推动人与人之间的爱，突破了儒家以血缘构建爱的机制的局限，为社会"爱"的构建奠定了更为坚实的基础。墨家主张不但要义利统一，而且志功要相合，"义，利；不义，害。志功为辩"（《墨子·大取》），强调既要有纯正的动机，也要有利人、利天下的实际效果。墨家这种"兼爱""交利"和志功相合的思想为医家悬壶济世与安身立命、救死扶伤与以医谋生统一提供了思想基础和行为指南。

3. 墨家科技思想与医学技术

医与其他的技艺一样，是"工"，这些技艺在先秦诸子眼中多被视为"小道"，大都以之不耻。唯有墨家独树一帜，非常注重科学技术，《墨经》一百八十三条中有四十七条与自然科学相关，包括几何光学、数学、物理学等诸多方面，这些成果在当时大都居于领先水平，彪炳世界科学技术发展史。李约瑟博士评价墨家说："和同时期的古希腊一样，达到了非常高的科学理论水准……如果墨家的逻辑和道家的自然主义相融合，中国可能早已越过了科学的门槛。"墨家之所以重视科技，目的在于"兴利""除害"，"仁人之事者，必务求兴天下之利，除天下之害"（《墨子·兼爱下》），而医术正是其中之一。

（二）兵家与医学

《孙子兵法·计篇》云："兵者，国之大事也，死生之地，存亡之道，不可不察也。"而医者乃身之大事，死生之地，存亡之道，亦不可不察也。兵家调兵遣将，医家遣方用药，其形虽异，内在之理则一，兹列举如下。

1. 兵家"锐卒勿攻"与医家"方其盛时勿敢毁伤，因其衰也事必大昌"

《孙子兵法·军争篇》云："锐卒勿攻。"医学辨证施治中亦秉持此理念，如《素问·阴阳应象大论》："病之始起也，可刺而已；其盛，可待衰而已。"《素问·疟论》："故经言曰：方其盛时勿敢毁伤，因其衰也事必大昌，此之谓也。""夫疟者之寒，汤火不能温也，及其热，冰水不能寒也，此皆有余不足之类。当此之时，良工不能止，必须其自衰，乃刺之。"《灵枢·逆顺》论"病之可刺，与其未可刺，与其已不可刺"则直接引兵法为据："《兵法》曰：无迎逢逢之气，无击堂堂之阵。《刺法》曰：无刺熇熇之热，无刺漉漉之汗，无刺浑浑之脉，无刺病与脉相逆者。"

2. 兵家"归师勿遏，围师遗阙"与医家给邪出路、防止闭门留寇

《孙子兵法·军争篇》云："归师勿遏，围师遗阙，穷寇勿迫。"明代军事著作《百战奇略·围战》云："围战之道，围其四面，需开一面，示其生路。"中医用药亦主张调畅气机，给邪出路，防止闭门留寇。如《小儿药证直诀》导赤散治疗心经火热下移小肠证，"心与小肠为表里也，然所见口糜舌疮、小便黄赤、茎中作痛、热淋不利等证，皆心移热于小肠之证。故不用黄连直泻其心，而用生地黄滋肾凉心，木通通利小肠，佐以甘草梢，取易泻最下之热，茎中之痛可除，心经之热可导也"。《山西中医》杂志 1989 年第 3 期载有医师王长海《闭门留寇案》一文，其文如下。

林某，男，62 岁。自述咳嗽 3 天。1 周前患感冒，经治而愈，但近 8 天来出现咳嗽，曾服土霉素及止咳化痰药而不效，于 1988 年 3 月 23 日来诊。就诊时咳声无力，吐白色稀痰，量中，伴饮食减少，气短乏力，大便溏薄，一日 2～3 行。舌淡红，苔薄白，脉沉细而滑。辨证：脾肺气虚，痰饮内停。治以补益脾肺，燥湿化痰，并佐以收敛止咳。方药：六君子汤加桔梗 10g，杏仁 12g，紫菀 12g，款冬花 10g，五味子 10g。3 月 25 日复诊：服上药后，胸闷不适，喘急更甚，且时吐黄痰，口中黏腻，自觉肛门肿胀，灼热感加重，大便不畅但无脓血，舌质转红，苔腻略黄，脉滑有力。脉证合参，此为痰热阻肺，肺失宣降；大肠湿热，传导失司。治以清热化痰，宣肺止咳为主，兼以清利大肠湿热为辅，使邪从下解，俟腑气得通，喘咳得平。方用清气化痰丸加减：全瓜蒌 50g，胆南星 10g，陈皮 12g，茯苓 15g，桑白皮 15g，黄芩 15g，槐米 12g，桔梗 12g，川朴 10g，杏仁 10g，大黄 8g，甘草 6g。2 剂，水煎服。三诊：喘咳已平，悉症俱减，唯咳痰量少难咳，上方去大黄，加沙参 12g，叠进 3 剂，而告痊愈。

分析：本例是对固涩药物使用不当，而肇至弊端。其误诊原因：①问诊不详。病人初诊时即有肛门灼热感，由于未问及而被遗漏，到二诊时才明确。②用药过于收敛。因患者虽有气虚之证，但也有痰饮内存（吐痰量中）之邪，此时若用此类药物，也应味而寡之，量而微之。总之，本例患者初诊即有大肠湿热及痰饮内停之证，由于过用收敛之品，而使实邪不能外出，内停之痰饮郁而化热，造成痰热（湿热）内阻，出现"闭门留寇"之弊。因肺与大肠相表里，湿热郁阻大肠，大肠传导失司，腑气壅塞不通，从而影响肺气的肃降。故服药后，虽咳嗽减轻，但喘息加重，肛门灼热肿胀。因此对于虚证咳嗽而兼夹内饮者，应慎事敛纳，询望同道戒之！

3. 兵法贵速与医家速攻

兵法贵速。《孙子兵法·九地篇》云："兵之情主速。"《孙子兵法·作战篇》云："兵贵胜，不贵久。""夫兵久而国利者，未之有也。"医家亦做此念。金代张从正《儒门事亲·汗吐下三法该尽治病诠》云："邪气加诸身，速攻之可也，速去之可也。"明代孙一奎《医旨绪余》亦云："故以攻疾为急，疾去而后调养，是乃靖寝安民之法。"清代吴鞠通《温病条辨·杂说·治病法论》直接以"兵贵神速"的理念指导治疗外感之疾，其云："治外感如将，兵贵神速，机圆活法，祛邪务尽，善后务细，盖早平一日，少受一日之害。"

4. 用药如用兵

徐大椿《医学源流论》有《用药如用兵论》之专篇，阐述用药与用兵相通之道，认为《孙子兵法》已将治病之法论述详尽，其云如下。

圣人之所以全民生也，五谷为养，五果为助，五畜为益，五菜为充，而毒药则以之攻邪。故虽甘草、人参，误用致害，皆毒药之类也。古人好服食者，必生奇疾，犹之好战胜者，必有奇殃。是故兵之设也以除暴，不得已而后兴；药之设也以攻疾，亦不得已而后用，其道同也。故病之为患也，小则耗精，大则伤命，隐然一敌国也。以草木之偏性，攻脏腑之偏胜，必能知彼知己，多方以制之，而后无丧身殒命之忧。是故传经之邪，而先夺其未至，则所以断敌之要道也；横暴之疾，而急保其未病，则所以守我之岩疆也；夹宿食而病者，先除其食，则敌之资粮已焚；合旧疾而发者，必防其并，则敌之内应既绝。辨经络而无泛用之药，此之谓向导之师；因寒热而有反用之方，此之谓行间之术。一病而分治之，则用寡可以胜众，使前后不相救，而势自衰；数病而合治之，则并力搗其中坚，使离散无所统，而众悉溃。病方进，则不治其太甚，固守元气，所以老其师；病方衰，则必穷其所之，更益精锐，所以搗其穴。若夫虚邪之体攻不可过，本和平之药而以峻药补之，衰敝之日不可穷民力也；实邪之伤攻不可缓，用峻厉之药而以常药和之，富强之国可以振威武也。然而选材必当，器械必良，克期不愆，布阵有方，此又不可更仆数也。孙武子十三篇，治病之法尽之矣。

第三讲 先秦道家医学语词整理与研究

　　道家典籍作为先秦时期的经典著作，在中国文化史上占有重要的地位，这些典籍不仅包含了深刻的哲学思想，也涉及诸多医学内容。经整理研究，我们发现先秦道家典籍中存在着较多的医学语词，如病名语词和丰富的症状描述，内容涵盖内科、外科、眼科、耳鼻喉科、骨伤科等多个方面，有些病证名词首见于先秦道家典籍，或其症状描述与后世病证相似。病因语词对外感、内伤、病理产物及其他致病因素皆有涉及，而以内伤致病因素居多，说明当时人们对内在致病因素的认识已达到相当程度。病机方面提到较多的是"气""阴阳"等相关语词，形成于此时的精气学说、阴阳学说已开始被人们广泛用来解释自然和社会现象，以及人体自身的变化。另外，胎育、诊治、药物、养生等语词亦多有出现。对先秦道家典籍医学语词运用词汇学、修辞学方面的知识进行分析，可以发现是以单音词为主，且存在同义词、近义词的使用，说明当时的医学语言已颇为丰富。重言词、联绵词等词语形式和代称、并提、摹状、比喻、对偶、夸张、稽古等修辞方式的使用，使得医学内涵的呈现生动形象、丰富多彩。先秦道家典籍中的医学语词是研究我国先秦时期医学发展的重要参考资料，颇具研究价值和意义。

一、先秦道家典籍中的医学语词

　　对先秦道家典籍的医学语词进行归纳整理，将其分为病名语词、症状语词、病因语词、病机语词和其他医学语词等，对其中重要语词进行考证分析，追根溯源，以期明其本义。

（一）先秦道家典籍中的病证语词

　　先秦道家典籍中记载有许多病名和症状，对这些病名和症状的整理考证可以使我们更清晰地了解当时人们对疾病的认识程度。

1. 病名语词

　　中医学病证传统是按类及门的方法分类，如杂病、小儿、妇人等类及诸风门、妊娠门、产难门等。《国家标准中医病证分类与代码》（下简称《国标》）的病名分类沿用这种两级分类方法，即分为类目（类）、分类目（门）。《国标》在沿用传统分类的基础上，结合目前临床实际，规定中医病名分类的类目（科别）为内、外、妇、儿、眼、耳鼻喉、骨伤七科病类。分类目即专科系统，以各科病类为准分列，如内科病类分列肺、心、脾、肝、肾、外感热病等专科系统病类；妇科病类分列经、带、胎、产等专科系统病类；眼科病类分列睑、眦、睛、瞳神等专科系统病类。现按此标准对先秦道家典籍中的病名语词分类如下（表3-1）。

表 3-1　先秦道家典籍病名语词一览表

分类	病名语词
内科	◎愚（《老子》） ◎梦、愚、阴阳之患、内热、狂醒、瘿、病心、内热（之病）、狂、瞀、喝、痒、幽忧（之病）、偏枯、惨淡（之疾）、怵惕之恐、槁项、枯槁、溲膏（《庄子》） ◎愚、謦欬、正梦、噩梦、思梦、寤梦、喜梦、惧梦、病忘、迷罔（之疾）、愤厥（之疾）、偕生（之疾）、内热（生病）、偏枯、心痌体烦（《列子》） ◎病湿、病喝、疾疢、咽噎（《文子》） ◎蹶（《鹖冠子》）
外科	◎龟手、腰疾偏死、口烂、痔、赘、疣、疕、痈、秃、疡、跰、柳（瘤）、痀偻、溃漏、颜色肿哙、漂、疽、疥、痤、瘿、手足胼胝（《庄子》） ◎痯痒、手足胼胝（《列子》） ◎痈疽（《黄帝四经》） ◎胼胝（《文子》）
眼科	◎目盲（《老子》） ◎瞽、盲（《庄子》） ◎眇、盲（《列子》） ◎瞽、盲（《文子》）
耳鼻喉科	◎嗄（《老子》） ◎聋（《庄子》） ◎聋、嗌疾（《列子》） ◎喑、聩聋（之病）（《文子》）
骨伤科	◎介、支离、兀、刖、骈拇枝指、跂蹇、卷娄（《庄子》） ◎痀偻、腰急、尪、刖（《列子》）

道家典籍涉及的病名语词很多，包括口爽、心发狂、愚、梦、阴阳之患、内热、狂醒、大喜、大怒、病心、内热之病、狂、瞀、喝、痒、幽忧之病、偏枯、惨淡之疾、怵惕之恐、槁项、枯槁、謦欬、正梦、噩梦、思梦、寤梦、喜梦、惧梦、病忘、迷罔之疾、愤厥之疾、偕生之疾、心痌体烦、内热生病、病湿、蹶等内科病语词，颜色肿哙、龟手、腰疾偏死、口烂、痔病、赘、疣、疕、痈、秃、疡、跰、柳（瘤）、痀偻、溃漏、漂疽疥痈、痤、痯痒、疾疢（疹）、痈疽、手足胼胝、瘿等外科病语词，还有介、支离、兀、刖、骈拇枝指、跂蹇、卷娄、痀偻、腰急、刖等骨伤科的语词，也包含一些眼科和耳鼻喉科的病名语词。其目的虽皆在于阐发其思想哲理，但将其进行梳理、考证，对我们了解当时医学发展的具体情形可以提供颇有价值的参考资料。

在这些表示病名的医学语词中，就目前所能掌握的文献来看，极具文献价值。如颜色肿哙、龟手、漂疽、疕、疾疢等，首见于先秦道家典籍，而这些语词中，有的既是病名，又包含症状特点，在此择要对其进行分析。

（1）颜色肿哙

《庄子·让王》："曾子居卫，缊袍无表，颜色肿哙，手足胼胝。"据目前文献所记，"肿哙"一词最早出现于此，后世著述中虽有出现，但几乎为此句的疏义或引用。《庄子集释》："疏曰：'肿哙，犹剥错也。'《释文》：'哙，古外反；徐，古活反。司马云肿哙剥错也，王云盈虚不常之貌。'郭庆藩案：《释文》引司马云'肿哙，剥错也'，王云'盈虚不常之貌'，据《说文》'哙，咽也，一曰嚵哙也'，疑字当为'瘖'，病甚也，通作'殰'。肿决曰殰，《说文》'瘣，病也，一曰肿旁出'，哙、殰、瘣并一声之转。'"

对于"哙"字的考证，实有进一步探究的必要。《说文解字注》云："《小雅》：'哙哙其正。'《笺》云：'哙哙犹快快也。谓同音假借。'"《段氏毛诗集解》卷十八："'殖殖其庭，有觉其楹，哙哙其正，哕哕其冥'，王曰：'哙哙其正，则知哕哕其冥是偏也，哕哕其冥则知哙哙其正是明也。'郑曰：'正，昼也；冥，夜也。'李曰：'坡诗云：昼窗明快夜堂深。'盖本此。"《诗缉》卷十九云："此章言其室也，其宫寝之前，庭殖殖然平正也，其楹柱觉然高大也，其正寝哙哙然明快也。"《诗经疏义会通》卷十一："哙哙，犹快快也。明快之义。"所以"哙"字实为"快"，引申为明快、明亮之义。古代汉语以单音词为主，先秦时期的作品更能体现出这一特点。作为先秦文献，在考证古汉语某个语词时，我们应先考虑其单音词表意的用语特点。"颜色肿哙"中"颜色""肿哙"并非为双音节词汇，其应为"颜肿色哙"之并提修辞手法的运用，为颜肿色明亮之病证，而非剥错之义。《说文解字注》："颜，眉之间也。面下曰颜前也，色下曰颜气也，是可证颜为眉间。医经之所谓阙，道书所谓上丹田，相书所谓中正印堂也……毛云颜角，盖指全额而言，中谓之颜，旁谓之角。由两眉间以直上皆得谓之颜，医经额曰颜，曰庭，是也。"《诗经·郑风》"有女同行，颜如舜英"，其有面容、脸色之义。据此，"颜"字意思在古书中有眉间（即印堂）之义，有额之义项，也有面容之义项。所以此处所载很可能为"眉间肿""额肿""面肿"之病。

①眉间肿　古籍中无眉间肿的记载，但有此类症状的记载。《后汉书·律历志》刘昭注中提到"眉肿"一词："夏至，晷长一尺四寸八分。当至不至，国有大殃，旱，阴阳并伤，草木夏落，有大寒；未当至而至，病眉肿。"另外，医书中有"眉风毒""眉心疽""眉疽""眉心疔"等记载。

眉疽，是足少阳胆经，多气少血……从眉至额，赤肿焮高，坚硬如石。（明·申拱宸《外科启玄·眉疽》）

眉风毒生于两眉之间，乃脾肺湿热，冲聚于眉峰也。（明·万密斋《万氏秘传·外

科心法》)

或问：眉心生疽何如？曰：是名眉心疽，一名面风毒。属足太阳膀胱经，风热壅结，阴阳相滞而生……若黑色痛甚，或麻或痒，寒热并作者，疔也。（明·王肯堂《证治准绳·疡医·面部》)

眉心疽生在印堂，硬肿为疽浮肿痈，督经风热气凝滞，根坚木痛当疔防。注：此证生于两眉中间，疽名曰印堂疽。毒初起，色暗根平，肿硬疼痛，至二十一日，腐溃出稠脓者顺，无脓黑陷者逆。痈名曰面风毒。痈毒初起，色赤浮肿，焮痛易治，七日溃脓。若色黑木痛，麻痒太过，根硬如铁钉之状，寒热并作，即眉心疔也，俱由督脉经风热壅结气滞所成。（清·吴谦《医宗金鉴·外科心法要诀·面部》)

凤眉疽者，生于眉心，一名印堂疽……若色黑不痛，麻痒太过，根硬如铁钉之状，寒热并作，即眉心疔也。（清·高秉钧《疡科心得集·辨凤眉疽眉心疔眉发论》)

《中医证病名大辞典》记载云："眉疽，指生于眉部的一类疽疡，又名发眉疽、眉发、发眉、眉发疽、凤眉疽等，多因风热邪毒循少阳经上结于眉间而成。症见疽疡焮赤高肿，形长如瓜，坚硬疼痛，二目合肿不开，甚者肿漫面额，兼有恶寒发热、闷乱、吐逆等者，易致疽毒内陷，应及时救治。今称额部蜂窝组织炎。""眉风毒又称眉心疽。""眉心疽，指因眉疽毒漫颜面，证以满面焮赤肿痛，目口难开，甚则昏晕恶心，神识不清等为特征。病情危笃，故名面风毒。"

②面肿　关于"面肿"的记载颇多，最早见于医书《素问·平人气象论》："面肿曰风。"《内经》中还有"面庞然浮肿""面目浮肿"等病证的记载。面肿病因复杂，吴崑注《素问》云："六阳之气聚于面，风之伤人也，阳先受之，故面肿为风。"认为面肿为风邪所致。马莳《黄帝内经素问注证发微》曰："然水证有兼风者，其面发肿，盖面为诸阳之会，风属阳，上先受之，故感于风者面必先肿，不可误以为止于水也。"其认为面肿不能完全归因于水，应为水证兼风。后世医书对面肿多有记载。

风水病者，由脾肾气虚弱所为也。肾劳则虚，虚则汗出，汗出逢风，风气内入，还客于肾，脾虚又不能制于水，故水散溢皮肤，又与风湿相搏，故云风水也。（隋·巢元方《诸病源候论·水肿病诸候》)

面肿有虚实，肿者为实，浮者为虚。实肿者或热或痛，乃因风火上炎……虚浮者无痛无热而面目浮肿，此或以脾肺阳虚，输化失常，或以肝肾阴虚，水邪泛溢。（明·张景岳《景岳全书·杂证谟·面病》)。

面肿是风热。（明·李时珍《本草纲目·百病主治药·面》)。

《中医证病名大辞典》载云："面肿，指面部浮肿，多因食后冒风，或风热相搏，上攻头面，或肾虚水泛等所致。"

③额肿　关于额肿的记载甚少，所见文献有《普济方》三处、《石山医案》一处、

《名医类案》引《石山医案》一处。《普济方》卷八："民病少腹控睾，引腰脊上冲，心痛血见，嗌痛额肿。"《普济方》卷四百十六："《铜人经》云：足少阳脉之所流也，为荣。治胸胁支满，寒热汗不出，目外眦赤，目眩烦，额肿耳鸣，胸中痛不可转侧。"《石山医案》："惟额肿付膏而愈。"对于此症，《名医类案》认为："手指节间、头上额前皆血少运行难到之处，故多滞而成肿，理宜润经益血、行滞散肿。"

与额肿相关的医学文献有如下记载。

此疮发于额上曲差穴、下攒竹二穴，俱足太阳经，多血少气。初发头痛憎寒，项似拔，腰如折，赤肿。急汗之。（明·申拱宸《外科启玄·总论·额发》）

或问：当额生疽何如？曰：此属阳明胃积热。（明·王肯堂《证治准绳·疡医·头部》）

额疽生额火毒成，左右膀胱正督经，顶陷焦紫无脓重，高耸根收红肿轻。注：此证生前额正中者，属督脉经，或生左右额角者，属膀胱经。总由火毒而成。（清·吴谦《医宗金鉴·外科心法要诀》）

《中医证病名大辞典》载云："额发即额疽。""（额疽）指生于前额一类疽痈病。额中通任督二脉而贯脑，故额部疽痈易致毒陷脑颅变生险证。虽病称疽，实则或疽或痈，故症见初起疮顶塌陷，色紫赤，无脓者为疽；若高肿有头，色红赤，疮根收来者为痈。今称额部疖或痈。常见额疽有左额疽、右额疽等。"

（2）龟手

《庄子·逍遥游》："宋人有善为不龟手之药者。"《庄子集释》中俞樾疏曰："《释文》引司马云'文坼如龟文也'，又云'如龟挛缩也'，义皆未安。向云'如拘坼也'，郭注亦云'能令手不拘坼'，然则'龟'字宜即读如'拘'。盖'龟'有'丘'音，后汉西域传'龟兹'读曰'丘慈'是也。古'丘'音与'区'同，故亦得读如'拘'矣。拘，拘挛也。不龟者，不拘挛也。龟文之说虽非，挛缩之说则是，但不必以如龟为说耳。"作者认为"龟"为"拘"字，义不妥。《内经》早有"皴揭"一词，《类篇》："皵，皴也，皸也，又手足坼裂也。"《骈雅》："龟，瘃，皴冻也。"医书中多见"皲""皴"字，其义皆为手足坼裂。因此"龟手"应与"皴手""皲手"同类，指手上皮肤受冻开裂。此种病证在许多医籍中皆有描述，具体称呼则有异，如《诸病源候论》称"手足皲裂"，其最早记载"手足皲裂"之名并阐明其病因曰："皲裂者，肌肉破也。言冬时触冒风寒，手足破，故谓之皲裂。"认为主要原因为冬时触冒风寒。《备急千金要方》称"手足皴裂""手足皴痛""手皴"，《儒门事亲》称"手足风裂"等。不管后世医书对此病的称谓有何不同，其第一次见于文献则出现于《庄子·内篇·逍遥游》。

（3）漂疽

此病名最早出现于《庄子·杂篇·则阳》："并溃漏发，不择所出，漂疽疥痈，内热溲膏是也。"漂疽，即瘭疽、脓疮之类。成玄英疏："漂疽，热毒肿也。"一说为疮疽化脓，陆德明《经典释文》："漂，本亦作瘭……瘭疽，谓病疮脓出也。"

瘭疽，最早出现于南朝刘宋《后汉书》"中国之困，胸背之瘭疽"，其注曰："埤苍曰：'瘭音必烧反。'杜预注《左传》曰：'疽，犹恶创也。'""瘭疽"于医书中最早见于孙思邈《备急千金要方》，其"诊谿毒证第七"中云："毒盛发疮，复疑是瘭疽，乃至吐下……"而"瘭疽"之前，东晋·葛洪《肘后备急方》中有"燎疽"一词。隋·巢元方《诸病源候论》中亦为"燎疽"。唐代《外台秘要》中"瘭疽""燎疽"均有使用。刘禹锡《刘宾客文集》中有"视人之瘼，如燎疽在身，不忍决去"的记载。目前所见宋代医书少有"燎疽"一词，多为"瘭疽"。明代《普济方》《证治准绳》中"瘭疽""燎疽"皆有，《本草纲目》中出现了"漂疽""瘭疽"。

瘭、疽二字合用，在文史书中，多引《左传》里的注"疽，恶疮也"。东晋之后，其作为病名得到广泛记载，虽字形有异，所描述症状类似。

葛氏忽得燎疽着手足肩，累累如米豆，刮汁出，急疗之……若发疽于十指端，及色赤黑，甚难疗，宜按大方，非单方所及……姚方云：燎疽者，肉中忽生一黡子如豆粟，剧者如梅李大，或赤或黑，或白或青，其黡有核，核有深根，应心，少久四面悉肿，疮黯黕紫黑色，能烂坏筋骨，毒入脏腑杀人，南方人名为揎著毒。（东晋·葛洪《肘后备急方·治痈疽妒乳诸毒肿方第三十六》）

论曰：瘭疽者，肉中忽生点子如豆粒，小者如黍粟，极者如梅李，或赤或黑，或青或白，其状不定，有根不浮肿，痛伤之应心，根深至肌，经久便四面悉肿，疮黯熟紫黑色，能烂坏筋骨。若毒散，逐脉入脏杀人，南人名为揎著毒。（唐·孙思邈《备急千金要方·痈肿毒方·瘭疽第六》）

瘭疽一名蛇瘴，川广烟瘴地面有之。初出先作红点，次变黑色，腐烂筋骨，小者如粟如豆，大者如梅如李，发无定处。（明·陈实功《外科正宗·杂疮毒门·瘭疽第四十二》）

瘭疽者，肉中忽生点子如豆粒……其病喜著十指。（清·顾世澄《疡医大全·腋臂指掌部·瘭疽门主论》）

据上述记载，"瘭疽"为一病名，固无可疑。然，"瘭"亦可单独作为一个病名。

痈疽五发，一曰癌……二曰瘭。瘭者，始初聚结尖肿，根脚赤白色，高处带红赤，肿实疼痛，憎寒壮热，口干渴，百节疼痛，困倦沉重。（宋·东轩居士《卫济宝书·痈疽五发》）

俗以癌、痼、瘭附于痈疽之列，以是为五，岂知瘭与痼、癌不过痈疽之一物，古书所载，仅有所谓瘭疽，则瘭亦同出而异名也。（宋·杨士瀛《仁斋直指方论·卷二十二》）

《中医证病名大辞典》载云："瘭，疽病，疮毒。此泛指痈疽五发之一。"结合古汉语的用语习惯，"漂疽疥痈"，应为"漂""疽""疥""痈"分别表意。文史书中的注，只对"疽"进行解释，亦能看出其应分开理解。前文可知"漂"通"瘭"，"瘭""嫖"为异体字。"瘭"应为痈疽之一种。沈澍农教授在《〈医心方〉疑难字词考释四》一文中考证部浆、泡浆、瘭浆、膘浆四词，言"以上'瘭浆'用例多言如'汤火'所灼，故知'瘭'当是今俗语所称皮肤烫伤或长时间摩擦后的'起疱'，'瘭浆'即谓'疱'中之浆，非'瘭'之常义，盖'瘭'与'疱'音近而相借。"可见，"漂"亦可能有"疱"之义。

（4）疣

"疣"字首出于《庄子》一书，医书中未见。《庄子·大宗师》："彼以生为附赘悬疣，以死为决疣溃痈。"郭象注曰："若疣之自悬，赘之自附，此气之时聚，非所乐也。若疣之自决，痈之自溃，此气之自散，非所惜也。"据古文用语特点，在"附赘悬疣"一语中，"附"与"悬"相似，而通常"赘"与"疣"同类。《楚辞章句·九章·惜诵》："反离群而赘肬。"《说文解字注》和《说文系传》中有"溃，漏也""溃，决也"的记载。因此"决"应与"溃"同义，而"疣"应与"痈"类似。有考证认为"疣"即"疣"之误字，但前句中已言及"疣"，后句中似不应重提"疣"字。王先谦《庄子集解》引宣颖云："疣，疽属。"《宋本广韵》："疣，痈疽属也。"均将疣归属痈疽类。而《集韵·换韵》云："肬，《说文》'搔生创也。'或作疣瘤。"医书中虽没有明确的"搔生创"记载，但确有类似描述。

　　臁疮有内外之异，因脏腑中蕴有湿毒，乃外发为疮。亦有因打扑抓磕，或遇毒虫恶犬咬破损伤，因而成疮者。（唐·孙思邈《华佗神医秘传·华佗外科秘传·华佗治内外臁疮神方》）

　　臁疮生于两臁，初起赤肿，久而腐溃或浸淫瘙痒，破而脓水淋漓，盖因饮食起居，亏损肝肾，或因阴火下流，外相搏而致。（明·王肯堂《证治准绳·疡医·胫部》）

　　腿臁生疮……今人因其瘙痒，遂疑疮中惹指甲锋，名之曰伤手疮。（清·顾世澄《疡医大全·腓腨部·臁疮门主论》）

　　这些医书中关于臁疮的记载说明有因瘙痒而成伤手疮或搔生疮。"疣"为疮之一种，应是无疑的。

（5）疾痏

《文子》云："除饥寒之患，辟疾痏之灾。""疾痏"在《泰族》篇作"疾病"，而王利器《文子疏义》则认为其有误，并引诸多例子证明多本古籍中的注释"'痏'（本或）作'疹'"，"（本或）作"为校勘术语，说明"痏"为误字，但其说亦有商榷之处。《说文解字注》："痏，热病也。其字从火，故知为热病。《小雅》：'痏如疾首。'笺云：'疚犹病也。'此以疚为烦热之称。"《说文》中只有"疚"字，并无"疹"字，《尔雅》中也是如此，说明"疚"字先出，"疹"字后出，所以"疚"不可能为"疹"之误字。唐·陆德明《经典释文》："疚，病也。又作疹。"《集韵》："疚，丑乂切，热病，或作疹。"作为后起之字，"疹"为"疚"的异体字。根据文意，此句句式应为对偶，而"饥寒"属于同一词义范畴，那么"疾疚"也应属于同一范畴，因此我们可以推断出"疚"乃疾病之义。《广雅疏证·释诂》："疚，犹病也。"虽然《集韵·屑韵》有"疹，疾也"，然《释名·释疾病》："疹，诊也，有结气可得诊见也。"宋本《玉篇》："疹，瘾疹，皮外小起也。"《正字通·午集中·疒部》："俗呼痘疮曰疹。"此说明"疹"字"病"之义项并非其常见义。

2. 症状语词

见表 3-2。

表 3-2　先秦道家典籍症状语词一览表

分类	症状语词
内科	◎口爽、心发狂、昏昏、闷闷、惑、躁、厌饮食（《老子》） ◎大喜、大怒、小恐惴惴、大恐缦缦、惴栗恂惧、怵然、内热、气息茀然狂醒、食不甘、息深深、喘喘然、劳形怵心、湿灰、喜怒失位、思虑不自得、口厉爽、性飞扬、困惾中颡、忧、诶诒为病、怒、忘、思虑营营、手不挠、聪明衰、内热发于背、溲膏、蟄蜉、忧戚、目芒然无见、色若死灰、满心戚醮、惨淡之疾、怵惕之恐、槁项黄馘、憔悴（《庄子》） ◎忧、燋然肌色皯黣、昏然五情爽惑、惊惧、怵然有恂目之志、面目黎黑、怛然内热、惕然震悸、湿灰、目眩不能得视、耳乱不能得听、悸而不凝、意迷情丧、梦涉大水而恐惧、梦涉大火而燔焫、梦生杀、梦与、梦取、梦扬、梦溺、梦蛇、梦飞、梦火、梦食、精神荒散、身心俱疲、昏愗而寐、眠中噇呓呻呼、闻歌以为哭、视白以为黑、飨香以为朽、尝甘以为苦、心痈体烦、口将爽、体将僵、心将迷、志强而气弱、志弱而气强、精虑烦散、阏智、阏适、阏性、欧、喀喀然、蛰于口、惨于腹（《列子》） ◎形苑而神壮、形尽而神有余、形若枯木、心若死灰、薄气发暗、惊怖为狂、忧悲焦心、形系而神泄、怵、五脏动摇而不定、血气滔荡而不休、精神驰骋而不守、口生创、行飞扬、精劳、志气日耗、形劳而不休则蹶、精用而不已则竭、"精神日耗以远，久淫而不还，形闭中拒"、盲忘自失之患、饮食不节、气逆、百节皆乱、多忧、不甘鱼肉之味、形悴、瘦癯、心乱而气逆（《文子》） ◎神湿、形燥、经气不类、精神相薄（《鹖冠子》） ◎喜、乐、哀、怒、惑意、慢易生忧、暴傲生怨、犹豫生疾、内外困薄、忿怒之失度、忧患、伤而形不臧、骨枯而血泣、饥饱失度、气不通于四末（《管子》四篇）
外科	◎口烂、颐隐于脐、肩高于顶、会撮指天、五管在上、两髀为胁、其脰肩肩、瓮㼜大瘿、上有五管、颐隐于齐、肩高于顶、句赘指天、瓯卷、末偻而后耳、股无胈、胫无毛（《庄子》）

分类	症状语词
眼科	◎骈于明、多于聪、目不明、眽目、目大不睹、目不瞋（《庄子》） ◎目将眇、阅明（《列子》） ◎目不明（《文子》） ◎病视、疾视（《鹖冠子》） ◎目不见色（《管子》四篇）
耳鼻喉科	◎耳不聪、嗄（《庄子》） ◎耳将聋、鼻将窒（《列子》） ◎耳不聪（《文子》） ◎疾听（《鹖冠子》） ◎耳不闻声（《管子》四篇）
骨伤科	◎拘拘、跰蹁、骈于足、枝于手（《庄子》） ◎支强、筋节豏急（《列子》）

（1）溲膏

《庄子·杂篇·则阳》："并溃漏发，不择所出，漂疽疥痈，内热溲膏是也。"对于"溲膏"一词古人注解不一，成玄英疏之为"溺精"，陆德明《经典释文》："膏，司马云：'谓虚劳人尿上生肥白沫也。'"考之医学文献，此种病证有可能为以下几种情况。

①为消渴病的下消症状　"消渴"一词首见于《素问·奇病论》："甘者令人中满，故其气上溢，转为消渴。"明代对消渴又提出上、中、下三消的分类之法，明·张介宾《景岳全书·杂证谟·三消干渴》云："下消者，下焦病也。小便黄赤，为淋为浊，如膏如脂，面黑耳焦，日渐消瘦，其病在肾，故又名肾消也。"清·李用粹《证治汇补·胸膈门·消渴》云："二阳结，谓之消渴……下消者，肾也。精枯髓竭，引水自救，随即溺下，稠浊如膏。"清·夏禹铸《幼科铁镜·三消》云："三消之症，实热者少，虚热者多，不足之症也……消浊，火动消肾，移热于膀胱，小便浑浊，色如膏脂，名曰下消。""溲膏"极可能为消渴之下消症状之一。《内经》还有消瘅、肺消、膈消、消中的记载。其所述消渴实为上消和中消，并没有关于下消的描述，《庄子》是明确记载下消典型症状的最早文献。

②为膏淋的症状　"淋"之名始见于《内经》，张仲景《金匮要略》中称"淋秘"，《中藏经》根据淋证的临床表现进行了分类，即淋有冷、热、气、劳、膏、砂、虚、实8种。而"膏淋"首次见载于《诸病源候论·淋病诸候·膏淋候》，云："膏淋者，淋而有肥，状似膏，故谓之膏淋。"《诸病源候论》还进一步阐述了淋证各病机，如"膏淋者……此肾虚不能制于肥液也"。《内经》虽提到"淋"，但并没有膏淋典型症状的记载，此最早见于《庄子》。

③为疝瘕的症状　"疝瘕"出自《素问·玉机真脏论》，云："脾传之肾，病名曰疝

瘕，少腹冤热而痛，出白，一名曰蛊。"王冰注云："肾少阴脉，自股内后廉贯脊属肾络膀胱。故少腹冤热而痛，溲出白液也。冤热内结，消铄脂肉，如虫之食，日内损削，故一名曰蛊。"《中医证病名大辞典》认为此为疝之一种，指因湿聚化热而起，证以腹内有瘕聚、下溲有出白为特征之疝病。而"下溲出白"的症状与"溲膏"有相似之处。

④为溺后漏精、尿精等症　精液随小便排出，由肾虚不能藏精所致。马王堆出土医书《五十二病方》中有"膏弱（溺）"的记载："膏弱（溺）：是胃（谓）内复。以水与弱（溺）煮陈葵种而饮之，有（又）□（䖢）阳□而羹之。"周一谋、萧佐桃主编的《马王堆医书考注》认为这是有关溺中有脂膏的治疗记载。此书考证认为此条载方两首，一为水、溺共煮冬葵，一为阳起石。前方用于湿热或相火扰动精室，后方用于肾阳虚冷，精气不固。《诸病源候论·虚劳尿精候》云："肾藏精，其气通于阴，劳伤肾虚，不能藏于精，故因小便而精液出也。"遗精，与肾虚精关不固或湿热、痰火等因素而致精室受扰有关。《诸病源候论·虚劳失精候》指出："肾气虚损，不能藏精，故精漏失。"《丹溪心法·梦遗四十五附精滑》云："精滑专主湿热，黄柏、知母降火，牡蛎粉、蛤粉燥湿。"由此观之，成玄英"溺精"之说不无道理。

（2）蟄蟉

《庄子·杂篇·外物》云："蟄蟉不得成，心若悬于天地之间。"《经典释文》云："蟄，音陈，又楮允反，徐敕尽反。蟉，音惇，又柱允反，徐敕转反，李余准反，司马云：'蟄蟉'读曰'忡融'，言怖畏之气忡融两溢，不安定也。"郭象《庄子注》："蟄音陈，蟉音惇，'蟄蟉'读曰'冲融'，言怖畏之气冲融两溢，不安定也。"所以"忡融"即为"冲融"。《六艺之一录》云："蟄蟉，作'冲融'。"《说文解字注》云："冲，涌繇也。繇摇古今字。涌，上涌也。摇，旁摇也。"又"《召南》传曰：忡忡，犹冲冲也。忡与冲声义皆略同也。"冲即上涌旁摇之意，《说文解字注》："融，炊气上出也。"冲融即为炊气向上涌之貌。"蟄蟉"即为恐惧之气向外涌冒的描述，与"怵惕"相近。《书叙指南》云："矜惕之状曰蟄蟉。"宋·林希逸《庄子口义》云："蟄蟉者，怵惕不自安之意。"《庄子集释》中成玄英疏："蟄蟉，犹怵惕也。"因此蟄蟉应与怵惕之证类似。

"蟄蟉"一词首见于《庄子》一书，在古籍里出现次数很少，而且释音释义大都遵从郭象的注解，然而《六书故》却认为"蟄蟉"为"虫行貌"，《御定佩文韵府》也以之为"虫起蛰未苏之貌"，由于二书皆未予以详细解释说明，不知此义由何而来。

（二）先秦道家典籍中的病因病机语词

1. 病因语词

病因，即致病因素，泛指能导致人体发生疾病的原因。目前根据疾病的发病途径、形成过程，一般将病因分为外感性致病因素、内伤性致病因素、病理产物性致病因素，以及其他致病因素四大类。本书按此分类，将先秦道家典籍中的病因语词类列如下

（表 3-3）。

表 3-3　先秦道家典籍病因语词一览表

病因分类	病因语词
外感性致病因素	◎邪气（《庄子》） ◎自外而干腑脏、寒温不节（《列子》） ◎形伤乎寒暑燥湿、邪气（《文子》）
内伤性致病因素	◎五色、五音、五味、难得之货、宠辱若惊、不知足、欲得（《老子》） ◎忧、内热、好恶内伤其身、外乎子之神、劳乎子之精、大喜、大怒、喜怒失位、思虑不自得、劳汝形、摇汝精、五色乱目、五声乱耳、五臭熏鼻、五味浊口、趣舍滑心、忧患、形劳而不休、精用而不已、自伤、忿滀之气、盈嗜欲、长好恶、嗜欲、内热发于背、忧患（《庄子》） ◎欲虑充气、娱耳目、供口鼻、甚饱、甚饥、饮酒、思虑、偕生之疾、饥饱、色欲、精虑烦散、胎气不足、乳湩有余（《列子》） ◎欲、神伤乎喜怒思虑、大怒、大喜、薄气、惊怖、忧悲、任耳目以听视、耳目淫于声色、五色乱目、五音入耳、五味乱口、趣舍滑心、嗜欲、好憎、形劳而不休、精用而不已、五脏积气、人主不和、贪饕、多欲、躁、饮食不节、心乱、心扰、多忧（《文子》） ◎嗜欲充盈、忧乐喜怒、欲利、中不静、思、喜怒忧患、大充、大摄、饱不疾动、饥不广思、忧悲喜怒（《管子》） ◎气之害人、味之害人、经气不类、精神相薄、多欲、多忧（《鹖冠子》） ◎重刚、怒若不发、好用雄节、耆欲无穷（《黄帝四经》）
病理产物性致病因素	◎血脉郁滞、病湿（《文子》）
其他致病因素	◎湿寝、居处无常、播糠眯目、文盲嚼肤（《庄子》） ◎法猛刑颇、蚋嚼肤、半糠入目（《鹖冠子》）

　　通过对病因语词的梳理，我们可以看出在先秦道家典籍中，来自自然界的外感性致病因素主要为寒暑、燥湿、邪气等。而病理产物性致病因素所提较少，如血脉郁滞、病湿等。其他病因主要为意外损伤导致的较多，如播糠眯目、文盲嚼肤、法猛刑颇，也有不良环境病因的描述，如湿寝、居处无常等。其中描述最多的主要病因为内伤性致病因素，属于七情内伤的有宠辱若惊、不知足、欲得、好恶内伤其身、大喜、大怒、喜怒失位、思虑不自得、忧患、自伤、忿滀之气、盈嗜欲、长好恶、嗜欲、忧患、欲虑充气、娱耳目、供口鼻、思虑、色欲、精虑烦散、欲、神伤乎喜怒思虑、薄气、惊怖、忧悲、趣舍滑心、好憎、多欲、躁、心乱、心扰、多忧、嗜欲充盈、忧乐喜怒、欲利、中不静、思、精神相薄、重刚、怒若不发、好用雄节、嗜欲无穷等，属于饮食失宜的有甚饱、甚饥、饮酒、饥饱、贪饕、饮食不节、大充、大摄、饱不疾动、饥不广思等，属于劳逸不适度的有外乎子之神、劳乎子之精、劳汝形、摇汝精、形劳而不休、精用而不已等，属于禀赋异常的有偕生之疾、胎气不足、乳湩有余等。其中七情内伤致病语词最多，究其原因，一是与当时人们对疾病的认识开始由外伤向内伤深化有关，二是与先秦道家所倡导的恬恢寡欲思想相关。

2. 病机语词

病机即疾病发生、发展与变化的机制。从邪正盛衰、阴阳失调、气血失常、津液失调、内生五邪、五脏病机等方面，将先秦道家典籍中出现的描述病机的语词梳理如下（表3-4）。

表3-4　先秦道家典籍病机语词一览表

道家典籍	病机语词
《庄子》	◎内热、阴阳之气有沴、眂于阴、眂于阳、阴阳并眂、（喜）其热焦火、（怒）其寒凝冰、愁其五脏、矜其血气、内热之病、（忿滀之气）散而不反、（忿滀之气）上而不下、（忿滀之气）下而不上、（忿滀之气）不上不下、耗气、内热发于背、生火甚多、阴阳不和
《文子》	◎破阴、坠阳、薄气发喑、阴阳所拥、沉滞不通、逆气戾物、五脏积气、心乱、气逆、天气不下、地气不上、阴阳不调、心扰、阴阳不通、阳不下阴、邪欲
《列子》	◎血气飘溢、忧、阴气壮、阳气壮、阴阳俱壮、虚浮、沉实、虚实失度
《鹖冠子》	◎阴阳不接、水火不生、经气不类
《黄帝四经》	◎极阴、极阳、逆阴阳

通过整理不难看出，在先秦道家典籍中，提到最多的病机是与"气"和"阴阳"相关的语词，说明形成于此时的"精气学说"与"阴阳学说"，开始被人们广泛用来解释自然和社会现象，以及人体自身的变化。

（三）先秦道家典籍中的其他医学语词

先秦道家典籍中还含有其他医学语词，如表示人体孕育过程的胎育语词、表示诊治的语词、表示药用动植矿物的语词、表示养生的语词等。

1. 先秦道家典籍中的胎育语词

《文子》："老子曰：人受天地变化而生，一月而膏，二月血脉，三月而胚，四月而胎，五月而筋，六月而骨，七月而成形，八月而动，九月而躁，十月而生，形骸已成，五脏乃分。"其中表示胚胎发育过程的语词有膏、血脉、胚、胎、筋、骨、成形、动、躁、生、形骸已成、五脏乃分等。马王堆出土医书《胎产书》里也有类似记载："一月名曰留（流）刑……二月始膏……三月始脂……四月而水受（授）之，乃始成血……五月而火受（授）之，乃始成气……六月而金受（授）之，乃始成筋……七月而木受（授）之，乃始成骨……八月而土受（授）之，乃始成肤革……九月而石受之，乃始成毫毛……十月气陈□□。"《淮南子·精神训》所载内容与《文子》相似度较高："故曰一月而膏，二月而胅，三月而胎，四月而肌，五月而筋，六月而骨，七月而成，八月而动，九月而躁，十月而生。形体以成，五脏乃形。"其关于胎元逐月发育的记载虽有差异，但都认识到胎儿发育是一个逐渐的过程，为我国古代关于胚胎发育较早的认识。

2. 先秦道家典籍中的诊治案例及其所含诊治语词

在先秦道家典籍中，多处记载诊病的案例，这些案例有的体现了寒热虚实四纲辨证、饮食劳伤病因辨证的辨证方法，有的体现了问诊与望诊相结合的诊病方法，有的采用情志疗法，还有的记载运用麻醉药物进行外科心脏手术，虽无法考证其真实性，但其大胆探索精神值得学习。

龙叔谓文挚曰："子之术微矣。吾有疾，子能已乎？"文挚曰："唯命所听。然先言子所病之证"……文挚乃命龙叔背明而立，文挚自后向明而望之。既而曰："嘻！吾见子之心矣，方寸之地虚矣。几圣人也！子心六孔流通，一孔不达。今以圣智为疾者，或由此乎！非吾浅术所能已也。"（《列子·仲尼》）

龙叔内心虚静，并以此为病，请文挚诊治。文挚在治疗之前采用了问诊与望诊相结合的诊病方法。先问其所病之证，其次又让龙叔背明而立望之。

杨朱之友曰季梁。季梁得疾，七日大渐。其子环而泣之，请医。季梁谓杨朱曰："吾子不肖如此之甚，汝奚不为我歌以晓之？"杨朱歌曰："天其弗识，人胡能觉？匪祐自天，弗孽由人。我乎汝乎！其弗知乎！医乎巫乎！其知之乎？"其子弗晓，终谒三医。一曰矫氏，二曰俞氏，三曰卢氏，诊其所疾。矫氏谓季梁曰："汝寒温不节，虚实失度，病由饥饱色欲，精虑烦散，非天非鬼。虽渐，可攻也。"季梁曰："众医也，亟屏之！"俞氏曰："汝始则胎气不足，乳湩有余。病非一朝一夕之故，其所由来渐矣，弗可已也。"季梁曰："良医也，且食之！"卢氏曰："汝疾不由天，亦不由人，亦不由鬼。禀生受形，既有制之者矣，亦有知之者矣，药石其如汝何？"季梁曰："神医也，重赆遣之！"俄而季梁之疾自瘳。（《列子·力命》）

季梁生病，请三医诊其所疾。矫医从寒热虚实四纲辨证、饮食劳伤病因辨证出发，对季梁病证进行分析。俞医从先天禀赋出发，认为季梁是先天禀赋不足，治疗比较困难。卢医从自然命定出发，劝导季梁应知命安时，把握天道规律，心理上的疏导使其疾自瘳。

《列子·周穆王》中有关于儒生情志疗法治忘病的记载。

宋阳里华子中年病忘。朝取而夕忘，夕与而朝忘；在途则忘行，在室则忘坐；今不识先，后不识今。阖室毒之。谒史而卜之，弗占；谒巫而祷之，弗禁；谒医而攻之，弗已。鲁有儒生自媒能治之，华子之妻子以居产之半请其方。儒生曰："此固非卦兆之所占，非祈请之所祷，非药石之所攻。吾试化其心，变其虑，庶几其瘳乎！"

于是试露之，而求衣；饥之，而求食；幽之，而求明。儒生欣然告其子曰："疾可已也。然吾之方密，传世不以告人。试屏左右，独与居室七日。"从之。莫知其所施为也，而积年之疾一朝都除。

史卜、巫祷、医攻皆无所效，儒生"化其心，变其虑"分两步进行治疗。首先用人的衣食住行等生存本能刺激病者，从而观察病者的反应，再用家传秘方对其进行七日治疗，此种治法与情志疗法类似。

《列子·汤问》中有扁鹊换心的记载。

鲁公扈、赵齐婴二人有疾，同请扁鹊求治。扁鹊治之，既同愈，谓公扈、齐婴曰："汝曩之所疾，自外而干腑脏者，固药石之所已。今有偕生之疾，与体偕长，今为汝攻之，何如？"二人曰："愿先闻其验。"扁鹊谓公扈曰："汝志强而气弱，故足于谋而寡于断。齐婴志弱而气强，故少于虑而伤于专。若换汝之心，则均于善矣。"扁鹊遂饮二人毒酒，迷死三日，剖胸探心，易而置之，投以神药，既悟如初。

扁鹊对公扈、齐婴二人，先通过药石之法对"自外而干腑脏"所致的疾病进行治疗，后又对二者的先天之疾施以换心的外科手术。先"饮毒酒，迷死三日"，再"剖胸探心"，最后用"神药"使其苏醒。其真实性虽无法考证，但几千年前人们对医学的探索精神值得学习。

上述案例包含一些诊治语词，如言子所病之证、望之等中医诊法中的问诊、望诊语词，偕生之疾等中医诊病语词，寒温不节、虚实失度、饥饱色欲、精虑烦散、胎气不足、乳溼有余、志强而气弱、志弱而气强等辨证语词，化其心、变其虑、露之、饥之、幽之、药石、攻、换汝之心、饮二人毒酒、剖胸探心、投以神药等治疗语词，对研究中医的发展进程具有一定意义。

3. 先秦道家典籍中的药用动植矿物语词

在先秦道家典籍中，有一些可作药用动植矿物语词的记载。《列子·汤问》云："吴楚之国有大木焉，其名为櫾。碧树而冬生，实丹而味酸。食其皮汁，已愤厥之疾。"记载了"櫾"可以治疗"愤厥之疾"。《庄子》云："药也其实，堇也，桔梗也，鸡壅也，豕零也，是时为帝者也。"说明堇、桔梗、鸡壅、豕零四味药，在当时常作君药。《文子》"华非时者不可食"；《黄帝四经》"毋先天成，毋非时而荣，先天成则毁，非时而荣则不果"等记载，对中药采收有指导意义。

4. 先秦道家典籍中的养生语词

先秦道家的养生语词包含诸多方面，如饮食养生、导引养生、精神养生等。

（1）饮食养生语词

关于饮食养生语词，主要强调"量""节""适""和""动""无饱"。《文子·守易》云："量腹而食，制形而衣。"《文子·守真》云："老子曰：夫所谓圣人者，适情而已，量腹而食，度形而衣，节乎已而贪污之心无由生也。"提出应量腹而食，不可存有"贪污之心"。《文子》更是提出人之三死，而饮食不节首当其冲，其云："老子曰'人有三死，非命亡焉；饮食不节，简贱其身，病共杀之。'"其又提出治身养性更应该调适饮食，"老子曰：治身养性者，节寝处，适饮食，和喜怒，便动静，则在己者得，而邪气无由入"。《管子·内业》云:"凡食之道,大充,伤而形不臧;大摄,骨枯而血沍。充摄之间,此谓和成,精之所舍,而知之所生。饥饱之失度,乃为之图。饱则疾动,饥则广思,老则长虑。饱不疾动,气不通于四末;饥不广思,饱而不废;老不长虑,困乃遫竭。"此篇所提"食之道"明确提出饮食过饱会伤身,过饥就会营养不良而致血液停滞,筋骨枯萎,只有适度才有助于精气和神志的发展。吃饱了就要适当活动,这样气血营养物质才能达于四肢,上了年纪的人应该勤于动脑,只有这样生命才不会迅速枯竭。《备急千金要方·道林养性》中曾说:"是以善养性者,先饥而食,先渴而饮,食欲数而少,不欲顿而多,则难消也,常欲令如饱中饥,饥中饱耳。盖饱则伤脾,饥则伤气……"可见此饮食之道对后世饮食养生影响深远。

（2）气功导引养生语词

《庄子·刻意》中首次描述了气功导引养生的具体动作,"吹呴呼吸,吐故纳新,熊经鸟申,为寿而已矣,此导引之士,养形之人,彭祖寿考者之所好也"。"吹呴""呼吸""吐故""纳新"等语词描述呼吸吐纳之法。"熊经""鸟申"描述模仿动物行为的导引养生之术,为华佗五禽戏的先导。《文子》云:"怀天道,包天心,嘘吸阴阳,吐故纳新,与阴俱闭,与阳俱开,与刚柔卷舒,与阴阳俯仰,与天同心,与道同体……"用"嘘吸""吐故""纳新""卷舒"等语词描述呼吸吐纳之法与导引动作。

（3）精神养生语词

先秦道家特别注重精神养生,其中的语词从不同层面阐发了精神养生的不同内涵。

①恬惔虚无,清静无为 此为养神之道,卫生之经,补病之法,养生之上者。先秦道家典籍中充溢着"恬惔""虚无""静""无为"的养生思想。如《文子》"老子曰:'静默恬惔,所以养生也'",认为"静默""恬惔"为养生之上者;《老子》"致虚极,守静笃""清静,为天下正""轻则失根,躁则失君",强调"静",即排除杂念,坚守清静,毋轻毋躁;《庄子·刻意》"纯粹而不杂,静一而不变,惔而无为,动而以天行,此养神之道也",认为"纯粹""静""惔"为养神之道;《庄子·庚桑楚》"行不知所之,居不知所为,与物委蛇,而同其波,是卫生之经已",其"不知"一词意蕴恬惔无为,随顺接物,乃为卫生之经。

②形神相守,与天为一 此可偶万物,应百事,兼本末,全形精而长生。如《文子》"故圣人持养其神,和弱其气,平易其形,而与道浮沉,如此则万物之化,无不偶也,百事之变,无不应也","持养其神""平易其形"语词强调神合气平、志强形泰,则能应万物之化、百事之变,从而顺应天道,养生全形;又"老子曰:太上养神,其次养形,神清意平,百节皆宁,养生之本也。肥肌肤,充腹肠,供嗜欲,养生之末也。"此句明确提出"养神""养形"之概念,"神清意平""肥肌肤""充腹肠""供嗜欲"等语词则明确了"养神""养形"的具体行为和禁忌,意在强调养生之本在于养

神，养形为养生之末，本末兼顾则可形神共养。《庄子·在宥》云："无视无听，抱神以静，形将自正。必静必清，无劳汝形，无摇汝精，乃可以长生。目无所见，耳无所闻，心无所知，汝神将守形，形乃长生。"《庄子·达生》云："夫形全精复，与天为一天。""抱神以静""无劳汝形""无摇汝精""神将守形，形乃长生"等语词阐述了无劳形则形不扰、无摇精则精不损、形不扰精不损则能形神相守而与天为一的道理。

③练精养神，形乃自安　精为神体，神为精用，二者相互为用，相辅相成。精和神得到护养，形体才能安定，形安方能为精、神提供依托。先秦道家典籍中"精存""有神""定心在中""内得""练其精神"等语词即反映了这个养生之道。如《管子·内业》云："精存自生，其外安荣，内脏以为泉原。浩然和平，以气为渊。渊之不涸，四肢乃固；泉之不竭，九窍遂通。""有神自在身，一往一来，莫之能思。失之必乱，得之必治。""精存""有神"等语词说明精存则形安，神失必形乱。"能正能静，然后能定。定心在中，耳目聪明，四枝坚固，可以为精舍""人能正静，皮肤裕宽，耳目聪明，筋信而骨强，乃能戴大圆而履大方，鉴于大清，视于大明"。"正静""定心在中"等语词说明精和神的正静会使形更加坚固。《文子》"老子曰治身养性者，节寝处，适饮食，和喜怒，便动静，内在己者得，而邪气无由入"，强调治身养性，寻求内得，练精养神，从而使邪气无由入，形体得到护养。《鹖冠子·能天》曰"彼虽至人，能以练其精神，修其耳目，整饰其身，若合符节"，道家特别推崇的至人、神人，其养生之法同样注重练精养神以全生。

④知足寡欲，万物莫害　其要在于恬惔虚无、清静无为，恬惔虚无则淡泊质朴、心境平和，不受物欲之诱惑，从而做到少私寡欲。《老子》"祸莫大于不知足，咎莫大于欲得"；"塞其兑，闭其门，终身不勤；开其兑，济其事，终身不救"；《管子·内业》"节欲之道，万物不害"，"不知足""欲得"等语词说明了祸、咎的起端，知足寡欲方能长保，"塞""闭"等语词阐明排除外界的诱惑和干扰才能得救，"节欲"一词强调实行节欲之道则万物莫能害之。

⑤顺时而为，万物得养　顺应天道自然，万物得养，包括人之形神。先秦道家典籍中有较多关于顺时的语词描述，如"当是时""四时得节""得时""失时""合于天""顺时""因时秉［宜］""时反是守""侍天""顺天"等。《庄子·缮性》云："当是时也，阴阳和静，鬼神不扰，四时得节，万物不伤，群生不夭。"《鹖冠子·环流》云："既有时有命，引其声，合之名，其得时者成，命曰调。引其声，合之名，其失时者精神俱亡，命曰乖。"《黄帝四经·经法·论约》云："功不及天，退而无名；功合于天，名乃大成，人事之理也。顺时则生，理则成，逆则死，失［则无］名。""圣人之功，时为之庸，因时秉［宜］，［兵］必有成功。""圣人不巧，时反是守。""正以侍天，静以虚人。""顺天者昌，逆天者亡。勿逆天道，则不失所守。"这里的"当时""有

时""顺时""守时""侍天""顺天"皆为顺应天时之不同说法，做到顺时，可以群生不夭，可以成功，可以生，可以昌。

二、先秦道家典籍医学词汇的用语特点

通过对先秦道家典籍医学词汇的归纳整理，根据词汇结构特点，将其分为单音词、双音复合词、同义复词等，其中单音词有同义词、近义词的使用，此外还有联绵词、重言词等的使用，有些词汇还使用了修辞手法，使得医学词汇的表达形式丰富而多样。

（一）先秦道家典籍医学词汇的结构

1. 单音词

根据统计，先秦道家典籍医学词汇单音节词较多，赵克勤《古代汉语词汇学》云："古汉语词汇主要由单音词构成（即使到了唐代也没有改变这种状况），并不是偶然的，而是有其深刻的历史原因的。"见表3-5。

表3-5　先秦道家典籍医学单音词一览表

分类	单音词
病名	◎病、疾、愚、梦、瘿、劳、弊、狂、瞽、喝、瘩、聋、盲、瘌、痔、赘、疣、疕、秃、疡、跰、柳（瘤）、漂、疽、疥、痈、痤、瞀、眇、嗄、喑、介、兀、刖、宫
症状	◎惑、躁、忧、怒、忘、哭、欧、怵、喜、乐、哀
病因	◎忧、欲、躁、湿

2. 双音复合词

王宁《古代汉语》认为："上古汉语中双音复合词很少，只有那些组合以后意义不等于两个单音词的简单相加而产生了新的意义的词，才可以认为是双音复合词。"先秦道家典籍医学词汇双音复合词也有使用，但较少，如謦欬、痀偻、支离、卷娄、蜜螫、跰躃、胼胝。

3. 同义复词

同义复词即同义字的复用。郭在贻《训诂学》云："有二字复用者，亦有三字复用者。二字复用多见，此即所谓同义复词，是古汉语中一种普遍而特别重要的修辞现象。"在先秦道家医学语词中，同义复词使用较少，如怵惕、跂蹇、黧黑、觭急等。

（二）先秦道家典籍医学词汇的特点

1. 单音节实词同义与近义词

在先秦道家典籍中，有些医学词汇是单音节实词同义或近义词。

（1）疾、病

疾、病二字我们现在已混用无别，但究其本源二者义项并不完全相同。"疾"字先出，甲骨文作"𤕠"（一期 后下三五.二）、"𤕠"（一期乙三八三）、"𤕠"（三期 粹一五六七），由"𤕠"（大，人）和"𤕠"（矢）两部分组成，像一个人被箭矢射中，其本义为"中箭受伤"。徐中舒《甲骨文字典》引李孝定之言云："象矢著人肔下会意，谓其来之疾也，与训病之疾本非一字，惟矢中人即有创病之义，与疾病之义近，而二者之形复不甚相远，后世遂以广之篆文疾兼该疾病、疾速二义，而𤕠亡矣，非疾之本义当训急速也。"甲骨文中"疾"之义项是当时社会争斗、战争实况的形象化反映。甲骨文中"𤕠"除指外在创伤之外，已泛指疾病之义，如"癸酉卜贞亥 祸凡又疾十二月"（合三六四）句中即为"病"义。《说文解字注》即云："疾，病也。"

"病"字后出，是人们对疾病认识逐步加深的结果。张纲《中医百病名源考》考证云："上古但有疾称，而无病名。此有殷商甲骨文、西周金文，以及《易》《书》《诗》《春秋》之中，屡屡言疾，而不见病者，可知也。""约在春秋末年，病之一名，遂又生焉……病之名本源于春秋时人所熟知的'忧心恟恟'，是谓抑郁忧伤火由内生之疾。"后来，"病"的义项则泛指疾病。从文献上考察，成书于春秋末战国初的《论语》《左传》等典籍已"疾""病"并用。对于二字义项的区别，《说文解字注·疒部》云："病，疾加也。"宋本《玉篇·疒部》："病，疾甚也。"这种区别的形成是因为外伤易愈、内疾难疗。考之文献，随着人们对疾病认识的加深，由外在创伤引申为疾病之义的"疾"字使用频率逐渐下降，而表示内疾之义的"病"字则逐渐上升，《庄子》一书中"病"字出现的频次已明显高于"疾"字，超出近一倍，正是这种演变的反映。

（2）瞽、瞍、眇、盲

①瞽 《庄子·逍遥游》："瞽者无以与乎文章之观。"《庄子·大宗师》："瞽者无以与乎青黄黼黻之观。"成玄英疏："瞽者，谓眼无眹缝，冥冥如鼓皮也。"《说文解字注·目部》："目但有朕也。朕俗作眹，误。朕从舟，舟之缝里也。引申之凡缝皆曰朕，但有朕者，才有缝而已。《释名》曰：瞽，鼓也，瞑瞑然目平合如鼓皮也。眣者，目合而有见。瞽者，目合而无见。按，郑司农云：无目朕谓之瞽。韦昭云：无目曰瞽。"《广雅疏证》："瞽，盲也。"宋本《玉篇》："瞽，公五切，无目也。《周礼》大师之职有瞽矇。""瞽"字出现较早，经史子集各类书中皆有使用。《古代疾病名候疏义·释名病疏》中列出《周礼·春官》"瞽""矇"注、《诗经·周颂》《后汉书·卢植传》、玄应《一切经音义》二十三《广百论》第七卷、《国语·周语》韦昭注、《礼记》"少仪注"、《汉书》"礼乐注""贾谊传注"、《后汉书》"胡广传注"、《后汉书》"马廖传注"、孙诒让《周礼正义》等所有关于瞽的注释，皆为无目或目无朕之意。余云岫认为这些解释"似与许慎注解不同，然目但有朕者，虽有目缝但黏合不开，不能得目朕之用，故曰但

也，因但有目朕之形，而无目朕之实，故诸书直训瞽为无目朕，而许氏则曰但有目朕，文虽稍异，其意实同耳。然则瞽者，今之所谓隐眼畸形。"古代医书多"盲瞽"并提，或"聋瞽"并说，《汉语大字典》则解释为"眼瞎"。

②瞀 《庄子·徐无鬼》："予少而自游于六合之内，予适有瞀病。"成玄英疏："瞀病，谓风眩冒乱也。"《说文解字注·目部》云："氐目谨视也。"宋本《玉篇》："瞀，目不明儿。"《庄子集释》与《庄子集解》中释文曰："瞀，莫豆反，郭音务，李云风眩貌。"《庄子补正》："瞀病，谓风眩冒乱也。"《汉语大字典》释"瞀"一义项为"眼睛昏花"，并引《玉篇·目部》"瞀，目不明儿"和《正字通·目部》"瞀，视眩易也"为证。除此之外，"瞀"也通"闷"，为"不爽、忧闷"之意。清·朱骏声《说文通训定声·孚部》："瞀，假借为闷。"《内经》中多次出现"瞀"字，如《素问·气交变大论》"民病肩背瞀重"，王冰注"瞀"为"闷也"。《素问·至真要大论》"诸热瞀瘈，皆属于火"和《灵枢·经脉》"是动则病肺胀，膨膨而喘咳，缺盆中痛，甚则交两手而瞀"中的"瞀"表示眩晕或昏闷之意。《庄子》此处所要表达的是游至道之境，未能表现出眼目昏花的状态，与"闷"义无关。与"瞽"相较，"瞀"症状较轻，还未达到"盲"的程度。

③眇 《说文解字注》中段玉裁认为："小目也，各本作一目小也，误。"《释名·释疾病》："目眶陷急曰眇。眇，小也。"《正字通·目部》："眇，目偏小不盲亦曰眇。"《周易·履》："眇能视，跛能履。"虞翻注："离目不正，兑为小，故眇而视。"后人很少提到"眇"到底是几目盲，对于"眇"之证候，《诸病源候论·目眇候》有详细记载："目者，腑脏之精华，宗脉之所聚，肝之外候也。风邪停饮在于脏腑，侵于肝气，上冲于眼，则生障翳、珠管、息肉。其经络有偏虚者，翳障则偏覆一瞳子，故偏不见物，谓之眇目。"根据此文描述，可知"眇"为"翳障偏覆一瞳子"而致的"偏不见物"，印证《说文》"一目小也"之说，段玉裁于此字应是误注。余云岫《古代疾病名候疏义》云："然在目之病，固有一目小者，如眼睑黏合病、眼球黏着病、眼睑裂缩小病，皆发生于一目者，又颈部交感神经麻痹之时又有所谓贺那氏证候群者，此有眼睑裂缩小之候，亦多在于一目。一目小实有其病，未可遽改也。"

④盲 《说文解字注》："目无牟子也。牟俗作眸。"《释名》："盲，茫也，茫茫无所见也。"《淮南子·泰族训》："盲者，目形存，而无能见也。"宋本《玉篇》："盲，莫耕切，目无眸子也。"

瞀、盲，表示目无所见之义。瞀为眼目昏花，视物不清，症状还未发展到盲的程度。眇为一目盲，尚可见。按疾病轻重程度，顺序应为瞀、眇、瞽、盲。

（3）瘿、柳（瘤）、赘、疣

①瘿 最早记载于《庄子·德充符》："瓮㼜大瘿说齐桓公，桓公说之，而视全人，

其腫肩肩。"叙述一位颈瘤大如瓮盎的人游说齐桓公之事。《山海经·西山经》："（天帝之山）有草焉，其状如葵，其臭如蘼芜，名曰杜衡，可以走焉，食之已瘿。"记述了食用杜衡能治愈瘿病。《吕氏春秋·尽数篇》云："轻水所，多秃与瘿人。"说明瘿的发病与地理环境密切相关。《灵枢》有"马刀侠瘿"的记载。《灵枢·经脉》云："胆足少阳之脉……是主骨所生病者……缺盆中肿痛，腋下肿，马刀侠瘿。"《灵枢·痈疽》云："其痛坚而不溃者，为马刀侠瘿，急治之。"此即为瘰疬。生于腋下，类似马刀形的称马刀；生于颈部的称侠瘿。余云岫考证发现《魏略》中有关于手术治瘿的探索。《三国志·魏书》裴松之注引《魏略》曰："发愤生瘿，后所病稍大，自启愿欲令医割之。"《南齐书》载有以火疗瘿的尝试："京师有病瘿者，以火灸数日而瘥。邻人笑曰：'病偶自瘥，岂火能为？'此人便觉颐间痒，明日瘿还如故。"《肘后备急方》里载有"治颈下卒结囊欲成瘿病方"，说明魏晋南北朝时期不仅有瘿的外治法探索，也有药物治疗的实践。瘿病除外部环境导致外，《诸病源候论·瘿瘤等病诸候·瘿候》载有其内在病因病机："瘿者，由忧恚气结所生……初作如樱核相似，而当颈下也，皮宽不急，垂，槌槌然是也。"辞书中古人对"瘿"字的注解基本一致，如《说文解字注》："瘿，颈瘤也。"《释名》："瘿，婴也。在颈婴喉下也。"宋本《玉篇》："瘿，于郢切，颈肿也。"《六书故》："于郢切，瘤着肩项拥肿曰瘿。"《中医证病名大辞典》则释云："指生于颈两侧之袋囊状肿块，常称颈瘿。多因痰气郁结，忧思恚忿所生，或与水土有关。证候较为复杂，或软或硬，或长或圆，或皮色不变，或青脉暴露，或头大蒂小，或推之不移，一般无痛痒感，若瘿过大或坚硬者则有憋气感。因其成瘤状，故亦称瘿瘤。今称甲状腺肿。"

②柳　《庄子·至乐》："俄而柳生其左肘，其意蹶蹶然恶之。"《庄子口义》注曰："柳，疡也。今人谓生疖也，想古时有此名字。"柳"释为"疡"不无可能，但缺乏有力佐证。《庄子集释》释曰："柳，'瘤'字一声之转。"此说较为可信。柳，即"瘤"之借字。"瘤"字在《内经》里已经出现，《灵枢·九针论》云："时者，四时八风之客于经络之中，为瘤病者也。"《灵枢·刺节真邪》云："有所疾前筋，筋屈不得伸，邪气居其间而不反，发于筋溜。有所结，气归之，卫气留之，不得反，津液久留，合而为肠溜。久者数岁乃成，以手按之柔，已有所结，气归之，津液留之，邪气中之，凝结日以易甚，连以聚居，为昔瘤，以手按之坚。"《说文解字》："瘤，肿也。"《释名》："瘤，流也，血流聚所生，肿也。"宋本《玉篇》："瘤，力周切，肿也，息肉也。"因此，其应为一种赘生物，可生于体表，可长于体内。

③疣　《庄子·大宗师》："彼以生为附赘悬疣。"郭象注："若疣之自悬，赘之自附。"《山海经·北山经》："其中多滑鱼，其状如鳝，赤背，其音如梧，食之已疣。"郭璞注："疣，赘也。"《五十二病方》里共七条出现"尤"，其中"取敝蒲席若籍之

弱（葂），绳之，即燔其末，以久（灸）尤（疣）末，热，即拔尤（疣）去之"是以灸法治疗疣的最早记载，其他则多数为祝由方。《说文解字》无"疣"字，有"肬"字，曰："赘肬也。从肉尤声。"《释名》："肬，丘也，出皮上，聚高如地之有丘也。""肬""疣"，均为体表赘生之物。

④赘 《庄子·大宗师》云："彼以生为附赘悬疣。"段玉裁《说文解字注》于"赘"字注曰："又《庄子》云：'附赘悬肬。'《老子》云：'余食赘行。'此为余胜之称，皆缀字之假借。"《释名》："赘，属也。横生一肉，属着体也。"可以看出其义为多余之肉。《荀子》："今学曾未如肬赘，则具然欲为人师。"王先谦注曰："肬赘，结肉也。"古籍中多有"赘疣""瘤赘""疣赘""肬赘"，可见"疣"应与"赘"同类，属于赘生之肉。《备急千金要方》里载有"治赘疣痣方"，首次出现治疗方剂。

（4）痈、疽、痤、疡、疕

①痈 《庄子·大宗师》："以死为决疣溃痈。"《庄子补正》中有解曰："郭庆藩曰：慧琳《一切经音义》卷十六《大方广三戒经》下引司马云'浮热为疽，不通为痈'。"《五十二病方》中已有对"痈"的治疗："痈自发者，取桐本一节所，以泽泔煮。"《灵枢·痈疽》云："营卫稽留于经脉之中，则血泣而不行。不行则卫气从之而不通，壅遏而不得行，故热。大热不止，热胜则肉腐，肉腐则为脓。然不能陷骨髓，不为燋枯，五脏不为伤，故命曰痈。"《急救篇》云："痈之言壅也，气壅否结，里肿而溃也，痈之久者曰疽。"《说文解字注》："痈，肿也。"《释名》云："痈，壅也。气壅结里而溃也。"《六书故》云："肿者曰痈，痈邕也。深者曰疽。"不管是文史书还是医书中，对此病证均早有记载。随着对"痈"认识的加深，人们逐渐认识到痈证有"内痈""外痈"之分，其病性属阳。内痈多生于脏腑，外痈多发于体表。痈实质为气壅结而致的肿溃。

②疽 《说文解字》："疽，久痈也。"《韩非子·解老》："夫内无痤疽瘅痔之害，而外无刑罚法诛之祸者。""吴起为魏将而攻中山，军人有病疽者，吴起跪而自吮其脓。"《素问·通评虚实论》云："所谓少针石者，非痈疽之谓也。"《素问·本病论》云："热至则身热，吐下霍乱，痈疽疮疡，瞀郁注下，䐜膜肿胀，呕䘌䏏头痛，骨节变肉痛，血溢血泄，淋闷之病生矣。"《史记》中也不止一处载有"疽"之病证，如《史记·项羽本纪》云："范增大怒曰：'天下事大定矣，君王自为之。愿赐骸骨归卒伍。'项王许之。行未至彭城，疽发背而死。"张守节《正义》云："'疽，七余反。'崔浩云：'疽，附骨痈也'。"淳于意诊籍中亦有关于"疽"的记载，详细记载了疽的发病部位、预后以及发病原因，《史记·扁鹊仓公列传》云："此病疽也，内发于肠胃之间，后五日当臃肿，后八日呕脓死。"《灵枢》对痈、疽做了区别，《灵枢·痈疽》："黄帝曰：夫子言痈疽，何以别之？岐伯曰：营卫稽留于经脉之中，则血泣而不行，不行则卫气从之而不通，壅遏而不得行，故热。大热不止，热胜则肉腐，肉腐则为脓，然不能陷，骨

髓不为焦枯，五脏不为伤，故命曰痈。黄帝曰：何谓疽？岐伯曰：热气淳盛，下陷肌肤筋髓枯，内连五脏，血气竭，当其痈下，筋骨良肉皆无余，故命曰疽。疽者，上之皮夭以坚，上如牛领之皮。痈者，其皮上薄以泽，此其候也。"《灵枢》还根据痈的发病部位分为猛疽、天疽、米疽、井疽、甘疽、胫疽、锐疽等。虽然对痈疽的属性作了区别，但有时又难以绝对区分，故后世也常常痈疽混称。后世其他书籍中有从程度上进行区别，《急救篇》："痈之言壅也，气壅否结，里肿而溃也，痈之久者曰疽。"《六书故》："肿者曰痈，痈邑也。深者曰疽。"即久痈、深痈称为疽。疽与痈同属，只是程度不同而已。

③痤 《庄子·列御寇》云："秦王有病召医，破痈溃痤者，得车一乘。"《说文解字》："痤，小肿也。"先秦典籍中多次出现"痤"字，如《山海经·中山经》："金星之山，多天婴，其状如龙骨，可以已痤。"《韩非子·显学》曰："夫婴儿不剔首则复（腹）痛，不�痤则寖益。"注云："（痤）谓痈也。"《内经》不止一次出现"痤"字，并对其病因病机作了解释。《素问·生气通天论》："汗出见湿，乃生痤痱。"王冰注曰："阳气发泄，寒水制之，热怫内余，郁于皮里，甚为痤疖，微作痱疮。痱，风瘾也。"又："劳汗当风，寒薄为皶，郁乃痤。"王冰注曰："痤谓色赤膪愤，内蕴血脓，形小而大如酸枣，或如按豆。此皆阳气内郁所为，待软而攻之，大甚烱出之。"《吕氏春秋·尽数》："辛水所多疽与痤人。"高诱注曰："疽痤皆恶疮也。"《淮南子·说林训》："治鼠穴而坏里闾，溃小疱而发痤疽。"注曰："疱面气也，痤疽痈也。"《广雅·释诂二》："痤，痈也。"皆说明痤为痈类。亦有书证痤为疖也，如宋本《玉篇》："痤，徂和切，疖也。《说文》曰：小肿也。"再如《龙龛手鉴》《原本广韵》《五音集韵》等对"痤"之注解皆为"疖也"。《字诂》亦载云："今俗谓之疖，吾乡人谓之痤。"说明古时"痤"与"疖"十分相似，很有可能相同，只因地域说法不同而已。而关于疖字，《正字通·广部》："疖，疡类。疖与痈疽别，疡之小者为疖。"此说明"疖"为小疡。而《诸病源候论·痈候》以尺寸来区分"疖""痈""痈疽"，"肿一寸至二寸，疖也；二寸至五寸，痈也；五寸至一尺，痈疽也"。这说明病名虽说法有异，但病证性质相同，主要是尺寸大小不同。又"疖候"曰："肿结长一寸至二寸，名之为疖。亦如痈热痛，久则脓溃，捻脓血尽便瘥，亦是风寒之气客于皮肤，血气壅结所成。凡痈疖，捻脓血不尽，而疮口便合，其恶汁在里，虽瘥，终能更发，变成漏也。"说明"疖"的症状与"痈"之热痛类似，其治疗也需如"痈"，捻脓血尽。《类篇》"疖"云："子结切，痈也。"《本草纲目·百病主治药·痈疽》云："深为疽，浅为痈。大为痈，小为疖。"《集韵》云："疖，痈也。"说明疖为痈之小者，痤也应为痈之小者。《说文解字》云："痈，肿也。""痤，小肿也。"亦可进行佐证。

④疡 《说文解字》云："疡，头创也。"《周礼·天官》云："疡医下士八人。"注

曰："疡，创痈也。"《周礼》中将不同症状和成因的疡进行了分类，如"疡医掌肿疡、溃疡、金疡、折疡之祝药劀杀之剂"，注曰："肿疡，痈而上生创者。溃疡，痈而含脓血者。金疡，刃创也。折疡，跌跌者。"疏云："注释曰：肿疡，痈而上生疮者，谓痈而有头未溃者。溃疡，痈而含脓血已溃破者。"《素问·风论》云："风气与太阳俱入，行诸脉俞，散于分肉之间，与卫气相干，其道不利，故使肌肉愤膜而有疡，卫气有所凝而不行，故其肉有不仁也。"王冰注曰："肉分之间，卫气行处。风与卫气相薄，俱行于肉分之间，故气道涩而不利也。气道不利，风气内攻，卫气相持，故肉愤膜而疮出也。疡，疮也。"《素问玄机原病式·六气为病·热类》云："疡，有头小创也。""疡"实为疮痈之泛称。

此四字，皆属一类，意义相近，只是程度不同。疡为大类，痈疽下属之，而疽的程度又较痈深，痤又次之。上文已提到疣可能属痈疽类，也有可能为疮之一种，其义不详，只能断定为痈或疮之一类。

（5）嗄、瘖

①嗄　《老子·第五十五章》云："终日号而不嗄，和之至也。"《说文解字·口部》"嗄"："语未定儿。从口忧声。于求切。"《古代疾病名候疏义·说文解字病疏》云："嗄，语未定儿，从口，忧声。于求切。严按，《说文·卷八》下欠部云：欧，嗄也。《王风·黍离篇》云：'中心如噎。'毛传云：'谓噎忧不能息也。'段氏谓噎忧即欧嗄，严谓《东方朔传》之伊忧，亦即欧嗄也，但'语未定儿'究竟何意，徐灏段注笺欧字笺以为'气未定'，未敢苟从。《玉篇》气逆之训恐又一意，不与语未定相牵涉。"无论是"语未定"，还是"气未定"，皆难明文意。《集韵》云："嗄，逆气也，《老子》'终日号而不嗄。'一曰楚人谓啼极无声曰嗄。"除此义外，另一个使用最多的义项为"声变"或"声破"。《集韵》云："所嫁切，声变也。"《类篇》云："所嫁切，声变也。"《龙龛手鉴》云："嗄，于嫁所芥二反，声败变也。"因某些因素而致破音或嘶哑。医书中出现较多的有"嘶嗄""嗄哑"，如《难经本义》"其音嘶嗄之类，别其病也"，多为嘶哑之义。

②瘖　《文子·精诚》云："皋陶瘖而为大理。"《文子·道原》云："人大怒破阴，大喜坠阳，薄气发瘖，惊怖为狂。"高诱注："怒者，阴气也，阴为坚冰，积阴相薄，故破阴。喜者阳气，阳气升于上，积阳相薄，故曰坠阳也。"《素问·宣明五气》云："五邪所乱：邪入于阳则狂，邪入于阴则痹，搏阳则为颠疾，搏阴则为瘖。"王冰注曰："邪内搏于阴，则脉不流，故令瘖不能言。"《说文解字》云："宋齐谓儿泣不止曰瘖。"段注："瘖之言，瘖也，谓啼极无声。"《史记·吕后本纪》中提到致人"瘖"之药："太后遂断戚夫人手足，去眼，煇耳，饮瘖药，使居厕中，命曰'人彘'。"《说文解字》云："瘖，不能言也。"《前汉纪》记有"失瘖不能言"，《后汉·袁闳传》有"瘖不能

言"的记载，说明汉代时"喑""瘖"异体同义，为不能言之义。《释名》云："瘖，唵然无声也。"《六书故》云："喑，于今切，失声不能言也。今人谓之哑，又作瘖。"《方言》云："哭极音绝亦谓之唴，平原谓啼极无声谓之唴哴，楚谓之嗷咷，齐宋之间谓之喑，或谓之怒。"

嗄与喑义项有相似之处，都为嗓音异常。嗄为哭极时气逆或声音嘶哑，喑为哭极失声。嗄可发出声音，喑为音绝，无声也。

2. 双音复合词的使用

以"痀偻""曲偻""卷娄"为例。

"痀偻"见于《庄子·达生》。云："仲尼适楚，出于林中，见痀偻者承蜩，犹掇之也。""痀偻"一本作"痀瘘"。《庄子口义》云："痀偻，背曲者也。"《说文解字·疒部》云："痀，曲脊也。"《列子》张湛注曰："痀偻，背曲疾也。"《灵枢·厥病》有"伛偻"一词，"厥心痛与背相控，善瘛，如从后触其心，伛偻者，肾心痛也。"《山堂肆考》云："伛偻，背曲曰伛，腰曲曰偻。与《庄子》痀偻同又与偶旅同。"《义府》云："偻伛，俯身向前也。此背曲之病。《庄子》作'痀偻'。又《字书》'偻佝'，当即一义……据《庄子》之'痀偻'，则偻伛、偻佝、偻句、瓯窭，皆当作此音。"可见"痀偻""痀瘘""伛偻""偻伛"义皆同，均表示脊背弯曲、腰弯背驼之象。

"曲偻"见于《庄子·大宗师》："曲偻发背，上有五管。"《庄子·口义》云："曲偻，曲身貌。"《南华真经义海纂微》言"病之拘挛"，《太平御览》"伛偻"条下载有："《庄子》曰：'子舆病曲偻，颐隐于齐，肩高于顶。'"《中原音韵》中"伛"与"曲"音韵相同。"曲偻"应与"伛偻"同义，又上文所述"痀偻"与"伛偻"同，因此"曲偻"应为脊背弯曲、腰弯背驼之义。

"卷娄"首见于《庄子·徐无鬼》："年齿长矣，聪明衰矣，而不得休归，所谓卷娄者也。"成玄英疏："伛偻挛卷，形劳神倦，所谓卷娄者也。"《说文解字》："卷，膝曲也。"段玉裁注曰："卷之本义也。引申为凡曲之称。"可见"卷"与"曲"义同。陈鼓应《庄子今注今译》注曰："娄，同偻……《大宗师》作'曲偻'，同义。"可见，"卷娄"与"曲偻"同义。许多书籍对"卷娄"注解基本相同，为拘挛之义，如《庄子注》："卷娄，犹拘挛也。"《庄子口义》："卷娄，伛偻而自苦之貌。"《经典释文》："卷音权，娄音缕。卷娄，犹拘挛也。"《骈雅》："卷娄，拘挛也。"为一种腰背拘挛、驼背弯腰的症状。

由此可知，在先秦道家典籍中，表示脊背弯曲之义的词汇已经较为丰富。

3. 同义复词的使用

"臁急"出自《列子·杨朱篇》："肌肉粗厚，筋节臁急。"一本作"卷"。《列子集释》中释文曰："'臁'作'腃'，云：筋音斤。音唁，筋节急也。"《类篇》无"臁"

字，有"腃"字，曰："驱员切，身曲儿。"《宋本广韵》云："腃，筋节急也。"《集韵》云："腃，身曲貌。"又："腃，筋节急也。"由"筋节觠急"可得知"觠"应为筋节拘急之义。"觠"与"急"应属同义复用，"筋节觠急"也即"筋节急"之义。《素问·五脏生成》提到"筋急"症状，"多食辛，则筋急而爪枯"，应与"筋节急"同。《中医证病名大辞典》"筋急"条："指筋脉拘急不柔，屈伸不利。此症因风寒侵袭筋脉，或肝热筋伤，或血虚津耗，筋脉失养所致。症见于痉病、痹证、惊风等。""筋节觠急"之义即为"筋节拘急""筋节屈伸不利"。

4. 重言词与联绵词

先秦道家典籍中含有大量的重言词与联绵词，其中有些医学语词也使用了重言词与联绵词。重言词如昏昏、闷闷、惴惴、缦缦、拘拘、煌煌、息深深、喘喘然、思虑营营、喀喀然、胆肩肩、惛惛等，联绵词如支离、卷娄、疲役、蟹蝷、浸廪、跰𨆬、憔悴、痀偻、诶诒、枯槁、惨怛、怵惕等。这些联绵词有的是双声联绵词，如枯槁；有的是叠韵联绵词，如痀偻、支离、疲役、浸廪、跰𨆬、诶诒等。这些词的使用，使得表达更加生动形象。现分别从重言词和联绵词中选择"喀喀""惛惛""肩肩"和"跰𨆬""诶诒"予以简略考释。

（1）重言词

①喀喀　首见于《列子·说符篇》："两手据地而欧之，不出，喀喀然遂伏地而死。"

按：《列子》张湛注曰"音客"，《通雅》认为"嗝嗝"即"喀喀"，引《列子》此句为例，并说明当时医学作"喀喀"。《类篇》云："喀，乞格切，呕也。"宋本《广韵》云："喀，吐声。"《集韵》云："喀，呕也。"《俗书刊误》云："俗呼欬嗽曰喀嗽。"注曰："喀音客。"《六书故》云："气格切，呕之不出，喀喀然也。"《汉语大字典》引此句为证，表示"喀喀"为"呕吐或吞饮的声音"。因此其应为拟声词，表示呕吐不畅或者咳嗽时发出的声音。

②惛惛　出自《庄子·至乐》："人之生也，与忧俱生，寿者惛惛，久忧不死，何苦也？"

按：《庄子补正》疏云："夫禀气顽痴，生而忧戚，虽复寿考，而精神惛阇，久忧不死，反成苦哉。"符定一编的《联绵字典》解释"惛惛"为"微暗貌""闷瞀也"，表示一种忧心烦闷的精神状态。后世医书中其首见于《肘后备急方》"若觉犹惛惛，见是其已太深，便应以土俗作方术"，多用"惛惛"表示一种心胸烦闷的病态。

③肩肩　见于《庄子·德充符》："闉跂支离无脤说卫灵公，灵公说之，而视全人，其胆肩肩。"

按：《经典释文》云："肩肩，胡咽反，又胡恩反，李云：羸小貌。崔云：犹玄玄也。简文云：直貌。"《庄子口义》云："肩肩者，细长之貌也。"《庄子补正》疏云："肩肩，细小貌也。"《六书故》云："其胫肩肩，肩即顾也。说大瘿者，故反眠全人，其胫大细长也。"《说文解字》释"顾"字云"头鬓少发也"。段玉裁注曰："许说《周礼》与先郑同，后郑易之曰顾，长胫也……证以《庄子》'其胫肩肩'，则后郑是也。肩即顾。""肩肩"即"顾顾"，长之义，许慎之说非此义。肩肩，为颈部细长之样。

（2）联绵词

①跰𨇤　出自《庄子·大宗师》："其心闲而无事，跰𨇤而鉴于井。"

按：《经典释文》："步田反，下悉田反，崔本作边鲜，司马云：病不能行故跰𨇤也。"《别雅》云："槃散、婆姗、跰𨇤，蹒跚也……《庄子·大宗师》'跰𨇤而鉴于井'，亦蹒跚字。而人读作轻声，如骈先之音。"可见，"跰𨇤"与"蹒跚"义相同。《六书故》云："跰𨇤，行步敧危儿。"也即形容走路倾斜不稳的样子。兰佳丽《联绵词词族研究》一文将"跰𨇤"一词归为"蹁跹"，释为"行动回环貌"，于义不妥，似应归为其所列"盤珊"一组为宜。高文达《新编联绵辞典》云："'跰𨇤'同蹒跚。腿脚不灵便，走路缓慢摇摆的样子。"亦可为证。

②诶诒　出自《庄子·达生》："公反，诶诒为病，数日不出。"

按：《经典释文》："诶，于代反，郭音熙。《说文解字》云：可恶之辞也。李呼该反。一音哀。诒，吐代反，郭音怡。李音台。司马云：懈倦貌。李云：诶诒，失魂魄也。"《庄子注》曰："诶音哀，诒音台。诶诒，失魂魄也。"《庄子口义》云："诶诒，犹今呕哕之声，气逆之病也。"《南华真经义海纂微》云："鬳斋云：诶诒，气逆之病。"注家观点不一。刘洪生《<庄子>中的豫东方言与民俗》（《商丘师范学院学报》2013年第5期）一文从方言角度解释云："今豫东方言有'臆病'一词，略同于'腻味''隔应''隔臆'等词的含义，形容对某人或某事疑心多虑、左右不定而又挥之不去、不能释怀的感受，心神不宁，恶心别扭，腻味不爽，俗语有所谓'膈应成病了''犯隔应''犯隔应病''隔隔应应'等之说。"根据庄子故里之考证，其使用豫东方言很有可能，此文说法颇有一定道理。

（三）先秦道家典籍医学语词的修辞特点

古文表达多用修辞，常常意内言外，含蓄有致。先秦时期修辞学虽然没有形成完整的体系，但此时古文中已多出现修辞现象，先秦道家典籍也不例外。现对先秦道家典籍医学语词涉及的修辞现象予以简要介绍。

1. 代称

王力在《古代汉语》中指出，代称范围很广，其中之一是"以事物的特征或标志来指代该事物"。如"支离""支离无脤""甕盎大瘿"等用其身体形貌的特征来代指其人。

2. 并提

王占福《古代汉语修辞学》中说:"在一个短语或一个句子中,同时表述两个或两个以上相关的人或事物,这种修辞方式叫作并提,又称合叙、合说、分承。它可以使句子紧凑,结构单纯,文辞精简,对比强烈。"如"颜色肿哙",前文已做考证,在此不再赘述。

3. 摹状

赵克勤在《古汉语修辞常识》中指出:"描绘事物的形态与动作的修辞方式叫摹状。"先秦道家典籍医学语词中此类较多,如"喘喘然""燋然肌色皯黣""昏然五情爽惑""怵然有恂目之志""喀喀然""怛然内热""惕然震悸"等。

4. 比喻

《古代汉语修辞学》云:"譬喻是利用两种本质不同的事物的相似点,以一种事物比方另一种事物,又称比、辟、比喻等。"如"色若死灰""心若死灰"有比喻的标志词"若"。

5. 对偶

《古代汉语修辞学》曰:"对偶是指把一对字数相等、结构相同或相似的句子(或词组)连接在一起,来表达相似、相关、相对的内容。对偶这种修辞方式,借着形式的整齐和音节的和谐,可以使内容表达得更为鲜明、深刻、有力,在形式上显得整齐、匀称、和谐,给人以匀称美、音乐美的享受。"如"大恐慑慑,小恐缦缦""以生为附赘悬疣,以死为决疣溃痈""形若枯骸,心若死灰"等。

6. 夸饰

王力《古代汉语》曰:"夸饰是一种重要的修辞手段,古今都是一样的。夸饰不等于夸大。夸大是言过其实;夸饰不是言过其实,而是一种极度形容语,使语言增加生动性。"如"颐隐于脐,肩高于顶,会撮指天,五管在上,两髀为胁";"上有五管,颐隐于齐,肩高于顶,句赘指天,阴阳之气有沴",即以夸饰之语描述人的残障样态。《文心雕龙·夸饰》云:"因夸以成状,沿饰而得奇。"此两句虽对支离和曲偻样貌的描述有些夸大,但确实给人留下了深刻的印象。

7. 稽古

王力《古代汉语》曰:"稽古是援引古人的事迹来证实自己的论点。"如"西施病心"(《庄子·天运》),"尧、舜于是乎股无胈,胫无毛"(《庄子·在宥》),援引西施、尧舜的事例来说明事理。

第四讲　两汉经学对中国医学理论的影响

作为在汉代政治文化中占据主流地位的学术思想，经学的发展演变对当时医学的影响十分深刻。本讲从《素问》《灵枢》《难经》《伤寒论》等传世医籍以及马王堆、张家山等出土医籍入手，对其中的主要理论体系，如阴阳观、五行观、天人相应一体观等进行分析和梳理，厘清经学对汉代医学发展产生的影响。通过对两汉出土医籍、传世医籍的比较，发现其阴阳五行学说的发展与经学阴阳五行化进程基本是一致的。同时在"天人一体"观的指导下，经学经历了从神化之"天"到自然之"天"的概念转变，而医学理论的建构则始终基于自然之"天"，从没有接纳神化的意志之"天"，且对鬼神论采取十分审慎的态度。在对宇宙本原的探究上，经学与医学纷纷引入"一""元"的概念，并由此发展出气一元论，将元气作为宇宙万物的本原，同时亦是人体生命运化之本原。脏腑经络学说的建构受到经学五行化思想的影响，以阴阳五行为基本框架，并在象思维的推理下渐成体系。

一、两汉经学简述及传世医籍梳理

秦汉之际，由于连年兵燹及始皇帝焚书禁学之举的限制，经书留存颇为艰难，"秦时焚书，伏生壁藏之。其后兵大起，流亡，汉定，伏生求其书，亡数十篇，独得二十九篇"（《史记·儒林列传》）。汉定天下后，多有兴文之举。汉高祖下令"尽除秦苛法"；汉惠帝时，"除挟书律"，进一步打破学术禁锢；文、景帝时，置《诗》博士，然此时经学地位并不彰显。武帝以后，经学正式登上政治舞台，并蔓延至文学、医学等多个领域。此间，因所据文本、治学理念的不同，西汉末年时，经学出现了古、今文之分，两派争论不断，至东汉时有融合的倾向。

与经学的欣欣向荣相向而行，汉代的医学发展不遑多让。由《汉书·艺文志》可窥知西汉时尚存大批医学典籍，如《黄帝内经》《外经》等医经典籍、《汤液经法》等医方专书。张仲景的《伤寒杂病论》明确了辨证论治的基本原则，形成了一套理法方药完备的诊疗体系，他的思想被后世医家奉为圭臬。而以《神农本草经》为代表的本草学典籍，亦对后世本草研究及方剂学发展产生巨大影响。

（一）两汉经学概况

1. 何为经学

"经学"一词最早见于《汉书》。《汉书·倪宽传》载："见上，语经学。上说之，从问《尚书》一篇。"又《汉书·儒林传》载："于是诸儒始得修其经学，讲习大射乡饮之礼。"由上述两条文献材料可知，最迟在东汉已经有了经学的说法。

罗竹风《汉语大词典》释"经学"云："以儒家经典为研究对象的学问。"参考部分研究经学的论著，基本持这一观点的学者有周予同、屈守元等。许道勋在《中国经学史》中总结道："关于'经学'的含义，学界争论不大，基本上都同意是指对儒家经典注释解说，阐发经义的学问。"上述观点均把经学研究的中心放在儒家经典上。确切来说传统的儒家六经并非儒家所始作，因为在比孔子更早的时期，就已经有六经的记载，如《国语·楚语上》记载楚庄王与申叔时的对答："教之《春秋》，而为之耸善而抑恶焉，以戒劝其心……教之《诗》，而为之道广显德，以耀明其志；教之《礼》，使知上下之则；教之《乐》，以疏其秽而镇其浮。"因此也有学者指出，将经学的研究范围圈定在儒家经典的说法欠妥。但从客观上看，自孔子删定六经以来，诸子百家中对六经传承贡献最多的还是儒家。

李东峰等则认为经典解说并不能代表经学全部，他将经典解说划分进孔门四教中的"文"，并解释从孔孟到汉代陆贾等人，再到宋代的程朱理学，比起孔门四教中的"文"更为强调的是实践和履行，故而经学的定义或可概括为：通过对"六艺"的研习，在日用行常中，对尧舜、文武等圣人之道精体实践以"成圣"的过程（李东峰，舒大刚.经学概念新探.孔子研究，2013年第4期）。

因本部分聚焦于两汉时期的经学学术活动，而该时期经学的传承体系以五经（《诗》《书》《礼》《易》《春秋》）为主，故而文中探讨汉代经学时仍沿用学界普遍观点，即经学是"训解或阐述儒家经典之学"。

2. 汉代经学简述

西汉初期，黄老之学因符合当时百废待兴的社会需要，从而颇受掌权者重视。虽前有叔孙通"舍枹鼓而立一王之仪"（《汉书·郦陆朱刘叔孙传》），定汉家礼制并辅佐惠帝；陆贾著文十二篇以"仁""礼"为治的"长久之术"说服高帝，后有汉惠帝废除秦挟书律，打破学术禁锢；文帝遣晁错学习《尚书》，并置鲁、韩两家《诗》博士；景帝设《春秋公羊》博士，任命辕固生为齐《诗》博士，但这一阶段，儒家地位与其他诸子学派相比并不突出。不过受益于当时较为宽松的学术环境，儒家经学得以复苏，且出现了一批研习五经的大师，正如《汉书·儒林传》所云："汉兴，言《易》自淄川田生；言《书》自济南伏生；言《诗》，于鲁则申培公，于齐则辕固生，于燕则韩太傅；言《礼》，则鲁高堂生；言《春秋》，于齐则胡毋生，于赵则董仲舒。"他们广开门庭、传道授学，为经学官学化发展创造了政治条件。

景武之际，"表彰六经"，儒家地位得到空前提升。皮锡瑞称其为经学昌明时代，亦是经学"最为纯正"的阶段。这主要得益于汉王朝前六十年的休养与沉淀，统治者从最初尽快恢复社会经济的民生思想衍化为巩固王朝统一的霸权主义，而经历了一番彻底自我革新后的儒家恰恰成为这一构想的最佳承载者。董仲舒以"明教化""正法度"的春秋大一统理念说服汉武帝，采纳其"诸不在六艺之科、孔子之术者，皆绝其道，勿使并进"（《汉书·董仲舒传》）的建议，并于建元五年春"置五经博士"（《汉书·武帝纪》），至此经学被正式确立为官学。与此同时，汉武帝还下诏从各地遴选人才作为博士弟子员，使博士在担任"顾问"一职之外，肩负起教育和培养人才的责任。而随着每位博士教导弟子生员人数的增多，其政治影响力也愈来愈大。据记载，汉武帝时博士弟子有 50 人，昭帝、宣帝时有百人以上，元帝、成帝时增至千人，东汉末期竟达到 3 万余人。也是基于此，形成了汉代经学"师学""家学"的传承体系。

武帝时，经学中《春秋公羊》学派的影响最大，其代表人物是董仲舒。他一方面以春秋经义将"大一统"阐释为天经地义的大道，另一方面以"天人相类""人禀天命"之说将帝王统治赋予神圣使命。为了加强其经说的可靠性，他充分发扬先秦阴阳五行思想及天人感应体系，以阴阳五行学说为依靠，将天地自然与社会人事相比附，如"天两有阴阳之施，身亦两有贪仁之性"（《春秋繁露·深察名号》）。受认识方式的限制，董氏的比附虽有些牵强，却因其根源于先秦哲学，有极强的文化基础性，使得众经学家纷纷接受这一阐释方式并学以致用。如西汉易学代表人物孟喜、京房，前者以阴阳气的概念创立卦气说，后者则在此基础上纳五行入卦爻自创出一套独立的易学体系。而统治者的受用则进一步加剧了经学家对阴阳五行的吸纳，如《汉书·京房传》载其因筮术高明善言灾异而得到汉元帝的重用。西汉的经学灾异思想不仅在《春秋》《易》的经解中泛滥，《诗》《书》《礼》学亦受波及。

宣帝时立有博士十二家，据王国维考校："《易》则施、孟、梁丘，《书》则欧阳、大小夏侯，《诗》则齐、鲁、韩，《礼》则后氏，《春秋》公羊、谷梁，适得十二人。"由于家法不同，汉宣帝时各经派别林立且纷争不断，为了阻止其继续"蕃衍滋蔓"的趋势，汉宣帝于甘露三年召集诸儒士相聚石渠阁，一辩五经异同。

汉成帝时，刘向父子在完成校书任务的过程中，发现一些用籀文撰写的书籍，其文字记载与当时隶书书写并流传的经文有很大不同。哀帝时，刘向之子刘歆坚持认为这些籀文所写经书更为可信，并大胆提议"建立《左氏春秋》及《毛诗》《逸礼》《古文尚书》，皆列于学官"（《汉书·刘歆传》），虽然该提议受到其他博士的强烈反对，最终以失败告终，但"古文经"从此正式登上学术舞台。与此相对，早先用隶书书写的经传则被称为"今文经"。除了文字的不同外，二者的治学理念也颇有不同，对此周予同在皮锡瑞的《经学历史》序中写道：今文学"以孔子为政治家""偏重于'微言大义'"，古文学"以孔子为史学家""偏重于'名物训诂'"。

从学官角度，与古文经学在民间流传不同，西汉时的今文经学一家独大。两汉之际，王莽借助古文经书为篡权寻求合理依据，他对"三统说"进行发挥，形成了一套完整的符命理论，以证明皇帝禅位乃是天命所致。他尤重《周礼》，并以此为实现自己复古改制政治目的的重要依据。这一阶段，古文经学在官方开始活跃起来，与今文经学成分庭抗礼之势。除此以外，受图谶妖异之风影响，今文经学谶纬化和神秘化的极端演变激起了一大批儒士的反抗，其代表人物有扬雄、桓谭、王充，他们大胆指出天人感应和谶纬迷信的造作之处。扬雄在《法言》中以天道自然、与人类社会没有必然联系的观点，驳斥董仲舒"天人感应"的福祸观。桓谭则在《新论·谴非》中直言不讳，提出"明主贤臣智士仁人"是应对"灾异变怪"的关键。王充更是在《论衡·道虚》中质疑"天命论"的合理性，"夫人，物也。虽贵为王侯，性不异于物。物无不死，人安能仙？"

东汉是古文经学迅猛发展，今文经学逐渐落寞的时期。汉章帝时虽未设古文经博士，然而古文经的传承得到官方认同，"诏高才生受《古文尚书》《毛诗》《谷梁》《左氏春秋》，虽不立学官，然皆擢高第为讲郎，给事近署，所以网罗遗逸，博存众家"（《后汉书·儒林列传》）。同时，从章帝起，越来越多的儒士选择古今并修，如何休、许慎、郑玄等。而据《后汉书·邓张徐张胡列传》记载，今文经学在和帝时已经失去应有的荣光，"伏见太学试博士弟子，皆以意说，不修家法……今不依章句，妄生穿凿，以遵师为非义，意说为得理，轻侮道术，浸以成俗"。值得一提的是，东汉时期因为存在许多强宗大姓，官学虽然败落，然而经学世家的存在逐渐取代了官学的学术领导地位，成为东汉经学传承中不容忽视的重要力量。

（二）两汉医学发展简况及传世医籍梳理

秦汉是中国医学史上承前启后、继往开来的发展时期。据《汉书·艺文志》记载，西汉时尚存大量的医学文献，"凡方技三十六家，八百六十八卷"，其中包含《黄帝内经》《扁鹊内经》等在内的医经类典籍和《汤液经法》《五脏六腑痹十二病方》等在内的医方类专书。其中，传世本《素问》《灵枢》中应是保留了古本《黄帝内经》的内容。作为早期留存至今的医学典籍，《黄帝内经》为中医学理论的形成和完善奠定了基础。同时诸多汉墓出土的简帛医书，如《五十二病方》等，成为研究汉初及以前医学发展的一手资料，填补了秦汉医学史的部分空白。作为我国现存最早的本草学专著，《神农本草经》在一定程度上反映了汉代的药物学成就，对后世的本草学研究产生了极大影响。张仲景撰写的《伤寒杂病论》在前人的基础上总结创新，构建出一套完整的六经辨证论治体系，为后世医家所推崇。至此，中国医学已经迈入了比较成熟的阶段。

这一阶段还诞生了多位著名医家,如西汉的淳于意,他的"诊籍"开中医医案的先河。除张仲景外,东汉还有郭玉、华佗等名医。华佗兼通各科,尤其在外科方面最为人称道。他发明的麻沸散,开全身麻醉的先例,较西方领先了 1600 年左右。另外,他创制的五禽戏对后世亦产生极大影响。

在医事制度方面,汉初仪制未定,很多方面沿袭秦制。但随着需求的增长,汉代的医官分工逐渐精细。西汉除太医令丞、侍医外,出现了典领方药、本草侍诏等职务。东汉时医药分家,设有药丞、方丞等职,"药丞主药,方丞主方"(《后汉书·百官》)。在提高医事管理效能的同时,一定程度上避免了重大医疗事故的出现。

因汉代距今久远,文献中有记载的医籍大都散佚,今参考《中国古医籍书目提要》《中国医籍通考》《中国中医古籍总目》和《宋以前医籍考》,对流传至今的汉代医籍进行整体梳理。

1.《黄帝内经素问》与《灵枢经》

关于《素问》与《灵枢经》的成书年代,学界一直存有争议,目前有"战国说""战国至秦汉说""东汉说""自西周经春秋、战国、秦、汉而定型,又经六朝、唐、宋医家学者修订补充而成书"等几种,但可以确定的是其中的部分内容确有汉代的痕迹,故而是研究汉代医学的重要资料。考虑到学界一般认为七篇大论的成书年代要晚于汉代,故而在研究材料的选取中并未将《素问》七篇大论纳入考量。

2.《难经》

《难经》原题为秦越人撰。其于《隋书·经籍志》中有载却未著录撰者姓氏,而标明为秦越人者则是在《旧唐书·经籍志》中。由于文献材料的缺乏,《难经》作者究竟是谁,学界至今未有定论。关于其具体成书时间,各家说法略有不同,但学界一般认为是在东汉。

3.《伤寒论》《金匮要略》《金匮玉函经》

三部医书均为东汉医家张仲景《伤寒杂病论》在后世流传过程中的不同版本,虽几经删改不复原样,但仍在极大程度上保留了张仲景的医学思想,对研究东汉末期的医学发展进程具有极大参考价值。

4.《神农本草经》

关于其成书年代颇有争论,有"西汉说""东汉说""三国说"等。因该书书名记载可见于《针灸甲乙经》的序,"伊尹以亚圣之才,撰用《神农本草》以为汤液",张登本等《〈神农本草经〉的成书与沿革》一文以此为《神农本草经》成书汉代的依据之一。考虑到汉代时已有本草著作流传,如"楼护诵医经、本草、方术数十万言"(《汉书·游侠传》),故而作为被保存下来的最早本草著作,颇具参考价值。《神农本草经》原本虽散佚,但其主体内容可见于《经史证类备急本草》和《本草纲目》中。

5.《黄帝明堂经》

据黄龙祥先生考证：约成书于西汉末年至东汉延平年之间，是对汉以前针灸腧穴文献的一次全面总结，堪称我国第一部腧穴学专著（黄龙祥.黄帝明堂经辑校.中国医药科技出版社,1988）。其主体内容可见于《针灸甲乙经》《外台秘要》《备急千金要方》《千金翼方》以及《医心方》中，对研究汉及汉以前的针灸腧穴体系，尤其是具体的腧穴含义的价值，学界给予充分肯定。

6. 出土医籍类

近年来的考古发掘工作为中国医学史研究提供了非常宝贵的一手材料，除器具、壁画外，大量简帛的出土更是可贵，如湖北周家台、湖南长沙马王堆、湖北张家山、甘肃武威、成都老官山等地挖掘出的大量医药类简帛。这些发现有助于直观了解汉及汉以前的医疗技术水平，梳理战国秦汉时期社会医疗发展过程，亦有助于侧面展现当时社会的发展风貌。

不过因为简帛本身的可传抄性，在没有更多证据前很难确切地推测出其成书时间，但至少可以肯定在埋入此地前它是存在的，故而依据遗址年代推测传抄时间的下限是可靠的。此处所研究的对象集中于汉墓或汉代边塞遗址出土的简帛医书，具体内容如表4-1所示。

表4-1 汉代出土医籍简表

出土地	简帛医书	墓葬／遗址年代
长沙马王堆汉墓	帛书类:《足臂十一脉灸经》《脉法》《阴阳脉死候》《五十二病方》《却谷食气》《导引图》《养生方》《杂疗方》《胎产书》《阴阳十一脉灸经》甲乙本 简类:《十问》《合阴阳方》《天下至道谈》《杂禁方》	汉文帝十二年（前168年）
湖北张家山汉墓	竹简:《脉书》《引书》	不晚于吕后二年（前186年）
阜阳双古堆汉墓	竹简:《万物》	墓主夏侯灶卒于汉文帝十五年（前165年）
武威旱滩坡汉墓	木简、牍:武威汉代医简	东汉早期
河西疏勒河流域汉代边塞遗址	敦煌汉简医药简	汉代
汉张掖郡居延县旧址	居延汉简医药简	汉代
汉居延甲渠侯官所在地破城子等三处遗址	居延新简医药简	汉代

据上表所示，长沙马王堆、张家山、阜阳双古堆三处墓葬均处于西汉早期，故而此三地出土的简帛医书是研究汉初及以前医学发展源流的重要佐证。马王堆出土的医籍尤为丰富，学界对此研究亦颇多。在对其成书年代的推测方面，大部分学者认同马王堆简帛医书应是在《黄帝内经》之前。张家山汉墓出土的医书与马王堆关系较为密切，其中《脉书》的部分内容可以与马王堆出土的《脉法》《阴阳脉死候》《阴阳十一脉灸经》甲乙本相互补足，故而有学者将《脉书》视为上述四者的综合本。另周祖亮《简帛医药文献校释》据连劭名对《脉书》《灵枢经》二书的比照结果提出《脉书》和马王堆《阴阳十一脉灸经》甲乙本可以看作是《灵枢·经脉》的祖本。《引书》以导引内容为主，似与马王堆出土的《导引图》有所联系。阜阳汉墓出土的医简《万物》损毁情况较为严重，从残片内容上看，从本草相关到物理现象均有描述，语句简朴。相较《神农本草经》中成熟的本草体系，《万物》的记载要质朴许多。

武威汉墓出土的医药简牍数量较多，其成书时间据墓葬年代推算应是在东汉以前。河西疏勒河流域出土的敦煌汉简与居延附近出土的居延汉简中涉及医药部分不多，且大都因保存不当损毁严重，大量缺文的存在增加了简文的解读难度，不过仍能在一定程度上为汉代医学史的研究提供必要的文献支撑。

二、经学对两汉医学阴阳五行学说的影响

"阴阳五行"是中国传统文化中不可或缺的组成部分，更可以说是贯穿中国古代学术思想的主动脉。它对中国古代思想文化的影响之深之大，在近现代学者的评述中可见一斑。抨击者如梁启超认为"阴阳五行说为二千年来迷信之大本营"（梁启超论中国文化史.商务印书馆，2012），范文澜则直言"五行老妖物"［顾颉刚.古史辨（第五册）.上海古籍出版社，1982］。有客观者如侯外庐并不赞成将阴阳五行说全然否决，他提道："如果不理解阴阳五行学派的世界观、知识论和逻辑学，则对于自汉以下的儒家哲学，也不能够有充分理解。"［侯外庐，赵纪彬，杜国庠.中国思想通史（第一卷）.人民出版社，1957］庞朴同样从领会传统文化内涵的角度考虑，提出："阴阳消长、五行生克，迷漫于意识的各个领域，深嵌到生活的一切方面。如果不明白阴阳五行图式，几乎就无法理解中国的文化体系。"（庞朴.师道师说：庞朴卷.东方出版社，2018）

自西汉文臣董仲舒借由阴阳五行理论，创造出一套逻辑严密的"阴阳五行天人同构"经说始，汉代主流学术思想均不免沾染上阴阳五行的气息，一如顾颉刚的总结："汉代人的思想的骨干，是阴阳五行。无论在宗教上、在政治上、在学术上，没有不用这套方式的。"（顾颉刚.秦汉的方士与儒生.上海古籍出版社，1998）作为学术分支的

医学自是避无可避。马克思主义认识论告诉我们，实践是先于认识发生的，再实践是对认识的检验，进而再认识，如此往复。大批已出土的秦汉医药简帛旁证了秦末汉初时医学仍以实践经验为主，且能看到尚不成体系的医学经验总结，到《黄帝内经》《难经》《伤寒杂病论》等书相继问世时，中国医学已初步搭建起自己的理论框架。在这个过程中，不难看到阴阳五行理论的身影已经活跃其间，并作为重要的阐释图式言说医理。对此，中国哲学泰斗任继愈先生在其《中国哲学发展史·秦汉篇》中总结道："汉代所出现的医学理论，是运用阴阳五行学说对以前积累的医学资料进行整理的结果。由于从董仲舒开始，阴阳五行说已经成了儒家学说的一个基本组成部分，所以儒和医之间的联系也建立起来了。后世有不少医家都认为，作为医，如果不懂得儒家那一番道理，就只能是个庸医。这种情况也表明，中国的医学，乃是儒家哲学为父、医家经验为母的产儿。"

（一）汉代经学的阴阳五行化

阴阳、五行最初是两种不同的思想体系，以往的研究也表明，在先秦早期文献中，阴阳、五行并没有作为同一个体系内容提及。梁启超在探究"阴阳""五行"语意变迁过程中发现，"春秋战国以前所谓阴阳、所谓五行，其语甚希见，其义极平淡。且此二者未尝并为一谈，诸经及孔、老、墨、孟、荀、韩诸大哲，皆未谈及"，并随后附文谈到后世阴阳五行说的出现和盛传首罪邹衍，另有董仲舒、刘向紧随其后。庞朴则从地域文化出发，认为阴阳、五行思想体系与古老中国不同部族的原始宗教有关，应是源自不同部族的占卜方式，如枚占、钻龟，并提出五行、八卦、阴阳三种思想体系的最终融合是经董仲舒之手完成的。阴阳、五行思想体系的合流究竟于何时实现暂无定论，目前学界的看法有邹衍说、春秋说、《管子》说等。不过可以肯定的是，《吕氏春秋》中四时阴阳五行构架的出现说明了汉以前二者已合流，而董仲舒的贡献在于进一步丰富了框架的内容，将社会人事比附于其中，并随其政治影响力的扩大，使得阴阳五行学说逐渐成为西汉中后期经学家阐理立说的有力工具。

"汉代重儒，开自陆生"（《新语校注·附录三·书录》），作为汉初颇有成就的经学家，陆贾继承并发展了荀子思想，他研习《诗》《书》，对《春秋》亦有涉猎。他从荀子"天人相分"的论点出发，规劝刘邦应效仿先圣，依德而治，倡"无为"却也不废"有为"。在《新语·天论》中他一方面强调君主若"治道失于下"，"则天文变于上"的阴阳灾变论，另一方面又重申君主的主观能动性是应对灾殃的关键，"应之以治则吉，应之以乱则凶"。对此，清人戴彦生总结道："开言春秋五行，陈灾异封事者之先。"（《新语校注·附录三·书录》）

其后，公羊学派代表人物董仲舒依《春秋》所载的灾异史实，藉天人感应之理、阴阳五行之框架加以渲染，系统的灾异谴告说即具模型，在赋予封建帝王统治以神性目的的同时，又对神授王权加以限制。汉以前的灾异之说较为笼统，如《墨子·天志》曰："天子为善，天能赏之；天子为暴，天能罚之。"《吕氏春秋·应同》提出"类固相召"的感应原则，作为天"无不皆类其所生以示人"的主要依据。武帝时，出于政治需要，天人感应命题的合理性需进一步论证。董氏遂以阴阳五行学说为依凭，阐释宇宙万物生成及发展之道。就阴阳观而言，承袭前人阴阳对立的思想，以阴阳气的制约变化解释四时气候的更迭和自然灾害的发生，如《春秋繁露·阴阳出入上下》云："秋分者，阴阳相半也，故昼夜均而寒暑平，阳日损而随阴，阴日益而鸿，故至季秋而始霜。"以阴阳失于和调解释自然灾害和人体疾病的发生，如《春秋繁露·人副天数》篇云："阴阳之动，使人足病，喉痹起。"以阴阳之气的运动变化解释自然现象及社会人事变更，并由此总结出天之本性实乃尊阳卑阴，如《春秋繁露·阳尊阴卑》篇云："阳始出，物亦始出；阳方盛，物亦方盛；阳初衰，物亦初衰。物随阳而出入，数随阳而终始，三王之正随阳而更起。以此见之，贵阳而贱阴也。"将人之善恶性情、天之奖惩德刑以阴阳尊卑分而论之，如《阳尊阴卑》篇云："恶之属尽为阴，善之属尽为阳。阳为德，阴为刑。"就五行观而言，董仲舒归纳并总结了五行相生相胜的根本规律，并认为其体现天的意志，如《春秋繁露·五行之义》篇云："木生火，火生土，土生金，金生水，水生木……天之道也。"为树立君为臣纲、父为子纲的正统性和必要性，以五行生克的"天之道"类比圣人、忠臣、孝子的行事为人之道，"以子而迎成养，如火之乐木也。丧父，如水之克金也。事君，若土之敬天也"。他明确提出五行"贵土"说，并以此阐释其君臣之道、孝悌之义，在《五行之义》篇中他盛赞忠义是圣人最可贵的品质，并以"土德"概之。稽考《春秋繁露》，全书八十二篇中以"阴阳"为名立篇者有六，以"五行"为名立篇者有九，除此以外，全书中大量的援引足见董仲舒对阴阳五行学说的推崇。

　　仲舒之后，夏侯胜、京房、刘向、翼奉、李寻等治经之士纷纷采用其阴阳五行天人同构的推理模式。由《汉书·艺文志》《隋书·经籍志》书目记载可略窥其景，如京房《灾异孟氏京房》六十六篇、刘向《五行传记》十一卷、翼奉《凤角要候》十一卷，等等。西汉后期，阴阳五行学说成为儒臣们阐述政见的得力武器，如《汉书·五行志》留存下来的刘向《洪范五行传论》内容，其中就有不少论述灾异与后、妃、外戚等之间的关系，或是与君王德行间的联系。本质上，经学家之所以对阴阳五行学说如此重视，是期望以此架构天地运行，阐释自然异象及人事祸福，以维护皇权的至高性。在对阴阳灾异的阐发上，西汉易学家出力不少，他们将阴阳五行理论与《周易》融会贯通，如孟氏以阴阳之气为根本的卦气思想、京房纳五行言吉凶的卦爻思想。其后《白虎通义》的问世意味着东汉官方对消除长久以来的古今文之争所做出的尝试，不过该书记载以今文经学为主，其五行五脏配属亦是从今文五行。

与此同时，桓谭等一大批学士对当时过度神学化、繁复化、怪异化的经学学风大加批判，同时坚决抵制谶纬神学，这种反抗在东汉时达到顶峰。不过天人感应的认识方式仍被继承，只是舍弃了神化的部分，如王符在《潜夫论》中认为阴阳只是两种沟通天与人的气，这与董仲舒将其与人事万物相连的做法截然不同。

（二）两汉医籍中的阴阳五行

汉初及以前医学以实践经验总结为基础，采纳"阴""阳""气""五行"的概念形成简朴的医学认识，如《脉书》中以阴阳命名经络，《引书》中以情绪变化对人体阴阳气盛衰影响论述情绪致病的病机，《十问》中所述"五藏（脏）""五味""五声"。而汉代传世医籍如《素问》《灵枢》《难经》所展现的是一个以阴阳、五行为基本图式的庞大医学理论体系。其中，汉代经学家与医家均把五行"土"放在重要地位。而在四时、五行与脏腑的配属问题上，由传世医籍中截然不同的描述得以窥见汉时其配属模式并不单一。

1. 出土医籍中的阴阳五行

阴阳学说的痕迹在汉代出土医籍中已十分明显，马王堆、张家山出土医籍中出现了多次以阴阳命名的经络，即"阳明""巨阴""泰阴"（太阴）等，虽然不同抄本所载名称稍有差异，但所指并无多大出入。除经络名外，在对疾病发生机理、养生导引方式的阐述中也已将阴阳、气的内容纳入，如张家山《引书》所述情绪致病的发展过程，"贵人之所以得病者，以其喜怒之不和也。喜则阳气多，怒则险（阴）气多，是以道者喜则急昫（呴）、怒则剧炊（吹），以和之"。与之相对，五行学说的内容则见载不多，或是表现得较为隐晦。

（1）《阴阳脉死候》载："□□五死：唇反人盈，则肉［先死］；□□□□，［则］骨先死；面黑，目环（睘）视衺（衺），则气先死；汗出如丝，傅而不流，则血先○死；舌掐（陷）橐（卵）卷，［则筋］先死。"

类似行文在张家山《脉书》中亦有出现，"凡视死征：唇反人盈，则肉先死；龈齐齿长，则骨先死；面墨目圜视雕，则血先死；汗出如丝，榑而不流，则气先死。舌捆橐拳，则筋先死"。

上述两文中"五死""五征"均为五种死候。从内容上看，"五征"与肉、骨、血、气、筋对应。若将"气"换成"皮毛"，那么"五征"所描述的形体表现、疾病判断恰好与五脏对应。而据马继兴先生考证，《灵枢·经脉》和《难经·二十四难》亦对五种死征有所记载，并且这两本书均摒弃了"气"，而改为"毛"。除此以外，《灵枢》《难经》对"五征"的论述较之更成体系，《难经·二十四难》将"五征"予以病程的时间预测，如"骨先死"者，"戊日笃，己日死"。《灵枢》则已经明确将其与今文五行配属（肝木、心火、脾土、肺金、肾水）结合，以五行相克理论解释疾病在特定时日加重的原因，如《灵枢·经脉》载："骨先死，戊笃己死，土胜水也。"

另一方面，陈国清、韩玉琴认为若从五行配五脏的角度看，《脉书》中肉、骨、血、气、筋的排列顺序正符合"我胜"的五行相克关系（陈国清，韩玉琴．张家山汉简《脉书》与五行学说．上海中医药杂志，1997年第2期）。然在《阴阳脉死候》中，"气"与"血"的位置互换后方与《脉书》记载相符。已知《阴阳脉死候》中"气"为补入，究竟是原文抄写错误，还是本就如此尚未可知。马继兴先生认为张家山《脉书》中"血"讹"气"，并以《灵枢·经脉》《难经·二十四难》中文字作为依据，亦仅是推测而已。但"面黑如柴漆""面黑如鳖"与简帛中面黑的描述一致，而"气弗荣，则皮毛焦，皮毛焦则津液去"亦与简帛中汗出如丝的描述并不冲突，可见其存在一定的可能性。总之，与《灵枢·经脉》《难经·二十四难》中完整的五行配属模式相较，《阴阳脉死候》中的配属关系已具雏形。

（2）《阴阳十一脉灸经》甲本："阳明眿（脉）……是动则病：洒洒病寒，喜龙〈伸〉，娄（数）吹（欠），颜［黑，病尰（肿），病至则恶人与火，闻］木音则愍〈惕〉然惊，心肠〈惕〉，欲独闭户牖而处，［病甚］则欲［登高而歌，弃］衣［而走，此为］骬蹶（厥），是阳明眿（脉）主治。"

《阴阳十一脉灸经》乙本："［是动则病：洒洒］病寒，喜信（伸），数吹（欠），颜黑，病肿，病至则亚（恶）人与火，闻木音则易（惕）然惊，欲独闭户牖而处，病甚［则欲登高］而歌，弃衣而走，此为骬厥，是［阳明脉］主治。"

类似行文在《脉书》中亦见："阳明之脉……是勤（动）则病：西（洒）西（洒）病塞〈寒〉，喜信（伸），数吹（欠），颥（颜）墨，病尰（尰），至则恶人与火，闻木音则狄（惕）然惊，心惕然欲独闭户牖而处，病甚则欲乘高而歌，弃衣而走，此为骬蹶（厥），是阳明脉主治。"

《阴阳十一脉灸经》甲乙本、《脉书》中明文提及五行文字者仅此一条。对于"恶人与火，闻木音则惕然惊"，《素问·脉解》云："所谓甚则厥，恶人与火，闻木音则惕然而惊者，阳气与阴气相薄，水火相恶，故惕然而惊也。"《素问·阳明脉解》则以"阳明者胃脉也，胃者土也"，又"土恶木"的五行相克之理分析足阳明经病变的患者害怕木音，却不惧钟鼓之声的原因。

（3）《胎产书》："［四月而水受（授）之，乃始成血，其］食稻麦……五月而火受（授）之，乃始［成气］……［六月而金受（授）之，乃始成］筋……［七月而］木受（授）［之，乃始成骨］……八月而土受（授）［之，乃始成肤革］……［九月而石授之，乃始成］豪（毫）毛。"

文中四月至八月所授之五行皆按"我胜"之序排列（即水、火、金、木、土），所成之体依五脏对应关系（即心、肺、肝、肾、脾）。若"骨"与"肤革"互换，则恰贴合如今的五行、五脏、五体配属体系，且月份属性正与所授成相克之势。九月"石授"之说较为独特，似与五行学说无关，后世书中如《诸病源候论》《备急千金要方》以"石精"相称，《文子》《淮南子》则改"石授之"为"躁"，又有《逐月养胎方》记作"九月谷气入胃"。总之，《胎产书》中应是含有五行理论框架的，只是尚不及传世本《黄帝内经》所论成熟。

（4）《却谷食气》："日夜分……为青附，青附即多朝暇（霞）。朝〇失（佚）气为白［附］，白［附］即多铣光。昏失（佚）气为黑［附］，黑附即多输囗。"

前文介绍四季进行气功导引时应避开五种邪气，"浊阳""汤风""霜雾""凌阴"（秋季除霜雾外，还有一种为缺文），同时以五种四季适宜修炼的可食之气匹配，"朝暇（霞）""铣光""输阴""输阳""行（沆）暨（瀣）"。此处或看作前论"五"的延伸，不过除青、白、黑附外尚缺两环，且黑附所应因缺文难以明确。

（5）《十问》："夫卧，使食靡宵（消），散药以流刑（形）者也。辟（譬）卧于食，如火克金。故一昔（夕）不卧，百日不复。"

该文将"卧"于"食"的消极影响比作"火克金"，是马王堆出土医书中唯一明文体现五行相克之处，而《十问》本亦是马王堆出土医书中涉及五行理论最多的医书。除此以外，在阐述养生保健相关理论时，亦有"五臧（脏）""五味""五声"（"五音"）"五色"的描述，并在部分简文中相列，可见五行配属的框架体系已具，今列举如下，以略观其貌。

"食阴之道，虚而五臧（脏）……神风乃生，五声乃对。翕勿过五，致之口，枚之心，四辅所贵，玄尊乃至。饮勿过五，口必甘昧（味），至之五臧（脏），刑（形）乃极退。"

"椄（接）阴之道，以静为强……心毋怵惕（荡），五音进合（答），执短执长，翕其神雾（雾），饮夫天将（浆），致之五臧（脏），欲其深臧（脏）……五臧（脏）轱白，玉色重光，寿参日月，为天地英。"

（6）《天下至道谈》："十修暨（既）备，十（执）势豫陈……翕因（咽）榣（摇）前，通辰（脉）利筋。乃祭（察）八蟜（动），观气所存。乃智（知）五音，执后执先。"

"五言〈音〉：一曰候（喉）息，二曰喘（喘）息，三曰累哀，四曰疢（吷），五曰龄（龆）。"

"五音"的名称在《合阴阳》中亦见，名称或有变化，如《天下至道谈》中"候息"者，《合阴阳》为"制息"。除"五音"外，《天下至道谈》亦谈及"五微＜征＞""五欲"，主要是为房中之事作指导，该部分内容与《合阴阳》所载基本相同。二书均为房中术专书，其中"五音""五欲"的论述或可认为是五行学说在方术中的具体体现。

（7）《脉书》："勤（动）者实四支（肢）而虚五臧（脏），五臧（脏）虚则玉体利矣。"

稽考《脉书》全文发现，除"五臧（脏）"外，尚有"五征"死候内容隐约可见五行学说的痕迹，详细讨论参见前文《阴阳脉死候》。

（8）武威汉代医简："五辰辛不可始久（灸）刾（刺），饮药必死。甲寅、乙卯不可久（灸）刾（刺），不出旬死。五辰不可饮药，病者日益加深。"

该牍文介绍了一种针灸、服药的禁忌，主要与以天干、地支所示的特定时日相关。陈魏俊认为"五辰辛"所使用的地支、天干记法不符合古代年、月、日记法的一般规律（即天干、地支），故此处应当断句为"五辰、辛"（陈魏俊.武威汉代医简考释二则.四川文物，2010 年第 3 期）。

除上述提及的简文外，马王堆出土的医籍中《五十二病方》《脉法》《杂疗方》《导引图》《杂禁方》《足臂十一脉灸经》没有显现五行理论影响之处，《养生方》中虽有金、木、水、火、土相关的文字记载，如"金关""寒水"等，但都为某类实物，非有其他意义，更与五行理论无关，类似情况见于张家山《引书》、阜阳汉简。而敦煌、居延汉简医药部分留存不多，同样未发现阴阳五行学说的痕迹。

2. 传世医籍中的阴阳五行

与出土医籍中零散且不完整的阴阳五行学说相比，两汉传世医籍所展现的是一个更为丰富且庞大的体系。它们既被用于对自然界万事万物变化规律的总结和阐释，又被用于对人体生理、病理变化过程的分析和演示，同时也可在疾病的诊断和治疗中进行具体指导。

从阴阳观论于人，医家以阴阳属性描述人体组织结构，如《难经·二十九难》曰："阴跷为病，阳缓而阴急。阳跷为病，阴缓而阳急。"此处"阴阳"指代肢体部位，与"背为阳，腹为阴"同理，以阴阳和合作为维持人体正常生理活动的根本，如《素问·生气通天论》云："阴平阳秘，精神乃治。阴阳离决，精气乃绝。"《金匮要略·水气病脉证并治》云："阴阳相得，其气乃行。"在阐述病理变化方面，医家们认为人体疾病的发生、发展及变化是由于其体内阴阳失和，如《素问·阴阳应象大论》云："阴盛则阳病，阳胜则阴病……此阴阳更胜之变，病之形能也。"《伤寒论·辨太阳病脉证并治上》云："病有发热恶寒者发于阳也，无热恶寒者发于阴也。"《难经·五十五难》以阴阳总结积聚的本质，"积者阴气也""聚者阳气也"。《伤寒论·辨厥阴病脉证并治》阐述了厥的病机，"凡厥者，阴阳气不相顺接，便为厥"。同时环境中阴阳之气的消长变化亦对疾病的转归产生影响，《素问·生气通天论》强调"平旦人气生"，《金匮要略·杂疗方》则在对自缢者的救治中总结出一日之中外部环境的阳气盛衰可成为救治成功与否的关键，"救自缢死，旦至暮，虽已冷，必可治；暮至旦，小难也，恐此当言阴气盛故也"。在指导临床诊断方面，《素问·阴阳应象大论》提出了"善诊者，察色按脉，先别阴阳"的诊疗法则，即四诊时应优先辨别其阴阳状态。另《伤寒论》《金匮要略》《难经》均不同程度强调了"脉分阴阳"的观点，尤以《难经》为甚。如《难经·四难》云："脉有阴阳之法，何谓也……浮者阳也，滑者阳也，长者阳也，沉者阴也，短者阴也，涩者阴也。"在指导临床治疗方面，《灵枢》提出了以三因制宜为依据，对不同体质的患者采取适宜的治疗措施，如《通天》篇道天地六合之内万物均为"五"所统领，人禀天且应天，故据其阴阳状态的不同分为少阴、太阴、少阳、太阳、阴阳平和五类体质。张仲景则发扬并完善了三阴三阳辨治体系。此外，遣方用药亦需注意阴阳搭配，如《神农本草经》中强调"药有阴阳配合，子母兄弟"。有学者以《素问·阴阳应象大论》中五味阴阳属性理论为基础，将《神农本草经》中药物按阴阳分类，发现辛甘味药物共 176 种，咸味药物共 182 种，由此认为其基本符合"阴平阳秘"的自然法则（张瑞贤，张卫，刘更生. 神农本草经译释. 上海科学技术出版社，2018）。在指导养生方面，《素问》以阴阳调和为根本目标，"其知道者，法于阴阳，和于术数"（《上古天真论》)，又归纳并总结了系列养生调摄的方式和方法，如"春夏养阳，秋冬养阴"（《四气调神大论》)。

在阴阳的辩证关系中，有学者提出《内经》《伤寒论》中存在与董仲舒类似的崇"阳"思想，并从"阴""阳"的文本记载频次、对阳气的强调等方面探讨。支持《内经》尚阳说者所据多依"凡阴阳之要，阳密乃固""阳气者，若天与日，失其所则折寿而不彰""阳者，卫外而为固"，得出《内经》阴阳以阳为主导的结论。然上述文字皆出于《素问·生气通天论》篇，故相较于全书，总结为《内经》中部分篇章有崇阳倾向较为妥帖。支持《伤寒论》尚阳说者，如盛全成从方证入手，认为仲景治外感重辛温以通阳气，治内伤则重温补以助阳气，治重症急回阳以补阳气，另又辨阳气以断预后（盛全成，盛生宽.《伤寒论》治病重阳气思想探析. 江苏中医药，2017 年第 9 期）；齐立军则以仲景辨治重视脾胃中阳，立"伤寒"之名等方面论证（齐立军，王军. 浅谈《伤寒论》中的重阳思想. 光明中医，2015 年第 6 期）。

从五行观论，汉代医家借以五行属性分类，并以其生克乘侮之道阐释事物间的关系，最终搭建起以五行特性为根本的系统，其中涵盖了以五脏为中心的人体五大系统、与自然环境紧密相连的自然相应系统等。五行属性可与人体脏腑组织、形体官窍等相应，对此《素问·阴阳应象大论》总结得较为全面，《难经·三十六难》《四十九难》亦见五脏、五色、五味、五声、五臭、五液的配属模型，《十八难》创新地将人体十二经脉与寸口脉寸、关、尺三部相应，并以五行相生之理作为其划分依据。《四十难》则融入地支，以"金生于巳，水生于申"的五行之理结合五脏，解释鼻知香臭、耳可闻声的道理。《黄帝明堂经》则总结出肝、心、脾、肺、肾、心主等十二经脉上的五输穴，且其五行属性依经络的阴阳分类有所不同，如足太阳膀胱经井穴是至阴穴，属金，而足少阴肾经井穴是涌泉穴，属木。

在疾病诊断与判断预后方面，《难经》将望诊与切诊结合，《十三难》言："五脏各有声、色、臭、味，当与寸口、尺内相应。其不应者，病也。"并列举出五色对应的脉象，又以肝病的色、脉为例，以五行相生、相胜规律予以阐释。《十四难》以五脏五体的配属关系论及损脉之病的症状，如"一损损于皮毛，皮聚而毛落"。《伤寒论·辨太阳病脉证并治中》云："伤寒，腹满谵语，寸口脉浮而紧，此肝乘脾也，名曰纵，刺期门。"又云："伤寒发热，啬啬恶寒，大渴欲饮水，其腹必满，自汗出，小便利，其病欲解，此肝乘肺也，名曰横，刺期门。"这可与《平脉法》中脉诊横顺理论相参，皆是五行生克乘侮理论的应用。《素问》以五行生克关系阐释其对疾病传变规律的认识，"五脏受气于其所生，传之于其所胜，气舍于其所生，死于其所不胜。病之且死，必先传行至其所不胜，病乃死"（《素问·玉机真脏论》）。《难经·五十三难》也有类似叙述："经言七传者死，间脏者生……七传者，传其所胜也；间脏者，传其子也。"《金匮要略》将其运用于治未病中，如"见肝之病，知肝传脾，当先实脾"（《脏腑经络先后病脉证》），在《难经·七十七难》中也有相似论述。在疾病治疗方面，《神农本草经》记载五色石脂有"随五色补五脏"的功效，又有赤、青、黑、白、黄五种芝，其补益五脏的功效恰合五色与五脏的配属，如"白芝……益肺气"等。同时，该书记载的四气五味理论至今仍对临床用药有一定指导作用。《素问》《灵枢》中则有不少药食气味宜忌的记载，如《灵枢·五味》记载了五脏病的饮食宜忌。以脾为例，"脾病者，宜食秔米饭、牛肉、枣、葵"。而《金匮要略·禽兽鱼虫禁忌并治》除了保留《灵枢·五味》"五禁"之外，尚以当季值脏之气旺结合五行生克论分析"春不食肝，夏不食心，秋不食肺，冬不食肾，四季不食脾"的内在机理。

关于五行"土"的重要性，汉代医家与经学家的态度较为一致。在河图、洛书土位中央的方位思想影响下，今文经学家董仲舒在《春秋繁露·五行对》中明确提出了"土者，五行最贵者也"，并将他所认为的人伦最高道德忠、孝与土相类。而医学中虽同时存在今文、古文两种五脏五行配属，却仍反映出医家对"土主中央"属性的认同。依赖于人们对脏腑结构、功能的认识，从今文者以脾属土，《素问·玉机真脏论》等篇提出以脾胃为气机之枢、生身之本的医学思想，《难经·十五难》则以胃为水谷之海为据，提出四时脉象皆以胃气为本，也因此胃气成为决定人体生老病死的关键，"是谓四时之变，病、死、生之要会也"。从古文者以心属土，医籍虽未明确见载，但据相关史料，此种学说在医疗实践中确有存在，对比同时期文献记载可见心属土除了暗合心位人体中央外，亦是对心乃"君主之官"的认同，如《淮南子·原道篇》称其为"五脏大主"。此外，《春秋繁露》中的多种土应时说均能在《素问》《难经》等医籍中有所对应，如土主季夏说与脾主长夏说等。

汉时经学虽有五经之分，各经之中各家之间亦颇有争辩，但各经学家在治学时不同程度地运用阴阳五行理论阐释经义，这导致在汉代一度出现阴阳五行思想的极度泛滥。汉代医家在言说医理时大量融合阴阳五行理论，这一点从马王堆等出土医籍中或隐晦或简单的描述到传世医籍中较为完整且复杂的体系架构，即是明证。另，"董氏虽融阴阳、五行之说的哲学思辨性于儒家'五常'，完成儒学发展第一步"（廖育群. 重构秦汉医学图像. 上海交通大学出版社，2012），但《春秋繁露》中阴阳、五行的内容仍是独立成篇。到京房将五行纳入八宫六十四卦中，并在其著作《京氏易传》中"始终围绕着以卦变及爻位升降的形式体现阴阳五行的运动变化这一中心而论其占筮方法"（刘玉建. 两汉象数易学研究. 广西教育出版社，1996），实现了阴阳五行学说在经学中的融合。这一变化在医籍中亦有体现，正如廖育群所论，《素问》《灵枢》以阴阳、五行论医理者往往各自成说，相互之间联系并不显著，而《难经》中阴阳与五行是一体化的"，如《五十五难》以阴气、阳气为积、聚，《五十六难》论五脏之积。《黄帝明堂经》则详细记载了三阴经与三阳经的五输穴，及其各自的五行属性。

（三）今古文经学对两汉医学五行配属理论的影响

作为重要的理论模型和阐释工具，阴阳五行理论是经学中至关重要的一部分。从董仲舒的《春秋繁露》到班固等人编撰的《白虎通义》，阴阳五行的痕迹四处可见。在今文家的比附下，大至宇宙生成，小至微观个体，均能以阴阳分论、五行概之。在统治者的推波助澜下，阴阳五行思想逐渐在当时社会的各个领域里蔓延。然而由于所据经典文本的差异，今文经学与古文经学对五行、五脏配属有不同看法。虽然古文《尚书》的真实性不断受到学者的质疑，但其记载的古文五行却如实地反映出最晚在汉代的确存在一套与今文五行截然不同的五脏配属体系。东汉时，汉章帝主持白虎观经辩一统经义，两种五行配属在《白虎通义》中均有见录，涉及古文五行的五脏祭祀归入《五祀》篇，而今文五行配属则纳入《五行》篇，此后今文五行的主导地位被逐渐确立。出于自身实践的需要，医学亦对今古文五行配属理论不断检验，对此，郑玄总结道："今医病之法，以肝为木，心为火，脾为土，肺为金，肾为水，则有疗也。若反其术，不死为剧。"（《驳五经异议》）

1. 古文五行配属

如今为大众熟知的五行体系实为今文五行配属的内容，具体为五行（木、火、土、金、水）与五味（酸、苦、甘、辛、咸）、五脏（肝、心、脾、肺、肾）相配。与之相对，古文五行配属的文献记载并不多见。据查考，许慎是第一个明确记载二者有异的人，遗憾的是其著作《五经异义》已经亡佚，如今所见为《五经异义疏证·卷下·五脏所属》援引。其云:"《异义》:'《今文尚书》欧阳说,肝,木也;心,火也;脾,土也;肺,金也;肾,水也。《古尚书》说,脾,木也;肺,火也;心,土也;肝,金也;肾,水也。'谨案:《月令》春祭脾,夏祭肺,季夏祭心,秋祭肝,冬祭肾,与《古尚书》同。"谨案的内容为许慎所言,从上述内容可知,古文五脏五行配属关系为脾木、肺火、心土、肝金、肾水。另《礼记·月令》的四时五脏祭祀虽未言及五行,但从配属看与古文《尚书》的五行配属应同出一源。然而今诸版本《尚书》并未发现类似古文五行的记载,故而在此对《尚书》的流传过程略作梳理。

首先可以确定的是西汉时《尚书》已有古、今文版本之别,据《汉书·艺文志》载:"古文尚书者,出孔子壁中。武帝末,鲁共王坏孔子宅,欲以广其宫,而得古文尚书及礼记、论语、孝经凡数十篇,皆古字也。共王往入其宅,闻古琴瑟钟磬之音,于是惧,乃止不坏。孔安国者,孔子后也,悉得其书,以考二十九篇,得多十六篇。安国献之,遭巫蛊事,未列于学官。刘向以中古文校欧阳、大小夏侯三家经文,酒诰脱简一,召诰脱简二。率简二十五字者,脱亦二十五字,简二十二字者,脱亦二十二字,文字异者七百有余,脱字数十。"

汉以后,古文《尚书》由于种种原因,或是散佚,或是杂糅,对此《日知录集释》有详尽描述:"《书》有四而伪者二,亡者三。一曰:汉文帝使晁错所受伏生《尚书》二十八篇……当时谓伏生《书》为今文,盖在孔壁科斗书既出之后,称今以别于古……后汉杜林又得漆书古文,贾逵撰《欧阳、大小夏侯尚书古文同异》,于是今文合于古文,《隋经籍志》称马、郑'所传惟二十九篇,又杂以今文'是也。一曰:汉武帝末孔氏壁中所出《古文尚书》……《隋经籍志》云'晋世秘府所存,有《古文尚书》经文',又载有徐邈撰《古文尚书音》一卷……陆德明称永嘉丧乱,众家之书并亡,古文盖绝于此时也。一曰:汉成帝时,张霸所作《百两篇书》,既以中书校之,非是,乃黜其书。一曰:晋元帝时,梅赜所上《尚书孔传》五十八篇,引《书序》以冠各篇之首,妄称郑冲所传《古文》……至孔颖达为《伪传》撰《正义》,而郑注渐微。其时孔壁《古文》久亡,遂无能辨其真伪。"由此可知,古文《尚书》出自孔壁,后几经周折,至晋时已失传,其部分内容被羼入今文《尚书》中。故而现存诸本《尚书》中虽不见古文五行痕迹,但不能就此认定古文《尚书》没有记载。当然就算孔壁中留存古书及其后刘歆所推崇的经典皆为伪书,也仍不能否认在汉代时古文五行的存在,否则许慎为何会提及这种差异,而郑玄又为何要对此讨论。

稽考同时期经典,《礼记》古文五行配属见于《月令》篇,其文:"孟春之月……其日甲乙……其音角,律中太蔟。其数八。其味酸,其臭膻。其祀户,祭先脾……载青旗,衣青衣,服仓玉,食麦与羊。""孟夏之月……其日丙丁……其音徵,律中中吕。其数七。其味苦,其臭焦。其祀灶,祭先肺……载赤旗,衣朱衣,服赤玉,食菽与鸡。""中央土。其日戊己……其音宫，律中黄钟之宫。其数五。其味甘，其臭香。其祠中雷，祭先心……载黄旗，衣黄衣，服黄玉，食稷与牛。""孟秋之月……其日庚辛……其音商，律中夷则。其数九。其味辛，其臭腥。其祀门，祭先肝……载白旗，衣白衣，服白玉，食麻与犬。""孟冬之月……其日壬癸……其音羽，律中应钟。其数六。其味咸，其臭朽。其祀行，祭先肾……载玄旗，衣黑衣，服玄玉，食黍与彘。"比对《吕氏春秋·十二纪》《淮南子·时则训》中五行配属与五脏祭祀的内容，与《礼记·月令》大体相同，其所承应为同一体系。有意思的是，《月令》中的配属关系只有五脏祭祀符合古文五行，然而其五色、五味所配与《灵枢》今文五行配属一致，五谷、五畜所配却不尽相同。

关于《礼记·月令》中四时祭脏为何如此安排，各家见解不一。东汉经学大家郑玄认为："春，阳气出，祀之于户，内阳也。祀之先祭脾者，春为阳中，于脏直脾，脾为尊。""夏，阳气盛热于外，祀之于灶，从热类也。祀之先祭肺者，阳位在上，肺亦在上，肺为尊也。""中雷，犹中室也。土主中央而神在室，古者复穴是以名室为雷。云祀之先祭心者，五脏之次，心次肺，至此，心为尊也。""秋，阴气出，祀之于门，外阴也。祀之先祭肝者，秋为阴中，于脏直肝，肝为尊也。""冬，阴盛寒于水，祀之于行，从辟除之类也。祀之先祭肾者，阴位在下，肾亦在下，肾为尊也。"（《礼记注疏·月令》）由此可知，郑玄对"肺""肾"之解乃从其解剖位置，以阳上阴下作解，而"脾""肝"之论则与肺肾依据解剖位置的方式截然不同，以春秋的阴阳属性而论，颇有牵强之处。《白虎通义·五祀》则对此解为："春祀户，祭所以特先脾者何？脾者，土也。春木王煞土，故以所胜祭之也。是冬肾六月心，非所胜也，以祭何？以为土位在中央，至尊，故祭以心。心者，脏之尊者。水最卑，不得食其所胜。"该说先从今文五行配脏，又以五行相克论"先祭"，但在冬位肾、中央心上无法说通，于是《白虎通义》只好以尊卑之论说圆，难怪清代学者王引之评价其是"曲为之说"（《经义述闻·礼记述闻》）。唐代大儒孔颖达则从献祭牲畜时其脏腑的解剖位置作解，"所以春位当脾者，牲立南首，肺最在前而当夏也，肾最在后而当冬也，从冬稍前而当春，从肾稍前而当脾，故春位当脾。从肺稍却而当心，故中央主心；从心稍却而当肝，故秋位主肝。"（《礼记注疏》）这是先以五脏应方位，再以方位应四季。

除上述古籍外，古文五行配属尚见于《管子》《史记》《太玄》《说文解字》等，今将部分文字摘录如下。

《史记·扁鹊仓公列传》："所以知成开方病者，诊之，其脉法《奇咳》言曰'脏气相反者死'。切之，得肾反肺，法曰'三岁死'也。"该条文中虽未见明显的配属关系，但若是以古文五行解"肾反肺"，肾水克肺火，"反"之说可通。但宋代裴骃《史记》集解中注："反，一作'及'。"若从"及"论，则古文五行无法解释，以今文五行的相生之论倒是可行，即肺金生肾水。对此，周琦《今古文经学对〈内经〉学术传承的影响》一文以《灵枢·邪气脏腑病形》和《素问·平人气象论》中"反"为例，认为《史记·扁鹊仓公列传》中确为"肾反肺"。若"反"确为原文，今文五行配属的支持者对古文五行脏腑配属的修正可见一斑。

《太玄·数》："三八为木，为东方，为春……脏脾。""四九为金，为西方，为秋……脏肝。""二七为火，为南方，为夏……脏肺。""一六为水，为北方，为冬……脏肾。""五五为土，为中央，为四维……脏心。"

《说文解字·心》："人心，土脏，在身之中，象形。博士说，以为火脏。"段玉裁注云："土脏者，古文《尚书》说。火脏者，今文家说。"另据段玉裁对"肺"为"金脏"的注解，他认为所据之本并非完本，原文应为"火脏也，博士说以为金脏"，又以汉代谶纬之作《玄应书》对《说文》的两次引用为据，"《玄应书》两引《说文》'肺，火脏也'。其所据当是完本，但未引一曰'金脏'耳"。段玉裁认为："《说文》虽兼用今古《尚书》说，而先古后今。"

2. 医籍中的五行配属体系

现存医经几经校改，原始面貌已不可知，不过仍能从部分文字中发现古文五行的踪迹。如《难经·三十三难》云："肝青象木，肺白象金。肝得水而沉，木得水而浮；肺得水而浮，金得水而沉。其义意何也？然，肝者，非为纯木也。乙角也，庚之柔。大言阴与阳，小言夫与妇。释其微阳，而吸其微阴之气，其意乐金，又行阴道多，故令肝得水而沉也。肺者，非为纯金也。辛商也，丙之柔。大言阴与阳，小言夫与妇。释其微阴，婚而就火，其意乐火，又行阳道多，故令肺得水而浮也。肺熟而复沉，肝熟而复浮者，何也？故知辛当归庚，乙当归甲也。"清儒陈立疏援引此例，直言肝虽本属乙木，但因与庚相合，故而当从金，而肺从火、脾从木皆同其理。不过《难经》原文中的解释本就包含今文、古文两种配属，似是为符合"沉""浮"两种属性，将"肝""肺"所合按古文五行的配属方式匹配，同时为增加可行性，将两种五行方式以阴阳和合、夫妻之理糅合在一起。《白虎通义·五行》中有类似《难经》的记载："金少阴，木少阳……藏于木者，依于仁也。水自生金，须人取之乃成，阴卑不能自成也。木所以浮，金所以沉何？子生于母之义。肝所以沉，肺所以浮何？有知者尊其母也。一说木畏金，金之妻庚，受庚之化，木者法其本，柔可曲直，故浮也。肝法其化，直故沉。五行皆同义。"

除《难经》外，《素问·灵兰秘典论》也存在疑似古文五行的痕迹。今人田树仁将《淮南子·时则训》中五脏祭之官与《素问·灵兰秘典论》十二脏腑官中的五脏官作了详细比较，如《时则训》中"季夏之月……盛德在土……祭先心……六月官少内"，据其所考，"少内是汉代掌管皇家府藏的官员"，属于天子近臣，而《春秋繁露·五行相生》与《五行相胜》中同样存在以近臣（"司营"）代替君主。故而《淮南子·时则训》中季夏"官少内"与《素问·灵兰秘典论》心为"君主之官"的象征意义一致，而五行所属也应一致。由此提出："《甲乙经·五脏变腧》注文所引的古《素问》的五行配五脏，与今本《素问》的五行配五脏不同。可知古代医学著作中许多是被后世修正过的。《灵兰秘典论》中的心配土说很隐晦，故得以瞒过编纂者的眼睛，被保存在《素问》一书中，成为活化石。"（田树仁，高兰莉.《灵兰秘典论》与心配土说.陕西中医学院学报，1996年第4期）

传世本《素问》《灵枢》《难经》等医籍中多是遵从肝木、心火、脾土、肺金、肾水的今文五行五脏配属，如《素问·阴阳应象大论》就提出了一套完整的五行配脏观，"东方生风……在脏为肝……在音为角……在味为酸……在色为苍。""南方生热……在脏为心……在音为徵……在味为苦……在色为赤。""中央生湿……在脏为脾……在音为宫……在味为甘……在色为黄。""西方生燥……在脏为肺……在音为商……在味为辛……在色为白。""北方生寒……在脏为肾……在音为羽……在味为咸……在色为黑。"其内容就包含了五行与五脏、五方、五音、五味、五色、五气的配属，这套模式沿用至今，并成为中医脏腑学说的重要支撑。参考郑玄的评价可知，东汉末时两种配属应并存于医学领域，但随着医疗实践的开展，医家逐渐了解到今文五行更符合医学的需要，于是古文五行被逐渐废弃。

从上述梳理中不难发现，自出土的汉代医籍中对阴阳五行简单零碎的援引到传世医籍中大量涌现的医理言说，阴阳五行理论已经成为中医学中重要的说理工具之一，而这一变化与两汉时期经学的阴阳五行化发展是一致的。另据文献记载可知，汉代应同时存在今、古文经学的五行五脏配属模式，然而在传世医籍中却是以今文五行为主，古文五行则既隐晦又稀少。究其原因：一是可能如郑玄所说医疗实践的结果，不过郑玄生活在东汉末年，他特意以文字方式强调今文五行五脏模式的正确性，意味着直至汉末，以古文五行五脏配属为医疗指导的情况仍然存在；二是《素问》《难经》等医籍成书之时即受今文经学影响，已知两汉时期经学学官在相当长的一段时间由今文经学家统领，由于汉代博士官可在参与政事的同时进行教育活动，加之经学传承本就极重视师法、家法，如此经学博士拥有了极大的政治影响力，在尊师重道的前提下，医学自然从其所论；三是受汉代改制影响，出于迎合而篡改。考虑到当时经学家治学或难逃当朝统治者的掣肘，从汉高祖以火德为国运到汉武帝立土德，又至光武帝赤符受命重新确立国运为火德，出于对功名利禄的追求，后世学者的篡改亦是可能。田树仁就以《淮南子》《说文解字》《白虎通义》中种种矛盾为据，认为汉代传世文献中存在不少伪窜、臆改的现象（田树仁.两汉改制与心属火说的演变.中国医药学报，1989年第3期）。

三、经学对两汉医学有机人体观的影响

得益于汉以前众学者对"通天下一气"与"天人合一"思想的讨论与提炼，至汉时无论是经学家还是医家均能娴熟运用并进一步发扬。虽然此间经学家的天人思想经历了由神化之"天"到自然之"天"的转变，经历了由"人受命于天"到"人不晓天所为，天安能知人所行"的抗争，但在对于人可贵性及重要性的认识上，经学家与医家是一样的。与此同时，在对万物本原的探究过程中，经学家创造并运用了"元气"的概念，而这一理念为当时医家所接受。

（一）元气论与两汉医学

气的观念早在先秦时期就已形成，如《国语》记载西周末年时，伯阳父将"天地之气"的运行失序看作民乱、地震发生的诱因。战国时期，思想家从对宇宙本原的思考，先后提出了众多新的观点。如《庄子·至乐》中出现了描述气与形关系的形变理论，进而以四时之序作比，叙生死之变，"察其始而本无生……变而有气，气变而有形，形变而有生，今又变而之死，是相与为春秋冬夏四时行也"。《庄子·知北游》则更为直接地阐明人之生死在于气之聚散，并在"人之生，气之聚也，聚则为生，散则为死"的基础上，进一步概括出"通天下一气耳"的万物生成论，即气一元论。又如《管子》精气学说，"气者，身之充也""一气能变曰精"。以上种种为元气论的诞生埋下了伏笔。

两汉时期，经学家将"气"与道家之"道""太极"合一，从董仲舒对"元"为"始"的强调，到王充明确提出元气为万物之本的元气一元论，系统的元气学说渐次形成。与此同时，蓬勃发展的中国医学也在自身理论体系的建构中融入经学家的元气思想，自《素问》《灵枢》始，"元"与"气"被中国医学广泛吸收，又在后世的发扬下成为医学理论体系中的重要组成部分。

1. 汉代经学家的"元气"思想

以无形之"气"作为认识自然万物本质与联系的纽带可追溯至先秦，其后经百家的创新与发扬，气的观念不断推陈出新。至汉时，汉武帝独尊儒家，大推儒术。此时的儒学经董仲舒等经学家的扬弃，已与战国时期不同，是采诸子百家之说后的新儒学，故而在其中可见道家、名家等诸子思想的痕迹，"元气"的概念也是在这一背景下开始频繁出现。正是在王充等经学家的承袭与弘扬下，将"气"与道家"道"的概念相统一，使以"元气"为宇宙万物本原的朴素唯物主义自然观渐成体系，并对后世产生巨大影响。

汉代经学家首提"元气"的是董仲舒，在《春秋繁露·天地之行》中，他将国君

布施恩惠于民，使百姓安居乐业的举动比作"若元气之流皮毛腠理"，参下文"血气和平""神气自通"，此处"元气"与"精气"相类，皆是为人体所有。《春秋繁露·王道》篇提及"王正则元气和顺"，与"王不正则上变天，贼气并见"两相对照，此处"元气"与"贼气"作为两个对立概念，成为董仲舒天人感应体系中的一环。

纵观《春秋繁露》，"元气"仅出现两次，且指代对象与万物本原没有丝毫关系。事实上，关于董仲舒是否将元气视为万物本原，学界尚存争议。赞成者如徐复观先生以《春秋繁露·玉英》篇中"谓一元者，大始也……是故春秋之道，以元之深，正天地之端"为凭依，又举《九家注》"元者，气之始也"、《鹖冠子·王铁》"天始于元，地始于朔"以论证《春秋繁露》中元年之"元"实为元气之"元"［徐复观.两汉思想史（第二卷）.华东师范大学出版社，2001］。金春峰先生认为，董仲舒所指为宇宙或万物本原的"元"即是元气，所凭主要有五点：一是元气的观点本由公羊家提出，即东汉今文经学家何休的注解"变一为元，元者气也"；二是汉代学者提出类似观点，以唐人徐彦《春秋公羊疏》引《春秋说》的注文为据；三是何注本依胡毋生《条例》之见，又董氏与胡毋生关系密切，故何注是较为符合董仲舒本意的；四是《春秋繁露》中部分"元"若释为"天""精神"，则文义不通；五是《春秋繁露》中已有明文记载的"元气"，即"王正则元气和顺"（金春峰.论董仲舒思想的特点及其历史作用.中国社会科学，1980年第6期）。反对者则认为将《春秋繁露》中"元"释为"元气"是以今解古，违背了文字的原义，如于首奎提出汉代首次明确将"元气"作为构成宇宙万物朴素物质概念提出的应是生活于东汉中期的王充，而之所以不可以何休注为证，是因为何休的生活年代较王充要晚三十多年，因此很难定论何休的理论未受王充影响。故相较"元气"而言，他更倾向于"元"之本义"始"，即是"事物的开始"（于首奎.董仲舒的"元"就是"元气"吗.中国社会科学，1982年第1期）。刘国民则从西汉文、景、武三位皇帝的建号赋予了"元"神圣意义入手，言明董仲舒用"元"，旨在以元的抽象性、神圣性建立《春秋》的经典性、权威性；另从《春秋》奉天的角度探讨，总结董仲舒之"元"是一个抽象概念，它"泛指不同层次的始、本"，而并不特指天地本原（刘国民.董仲舒之"元"的重新诠释.广西社会科学，2003年第4期）。

刘歆、扬雄著作中可见零星的元气思想，如《汉书·律历志上》录刘歆《三统历》："太极元气，函三为一。""太极中央元气，故为黄钟。"已知刘歆将太极与元气上升到同一高度。扬雄在《核灵赋》中云："自今推古，至于元气始化，古不览今，名号迭毁。"两汉之际，乘着谶纬神学的繁荣之风，元气一元化思想如风行草偃一般，不少纬书中均出现"元气"的身影，如《河图括地象》云："元气无形，汹汹蒙蒙，惬者为地，伏者为天。"《春秋纬·说题辞》云："元清气为天，浑沌无形体。"此元气为无形混沌之气，从贯穿着"形变"的气化思想来看，此时元气已具有天地本原的雏形。另有学者以《礼统》《白虎通·天地》中"元气"为证，欲说明其生万物的自然性，然参照原文主语为"元地""地"，生万物者实为与天相对的"地"，非为"元气"。

东汉王充在拨谶纬"疾虚妄"之乱，兴古文"博通能用"之学的过程中，继承了儒道先贤们"元气未分，浑沌为一"的基本思想，对元气内涵进行了阐发。首先，"元气，天地之精微也"，王充肯定了元气的物质性，他认为元气乃天地间的精微物质，将其作为万物根本属性的设想合理化。接着，从"天地，含气之自然""天禀元气"到"万物之生，皆禀元气"，直言天地万物皆源自元气，于是有"俱禀元气，或独为人，或为禽兽"的结论，甚至在其性命学说中将元气一元论的思想贯彻到底。"人禀元气于天，各受寿夭之命，以立长短之形……人体已成，不可减增。用气为性，性成命定"（《论衡·无形》）。也正因为人禀天地之元气而成，故而无论是善人还是恶人，由于本源一致，人与人实无差别，至于为何呈现出性情差异，则与人之构成要素元气的"量"有关，"人之善恶，共一元气。气有多少，故性有贤愚"（《论衡·率性》），这也是王充元气思想的一大创见。这种以物质性元气解构宇宙万物，并将元气作为其物质性基础的唯物主义自然观，是先秦以来唯物主义气论的重大突破，其元气一元论的思想为东汉后期诸多经学家所接受，如王符、张衡等。

2. 汉代医籍对"元气"学说的吸纳与运用

《素问》《灵枢》虽未言及"元气"，然大量援引了"真""气"的概念，不少与有本原之义的"元气"重合。如代表宇宙本原的气，《灵枢·本神》云："天之在我者德也，地之在我者气也，德流气薄而生者也。"在以气作为构成天地物质基础的同时，亦将气作为沟通二者的介质，是人与环境紧密相连的自然之气。《素问·宝命全形论》云："人以天地之气生，四时之法成。"以"气"将天地人关联，言明成人之根本亦在气。《灵枢·刺节真邪论》云："真气者，所受于天，与谷气并而充身也。"此处的"真气"是作用于人体的自然之气，其与谷气相合，二者共同滋养人体。气又为人体维生之气，《素问·六节藏象论》云："气和而生，津液相成，神乃自生。"由此可知，人体健康的关键在于"气和"，"气和"一方面可御外邪，护人身；另一方面，又可使机体充盈，精神乃生。《素问·举痛论》云："百病生于气也，怒则气上……劳则气耗，思则气结。"言明了人生百病的根源亦在于气，七情劳损皆可使人体内气化功能失常，失常则有碍人体功能的正常运转。

"真气"在《素问》《灵枢》中较为常见。《素问·上古天真论》云："恬惔虚无，真气从之，精神内守，病安从来？"可知情志变化对人体真气有极大影响，而疾病的发生又与真气的充盈调顺与否息息相关，这也符合"以气为宝"，攘外安内的治病之道。在《灵枢·刺节真邪论》中真气是与生俱来之气，秉承自"天"，与后天收摄的谷气相对，在其共同滋养下人体功能得以维持。《素问·离合真邪论》中真气又是循行于经脉中的"经气","发于元阳",运行周身，其功能与卫气相似，御邪护体。若真气运行不畅，疏布失常，则发为"周痹"。

直至东汉《难经》的问世，"元气"才在医籍中正式登场，这一变化与元气学说在东汉时的迅猛发展紧密相关。《难经·十四难》："脉有根本，人有元气，故知不死。"此"元气"成为人体维持生命的根本物质基础。纵览传世本《难经》全文，"元气"仅此一例。与孤掌难鸣的"元气"相较，同书尚存不少"原""原气"的记载，如《六十六难》曰："脐下肾间动气者，人之生命也，十二经之根本也，故名曰原。"与之类似，《八难》中十二经脉的"生气之原"，亦作"肾间动气"解，另又为"三焦之原"。此处"原"有本源之义，与"元"之义"始"相类。至于"肾间动气"，后世医家对此多有阐释，北宋医家丁德用以"左为肾，右为命门"之理诠释"肾间动气"存于何处，又引《难经》命门者"元气之所系"，作为支持前者的理论依据。同时期的医家虞庶则以为"两肾之间动气者，乃人之所受父母之原气也"，将"肾间动气"与父母所授的先天之气相连。另参《三十六难》中"命门者，谓精神之所舍，原气之所系也"，与丁德用注解《八难》时"元气所系"的文字记载有所不同，其释文与《三十六难》的文字表达无甚差别。是作者本就支持原、元二气同体异名，还是《难经集注》撰写者的失误，抑或是《难经》流传的复杂性所致。据王明强考证，中医理论中"元气""原气"概念的混淆应归因于明初讳"元"为"原"（王明强."元气"与"原气"考辨.中国中医基础医学杂志，2016 年第 1 期）。沈澍农考订俄藏敦煌残卷 ДХ11538a 应属古抄本《难经》，其中与传世本"原气之别"相应之处正写作"元气之别使"，足见在《难经》中"原气"一词本写作"元气"［沈澍农.敦煌西域出土汉文医药文献综合研究.南京中医药大学学报（社会科学版），2018 年第 2 期］。

元气思想亦对张仲景有所影响，《金匮要略·脏腑经络先后病脉证》曰："若五脏元真通畅，人即安和。"元真，或可理解为真元之气。人体正常的生理活动需要充实的元气作为支撑，而五脏真元之气通达，人体气化活动得以正常运行，疾病自然就不易发生。同篇有"腠者，是三焦通会元真之处，为血气所注"，可知元真之气行于三焦，与《难经·六十六难》中"三焦者，原气之别使也，主通行三气"相合。

另据稽考，马王堆等汉代出土医药简帛中未见"元气"的踪迹，"气""精气""气脉"的描述确有不少，主要涉及养生、导引、房中等内容。如此，亦可旁证正是汉代经学家们对元气思想的运用与发挥，使得"元气"概念逐渐成为中医学理论体系中不可或缺的一部分。

从出土医籍中质朴的"精""气"思想到《素问》《灵枢》中决人生老病死的"真气"论，再到《难经》中明晰的"元气"论、《金匮要略》"真元"论，"元气"逐步被中医学接纳，并成为其阐释疾病发生发展、预防养生等方面的重要概念。这一变化与汉代经学家对元气是万物本原的推理与宣扬是类似的，相较于董仲舒对"元"的尊崇，东汉王充明确提出"元气"为万物本原的观点，并从元气的质与量两个方面说明万物的差异性，并用以阐明人之性命论，故而东汉不仅是经学元气论体系化的关键阶段，亦是中国医学元气思想形成的重要时期。

（二）"天人感应"论与两汉医学

西汉中期，武帝的重视令儒家政治地位得到提升，"大一统"方针的确立令今文家所推崇的"天人感应"经义得到广泛传播，并逐渐蔓延至社会多个领域。谶纬神学的兴起令"天人感应"思想走向极端，天地人中"人"的主体性被边缘化。被神秘化的"天人感应"思想遭到以王充为代表的经学家的质疑与批判，不过由于认识的局限性，否定也是局部的否定，只是摒弃了其中乖异的部分，"天人感应"哲学在汉代各学术领域中始终处于主导地位，医学亦是如此。

在对人的重视程度上，经学家与医家一样，他们均认同"天地万物，以人为贵"的思想，同时又将人置于天地之间，探究个体与环境存在的可能联系。与今文家对天命论的坚持有所不同，汉代医家突破了经学家神学"天"的桎梏，并在当时自然科学发展的基础上，最终形成了独特的有机人体观，进而决定了中国医学的发展方向。

1. 汉代经学家的"天人感应"思想

秦汉以前，哲学家们就已对天人关系这一命题进行过诸多思考，至西汉，出于迎合当朝统治者的政治诉求以及儒家自身发展的需要，董仲舒在延续先秦儒家"天人合一"、以人为本的益生思想的基础上又发展了道家"通天下一气"的哲学理念，并融合了邹衍的阴阳五行思想，发展出更为系统的天人同构体系。就基本架构而言，首先，他从物质性、神秘性两个方面强调"天"的尊崇，《汉书·董仲舒传》载："臣闻天者群物之祖也，故遍覆包涵而无所殊，建日月风雨以和之，经阴阳寒暑以成之。"另《春秋繁露·郊义》云："天者，百神之君也，王者之所最尊也。"在董仲舒看来，"天"是有意志的，也是宇宙万物的主宰。其次，提出"人副天数"，在具体内容上，一是认为"人受命乎天"，万物以人为贵，故而天地万物中唯人独能偶天地；二是从生理构造、精神意志等方面举例论证人实为天的复制品，是上天意志的体现，如《春秋繁露·为人者天》云："人之形体，化天数而成；人之血气，化天志而仁；人之德行，化天理而义。人之好恶，化天之暖清；人之喜怒，化天之寒暑；人之受命，化天之四时。"最后，运用并发展"类同则召，气同则合"的感应思想，将"气"引为物质性的概念，作为"天人感应"环节中的关键。《春秋繁露·同类相动》曰："物故以类相召也……天将欲阴雨，又使人欲睡卧者，阴气也……病者至夜而疾益甚，鸡至几明，皆鸣而相薄。其气益精，故阳益阳而阴益阴，阴阳之气，因可以类相益损也。"其中"阳益阳""阴益阴"的类相损益思想正是中国医学总结疾病发生、治疗的根本规律之一。

自春秋起，人们就倾向于将自然界的异常现象与人事吉凶相联系，国家政治亦是如此，如《中庸》云："国家将兴，必有祯祥；国家将亡，必有妖孽。"而在董仲舒的"天人感应"理论中，则表现为符命说与灾异谴告说。前者是为了凸显君权神授的无尚性，而后者则将"天"塑造成公正无私又兼具仁义的神圣主宰，当人君德行有失，"天"则降下自然灾异，以警告人君，令其省自身、纠己过。若是一意孤行、屡教不改，才给予"殃咎"责罚之。继董仲舒之后，"天人感应"说所推崇的"神学论"迅速成为汉代主要的政治意识形态。而谶纬之学的复兴，更是将其灾异之说的部分发展到极致。与此同时，一批有识之士清醒地意识到其中的不合理之处，他们坚决反对过度宣扬"天人感应"中灾异符命的部分，试图以自然规律运行的结果解释被灾异符命扭曲的自然或人事现象，王充所倡导的天人元气自然论即是个中典范。

王充坚决批判董氏"天人感应"论中具有主宰意识的"天"，以及将种种灾异现象统归于"天"意志的认识。在《论衡·祀义》中，他对用食物祭拜天地的行为发问，"祸福之起，由于喜怒；喜怒之发，由于腹肠。有腹肠者辄能饮食，不能饮食则无腹肠，无腹肠则无用喜怒，无用喜怒则无用为祸福矣"。既然普遍认同福祸之事与鬼神（"天"）的喜怒密切相关，又人们献祭食物是对神明的酬谢和祈求，期望以此得到鬼神（"天"）庇护，那么鬼神（"天"）应该有腹肠才能接受食物的供奉，护佑一方百姓。可是鬼神（"天"）本就无形，何来腹肠，故从祭祀角度看，灾异谴告说并不合理。与此同时，他亦不赞同天与人之间能够互相感应，并大胆反问："人不晓天所为，天安能知人所行？"灾异说的支持者以鱼在水中游动而泛起的波动作为范例，展现天人感应的发生方式与作用形式，"人在天地之间，犹鱼在水中矣。其能以行动天地，犹鱼鼓而振水，鱼动而水荡气变"。王充即依现实观察加以反驳："鱼长一尺，动于水中，振旁侧之水，不过数尺。大若不过与人同，所振荡者，不过百步，而一里之外，淡然澄静，离之远也。"（《论衡·变虚》）鱼在水中游动产生的振动传播开也不过有限的百步远，然更为深远之处则丝毫不受影响。若是以鱼喻人，难道人能比鱼掀起更大的"风浪"吗？既然"微小之感，不能动大巨"，那么世间备受推崇的"天人感应"论岂不从立论之处就是滑稽的谬论呢？故而王充总结道："人不能以行感天，天亦不随行而应人。"（《论衡·明雩》）在此前提下，王充虽赞成"人物系于天，天为人物主也"的天命思想，然而是剥离了主观意志的"天"，他所反对的也正是今文经学中将"天"赋以人精神情志的部分。他认为福祸一事自有定数，为"上天"既定的事实，非以人之意志所能改变，故生出"祸福之至，时也；死生之到，命也"（《论衡·辨祟》）的感慨。

除此以外，与董仲舒视"天"为万物之本的观点截然不同，王充认为万物是天地之气化生而成，是自然的结果，"天地合气，万物自生犹夫妇合气，子自生矣"。又"万物之生，皆禀元气"，由此可知，"元气"才是万物生化的本原，"人生于天地也，犹鱼之于渊，蛆虱之于人也，因气而生，种类相产。万物生天地之间，皆一实也"（《论衡·物势》）。这一思想影响了其后的一大批学者，为魏晋玄学的兴起做了铺垫。

2. 汉代医籍中的"天人感应"思想

经哲学家不断的融合与创新，至汉代，传统的"天人合一"哲学日臻完善，尤其是董仲舒借助阴阳五行搭建起的天人同构体系在汉时社会甚为流行，医学也深受这一学术思潮的影响。

《素问》《灵枢》主要从同根、同构、同理三个方面，阐述了当时医家对人与自然关系的认识。首先，人与自然皆是由气化生而成，天、地各由清阳之气、浊阴之气组成，人则"以天地之气生，四时之法成"。其次，人与自然的构造有着相似之处，董仲舒认为"人有三百六十节，偶天之数也；形体骨肉，偶地之厚也；上有耳目聪明，日月之象也；体有空窍理脉，川谷之象也"（《春秋繁露·人副天数》）。除人体物质性构造的骨肉窍脉与天地自然互偶外，"天"与人一样拥有情志活动，"天亦有喜怒之气、哀乐之心，与人相副"（《春秋繁露·阴阳义》）。《灵枢》继承了与之类似的观点，但在具体描述上稍有不同，"天圆地方，人头圆足方以应之。天有日月，人有两目；地有九州，人有九窍；天有风雨，人有喜怒……天有十日，人有十指"（《邪客》）。在"天人相应"这一大前提下，将人之喜怒哀乐与天之风雨雷电相类。在以阴阳五行学说建构天人关系方面，较汉代经学家对人社会属性的强调，医家更多关注于人作为自然个体本身。如《素问·金匮真言论》根据日升日落将一天大致以阴阳划分为阳中之阳、阳中之阴、阴中之阴、阴中之阳，并提出人应与之相符。《灵枢·通天》提出："天地之间，六合之内，不离于五，人亦应之，非徒一阴一阳而已也。"《难经·七难》则是将一年之中三阴三阳所属"王时"配以"王脉"。最后，人与自然有着相应的规律。人禀天地之气而生，存于天地之间，天地自然的变化必然会对人产生影响。如在疾病诊断方面，《素问·脉要精微论》提出脉诊"常以平旦"，究其原因在于清晨时阴阳气均衡，另未因饱腹扰乱体内本来的气血运行。事实上，除了当日阴阳气变动影响脉动，四时脉象亦各有不同，如"春日浮""夏日在肤""秋日下肤""冬日在骨"。《难经·十五难》云："春脉弦，夏脉钩，秋脉毛，冬脉石。"《伤寒论·平脉法》云："春弦秋浮，冬沉夏洪。"在判断疾病预后方面，《灵枢·顺气一日分为四时》认为，一天之中自然界阴阳气的变化与人体内正气的盛衰一致，进而对疾病的发展产生不同程度的影响。在养生预防方面，《素问·四气调神大论》总结出"春夏养阳，秋冬养阴"的基本原则。

天人感应思想在《难经》中的体现，除了对脉象变化、五脏积发生、经脉气绝与季节更迭联系进行总结外，尚归纳了不同季节最佳的针刺治疗方案。由《难经·七十难》的内容可知，人体之气在通过全身经脉运转周身的过程中，会随着时令阳气的升降而升降，故而针刺治疗时，针刺的深浅程度理应随之变化，如春夏之时，人气随阳气升而升，当浅刺。又《六十五难》中将十二经五输穴中井、合二穴分别应以春、冬二季，故针刺取穴时应遵循"春刺井，夏刺荥，季夏刺俞，秋刺经，冬刺合"的治疗原则。

张仲景时，天人感应思想被更具体地运用到疾病的辨治中。首先，"天"的变化与疾病发生、发展关系密切。在《伤寒论》中有关于疾病昼夜变化的记载，如："下之后，复发汗，昼日烦躁不得眠，夜而安静。"（《辨发汗吐下后病脉证并治》）而四季变迁对病状、疾病发展同样有影响，如《辨发汗吐下后病脉证并治》中记载的因误用峻汗药发汗、峻泻药攻下而致阴阳俱虚的患者，五月盛夏却需添衣，十一月寒冬却欲脱衣，"五月之时，阳气在表，胃中虚冷，以阳气内微，不能胜冷，故欲著复衣。十一月之时，阳气在里，胃中烦热，以阴气内弱，不能胜热，故欲裸其身"。其次，疾病的治疗需要参考天时，如仲景使用十枣汤攻逐水饮时，明确提出病人需在平旦服药。另据《神农本草经》记载，病位不同，遵循的服药时间亦不同，"病在四肢、血脉者，宜空腹而在旦；病在骨髓者，宜饱满而在夜"。最后，疾病的预后亦可以参考天时，《金匮要略·血痹虚劳病脉证并治》中记载了病情随四季变化而变化："劳之为病，其脉浮大，手足烦，春夏剧，秋冬瘥。"张仲景在《伤寒论》中总结了六经病证好转的特定时辰，这也是对天道之序的顺应，是天人感应思想影响的结果。

汉代医学与经学"天人感应"观一脉相承，不过经学家所强调的是人"受命于天"，无论是董仲舒的神化之天还是王充的自然之天，其天人关系阐述的重点都在于人的自然性与社会性，而汉代医家则更聚焦于论证生、老、病、死等与人生命现象紧密相连的主题。

四、经学对两汉脏腑经络学说的影响

从汉字衍变过程中始终未全然舍弃象形的根基，到先秦诸子经典中对"象"的运用，可知"象"思维在中国传统文化中一直占据着十分重要的地位。早在先秦时期，"取类比象"就是世人认识世界、思考世界的重要方式，正如王夫之在《周易外传》中所言："盈天下而皆象矣。《诗》之比兴，《书》之政事，《春秋》之名分，《礼》之仪，《乐》之律，莫非象也，而《易》统会其理。"而早期中国医学由单纯的实践总结上升到理论总结，更是离不开这一思维的助力。事实上，中国医学脏腑经络学说正是在这一思想的引领下，在天人感应整体观的大背景下，以阴阳、五行为介，逐渐搭建起自己的"同构"理论模型。

（一）经学对两汉脏腑学说的影响

中国医学脏腑学说肇始于解剖学，正是缘于医家已初步了解了人体构造，"取类比象"的推理方式才能尝试解答脏腑的功能特性及发病特点。同时由于当时君臣礼制思想盛行的影响，《素问》《灵枢》《黄帝明堂经》以及《神农本草经》中均有当时社会官制制度的缩影，如《灵枢·五癃津液别》："五脏六腑，心为之主……肺为之相，肝为之将，脾为之卫，肾为之主外。"正是经学家对君臣礼制的大力发扬，五行之土在哲学、政治与社会意义上被赋予崇高地位，而脾因"积精禀气"的特性确立属"土"，在白虎观群儒辩经之时得到官方认可并应用至今。而在五行土与四时的配属关系上，汉代医家与经学家运用的模式大体相似。

1. 象思维与脏腑学说的建构

中国医学脏腑学说作为认识人体的基本医学学说，是建立在对人体构造有直观了解的基础之上。在甲骨文、金文中一些与脏腑有关的字形与实际人体脏腑的解剖形态基本一致。这表明至少在商代，人们对躯干、骨骼、内脏、官窍等人体组成已有较为客观的认识，又出于医疗实践的需要，医家对此更是了然于心。《灵枢》中就有对心、小肠形态的记载，如《肠胃》篇与《平人绝谷》篇中就有关于小肠形态与度量的描述。东汉医学著作《难经》同样有所记载，如《二十四难》中对肝、心、脾、肺、肾五脏具体形态和重量均有准确描述，且与现代解剖学结论大体相符；《四十四难》中将人体消化道的多个门户统称为"七冲门"。然而或许由于西汉时统治者对《孝经》的推崇，"身体发肤，受之父母，不敢毁伤"的人伦之道被大肆宣扬，从而限制了当时甚至后世医家对医学解剖的更深层探索。

除解剖学的直观认识外，中国医学脏腑学说的建构尚依赖于比类取象和对"象"的推理两个方面。比类取象是在对自然界多种事物进行广泛联系，在取得其物质多样性和差异性统一的基础上，推理出对事物本质发展及一般规律的认识。"象"的推理主要是通过观察和分析人在不同气候条件下或遭受外部环境刺激时的行为表现和反应，总结出疾病在人体的发展过程及表现方式。西汉中期以后，阴阳、五行学说在经学家的大力宣扬下成为认识宇宙发展、探讨天人相应模式的主要工具，自然而然地这一工具也被医学吸纳。

《素问·五脏生成论》曰："五脏之象，可以类推。"于是在"象"的指引下，汉代医家以五脏六腑为中心，以四时阴阳五行模式为先导，将人的形体官窍、行为活动、情志变化等相互联系，逐渐搭建起早期的中国医学藏象系统，最具代表意义的当属《素问·阴阳应象大论》。其对五脏藏象体系的描述甚是完整。以脾为例，"中央生湿，湿生土，土生甘，甘生脾，脾生肉，肉生肺，脾主口……在色为黄，在音为宫，在声为歌，在变动为哕，在窍为口，在味为甘，在志为思"。文中以五行为基本框架，按属性类推，从人体到自然，构建起较为完备的脾藏象体系。与此同时，医家对脏腑功能和生理特性的认识，亦是在"象"思维的引导下完善的。《素问·六节藏象论》将四时自然之气配属五脏，将脏腑的生理功能与季节气候表现相关联，以心为例，"生之本，神之变也；其华在面，其充在血脉，为阳中之太阳，通于夏气"。心乃人生身之本，主宰人的精神活动，这与夏生发之气相类。《难经·三十五难》则将脏腑功能与其解剖位置相联系："心营肺卫，通行阳气，故居在上，大肠、小肠传阴气而下，故居在下。"

此外，汉代脏腑学说除受阴阳五行学说"象"思维的影响外，抑或与当时社会官制文化有涉。汉时经学家对等级制度十分看重，春秋学以董仲舒为代表，借由阴阳贵贱论君臣、夫妻地位高低，易学以孟喜、京房为代表，借由阴阳之气贵贱将卦爻比附官职爵位，而同一时期的医籍中亦出现了社会官制制度的缩影。《素问·灵兰秘典论》将十二脏腑分别配属十一个官职，如心为"君主之官"，肺为"相傅之官"。不过据学者对"州都之官""中正之官"的历史考证，该官职是在汉以后才出现，故其认为《灵兰秘典论》篇应是后加入的，其成文最早不会早于隋文帝，最晚应该在炀帝后期至唐初这段时间（石相臣.从古代官制看《灵兰秘典论》的著作时间.中医文献杂志，2007年第3期）。成文虽晚，却不排除此前这一类比方式已经存在的可能，据《灵枢·五癃津液别》云："五脏六腑，心为之主……肺为之相，肝为之将，脾为之卫，肾为之主外。"除脾、肾外，其余三脏的描述与《灵兰秘典论》皆相符。另据黄龙祥所考，《黄帝明堂经》中记载的"期门"穴，实为汉代武官名，是汉武帝建元三年时设立（黄龙祥，王德深.《黄帝明堂经》与《黄帝内经》.中国针灸，1987年第6期）。事实上，除脏腑学说外，方剂配伍中亦出现了社会等级关系的"象"投射，如《神农本草经》中依据药效、毒性将药物分为上、中、下三类，并称其为君、臣、佐、使，同时提出"一君二臣三佐五使""一君三臣九佐使"的组方原则。

2. 经学重土观与中医脾胃学说

中华民族传统文化中自古有"重土"的理念。汉时，经董仲舒为首的经学家宣扬，土育万物、溉四方的崇高属性被最大化发挥，他们将圣人之德、忠臣之义、孝子之行比附于土，将哲学意义上的万物之主与政治意义、社会意义的人伦道德相关联，以赋予后者思想上的高度。在这一经学思潮的影响下，贵土思想被保留并广泛运用于自然科学中。至东汉白虎观群儒论辩，脾属土且"积精禀气"的特性得到官方认证，于经学统一了当时古今文经学关于五脏配属的不同看法，于医学则是对脾胃"仓廪之官"职能的高度概括。作为中国医学脏腑学说的重要组成部分，脾胃学说对五行重土思想的发挥主要体现在两个方面。

一是脾胃为枢。《素问·刺禁论》云："肝生于左，肺藏于右，心部于表，肾治于里，脾为之使，胃为之市。"关于"脾为使"，后世医家多从脾"灌四傍"的特点作解，强调脾的运化功能，即脾主运化水谷精微，能为人体各部位输送营养，维持生理功能的正常运转。关于"胃为市"，王冰、高世栻皆从胃"水谷之海"的特征入手，张志聪则结合"五脏－五方"，认为肝肺心肾各处左右上下，脾胃居中央，故称胃为市。而《难经·五十六难》论肝肺位置从五方，亦可旁证张说，"肝之积名曰肥气，在左胁下""肺之积名曰息贲，在右胁下"。《素问·刺禁论》展现了五脏之气各自在气机输布运行过程中所起的作用，肝气左生升，肺气右藏降。心火炎上，其气在上散于表；肾水润下，其气在下收于里。脾胃居中，胃容纳水谷，脾运化水谷，二者相辅相成，共同协助四脏气机的正常运转。而基于对脾胃之气斡旋功能的理解，后世医家大大丰富了以脾胃气机为重心的论治方法，如黄元御提出了以"中气者，阴阳升降之枢轴"为中心的枢轴运动理论。

二是脾胃为本。"人之所有者，血与气耳"（《素问·调经论》），在当时医家看来，气血是维持人体各项生命活动的物质基础。而关于气血生成，他们认为人体之气主要来源于承自父母的先天禀赋之气、由肺吸入的自然界清气和由脾胃化生的水谷精气三个方面，其中后者亦是人体之血生成的主要来源。先天禀赋在胎儿脱离母体后既成定局，自然清气与环境气候息息相关且不以人的意志而变化，唯有水谷精气人为可控。同时"胃者，水谷之海"（《素问·五脏别论》），脾又为"孤脏以灌四傍"，可知脾胃在维持脏腑正常生理功能中的重要支撑作用。在后世医家的发扬下，发展出脾胃乃后天之本的观点，足以显示脾胃在脏腑体系中的紧要性，如补土派代表人物李东垣就提出"内伤脾胃，百病由生"。《难经》中关于脾胃功能及所属的描述与《素问》《灵枢》一脉相承，如"四时故皆以胃气为本"（《难经·十五难》），"人受气于谷，谷入于胃，乃传于五脏六腑。五脏六腑皆受于气，其清者为荣，浊者为卫"（《难经·三十难》）。张仲景在著作中虽未言及脾胃"积精禀气"的特性，却在选方用药过程中十分注意对脾胃之气的维护，如白虎汤中以甘草、粳米相配顾护脾胃，使苦寒之剂不致过伤。

3. 经学"土应时"思想与脾应时说

（1）汉代经学的"土应时"思想

稽考《春秋繁露》全文，董仲舒的"土应时"思想主要见载于《五行之义》《五行对》。梳理后主要有三类：一是土无主时说。见《五行对》："土之于四时无所命者，不与火分功名。"联系前文，这是董氏解答河间献王关于孝为何是天经地义之事时的例证，他以五行相生与五行配属的自然之理为例，推及人伦道德的自然性。又将五行贵土附于其中，将土无四时所属的结论合理化。二是土不专主而辅四时说。见《五行之义》：土德"茂美，不可名以一时之事，故五行而四时者。土兼之也。"土者五方中位中央，是天之中流砥柱，又懿德茂行，仅以一季相属太过狭隘。另木火金水四行各位四方守其职，若是少了中央土的统领，则如群龙无首一般。这也是为何土气为五行之主，而甘味为五味之本的原因所在。三是土主时说。就具体而言可分为两种，第一种是土主季夏说，见《五行对》："土为季夏……季夏主养。"第二种是土主七十二日说，见《治水五行》："七十二日木用事……七十二日火用事……七十二日土用事……七十二日金用事……七十二日水用事……七十二日复得木。"五行各分得七十二日，土居中位，又以木、火、土、金、水的顺序形成完整回环，刚好将一年等分为五。此分法与《管子·五行》"五行御"的内容颇为相似，差异在于董氏以五行主时治水，而《管子》则偏重于五行主时下相应的王政，疑是董氏沿用了《管子》学说。

董仲舒后，借经义述己见的政治行为蔚然成风，除隶书书写的今文五经衍生出众多解经学派外，以籀文书写的古文经的出现引发了更激烈的学术争端。东汉时光武帝对图谶的推崇，加剧了经学神学化发展，谶纬之学大行其道。在这一背景下，章帝为平衡当时愈演愈烈的学派之争，遂召集众儒生于白虎观一辩经义，而辩论的最终成果则由班固等人集合后编成《白虎通义》。该书作为当时官方出具的"正统"解答，多以今文经学为基础，故而该书中不少内容其实继承了董仲舒的思想。就"土主时"说来看，《白虎通义》记载不少。与董氏稍有不同，归纳下来主要存在四类：一是土主四季。理由是土"扶微助衰"，木、火、金、水四行若离土则不成，故有土"含容四时"的结论。二是土主六月。见《五祀》："六月祭中霤。中霤者，像土在中央也，六月亦土王也。"该说以《礼记·月令》五脏祭中央土应祀中霤为基础。又《月令》中提及"季夏之月……律中林钟"，且与中央土并列。于是在《白虎通义·五行》中经学家们巧妙地以问答形式，直接将季夏之律"林钟"赋予六月，"六月谓之林钟何？林者，众也，万物成熟，种类众多"，而《月令》关于季夏与土的分裂也就不存在了。经此一举，六月即与季夏相等同。三是"土王四季，各十八日"，见《五行》篇。由文中可知土主时共七十二日，分于四季各十八日，较《管子》之说更为具体。四是土不主时说。见《五行》："土尊不任职，君不居部，故时有四也。"古人留意到四时五行的不匹配，对此，汉代经学家解释为土的地位尊贵，因而无需像其他四行一样职守四季，又为凸显其独特性，以君王作比。

（2）汉代医籍中的脾应时说

在"天人相应"整体观的指导下，汉代医家吸纳了今文经学的五行推演模型，在象思维的启发下以五行为根本属性，搭建起五脏应时体系。由于四时五行的数目不匹配，使得"土"独树一帜，事实上自先秦起哲学家们就各尽所能予以发挥，试图达成以五行建构世界的期望，故而汉初时对于土应时的见解已不止一种，《管子》中出现的多套土属时体系即足以证明。而董仲舒后，经学重师法、家法的学术传承模式使得这些思想在被不断延续的同时，又蔓延至更多社会领域，特别是处于理论建构基础阶段的医学，而由此衍生出的多种脾应时模式亦被保留在当时的医籍中，经梳理后可知记载的脾应时理论至少有4种。

第一种为脾主四时说。即脾非主特定时令，而是与四季相应，体现了土辅四时的思想。《素问·玉机真脏论》将今文五行五脏与四时相配属，用以描述五脏脉在生理、病理两种状态下的表现及对应病证。其中肝、心、肺、肾四脏脉应春夏秋冬四季，而脾脉独立于外。究其原因，以脾属土，又脾为孤脏的缘故，故而脾脉具备了与脾相同的特点，"溉四傍"的前提是脾位中央，这是五行中土观的影响结果，亦是重土思想的具体体现。而土的独特性同样见于《素问·六节藏象论》篇，其云心、肺、肾、肝四脏各应夏秋冬春四季之气，还余土气。而应土气者除脾外，还有胃、大肠、小肠、三焦、膀胱。有学者认为此处体现了脾土不应特定时间，以及作为辅助与传化五腑一同"化糟粕，转味而入出"，使其余四脏能维持正常的生理功能并发挥各自的作用（王彩霞，朱鹏举."脾之应时"理论溯源.辽宁中医杂志，2017年第8期）。到东汉时，《难经·十五难》除脾主四时外，尚提出胃"主禀四时"的主张。当时医家在胃为五脏之本的基础上进行发挥，依据"四时皆以胃气为本"，阐述无论四季脉象如何变化，胃气是决定疾病转归的根本，亦是关键。张仲景在《金匮要略·禽兽鱼虫禁忌并治》中直接提出了"春不食肝，夏不食心，秋不食肺，冬不食肾，四季不食脾"的饮食禁忌论，在强调了四季不进食相应脏器外，提了四季都不应进食脾。反推之，应是脾通于四季之气的缘故。又在《脏腑经络先后病脉证》篇提出"四季脾王不受邪"的观点，均体现出仲景对脾主四时说的继承，并将它们运用于疾病预防与治疗中。

第二种为脾主四季各十八日。《素问·太阴阳明论》云："脾者，土也，治中央，常以四时长四脏，各十八日寄治。"此说是在脾主四时说的基础上，进一步明确了脾在每一季节当值十八天，是对土辅四时理论的发挥。又《素问·刺要论》言及针刺过程中若是伤及肉，则脾脏的生理功能受到影响，其具体表现为"七十二日四季之月，病腹胀烦不嗜食"，即在每一季节季末的十八天里，人易出现腹胀、不思饮食、烦躁的症状。关于十八日究竟位于哪个时间段，诸家有不同见解。如王冰认为，此十八日应是指每季季末的十八日，即三、六、九、十二月最后十八天。马莳、张介宾则认为是三、六、九、十二各月中的立春、立夏、立秋、立冬之前一十八日。《金匮要略·黄疸病脉证并治》曰："黄疸之病，当以十八日为期，治之十日以上瘥，反剧为难治。"结合《素问·太阴阳明论》中内容，此处"十八日"当与脾土相关，郦永平在查阅临床相关报道后发现，《金匮要略》所论黄疸病的预后是有临床依据的（郦永平，吕春英."黄疸之病当以十八日为期"之管见.国医论坛，1991年第2期）。

第三种为脾主长夏（季夏）说。长夏、季夏两种称谓在《素问》《灵枢》中均有记载，且"长夏"的使用频率较"季夏"高。《难经》中多见"季夏"，《难经·五十六难》解释何为五脏之积时，提出"脾王季夏"。《难经·七十四难》则又纳入五俞穴，建立"脾－季夏－俞穴"的联系。而同时期著作如《春秋繁露》《白虎通义》则不见"长夏"，或可认为"长夏"一词是医家对"季夏"的改造，为凸显脾土"位中央，溉四傍"的特点。正如王冰注解《素问·脏气法时论》时云："长夏，谓六月也。夏为土母，土长于中，以长而治，故云长夏。"另据王冰注可知两点：一是长夏为六月的说法在东汉《白虎通义》中已见端倪，且流传至唐；二是长夏之名确是为突出土育万物的特性。

第四种为脾主两月说。即《素问·诊要经终论》云："三月四月，天气正方，地气定发，人气在脾。"与上述三种有根本不同的是，《诊要经终论》所描述的时脏论并不属于四时五脏系统，而是六时配"六脏"。其将全年十二月按两月一组分为六组，配属时除五脏外加以"头"，有形脏的意味，当是另一个医学流派的主张。

（二）经学对两汉经络学说的影响

早期经络学说的形成，离不开人体解剖的观测，《灵枢·经水》就提到人体探查，一可凭借外部观察和度量，二可凭借对其死后的解剖进行内部分析，故而对脏腑尺寸及经脉循行与气血多少有大致估量。至汉时医家在对经络学说的构建中深受经学阴阳五行化思潮的影响，将阴阳学说作为其理论体系的核心基本点，并在其后的发展演变过程中贯穿其间。同时五行与经络腧穴体系的结合，进一步丰富了经络学说的内涵。

随着汉代经学家对五行"连类比物"体系的逐渐完善，五行学说的影响日益扩大。在医学领域，五行在与脏腑相联系之后，人体经脉也通过与脏腑的络属关系获得与之相同的五行属性，正如《素问·脏气法时论》所论，人与天地相参，故人体的生理变化与四时五行自然规律的走向是一致的。由此通过对金、木、水、火、土五行自然之气兴衰更迭的判断可知人体五脏之气的状态，又"肝主春，足厥阴少阳主治……心主夏，手少阴太阳主治……脾主长夏，足太阴阳明主治……肺主秋，手太阴阳明主治……肾主冬，足少阴太阳主治"，于是"四时－五行－五脏－五腑－十经脉"体系初步确立。更进一步地，医家以经脉的五行生克属性解释人体疾病的转归，《难经·二十四难》中以五行相克对五阴经气绝的死期予以预判，如足少阴病，"戊日笃，己日死"。而五行学说与十二经脉的配属关系在《难经》中被明确提出，《难经·十八难》云："手太阴、阳明金也，足少阴、太阳水也，金生水，水流下行而不能上，故在下部也。足厥阴、少阳木也，生手太阳、少阴火，火炎上行而不能下，故为上部。手心主、少阳火，生足太阴、阳明土，土主中宫，故在中部也。"通过对比，《难经·十八难》在《素问·脏气法时论》的基础上，增加了手厥阴与手少阳二经，并与火相配，虽以五行属性解释十二经分属上下部有牵强之处，但不可否认《难经》进一步完善了脏腑经络的五行配属体系。

另外，医家在对经脉进行五行化的同时，腧穴体系亦与五行发生联系，其中以五输穴最具代表性。《灵枢·本输》仅言及阴经的井穴为"木"属性，阳经的井穴为"金"属性，同书《九针十二原》篇和《顺气一日分为四时》篇亦提及五输穴，前者介绍了井、荥、俞、经、合的五输穴概念、特点，后者大致总结了以五输穴治疗疾病的思路和原则，不过尚未与五行相连。而在其后的医籍著作《黄帝明堂经》和《难经》中已清晰可见五行与五输穴配属的记载，其中《难经》的理论体系更为完备。如《难经·六十五难》将五输穴与四时相应，以井穴为例，"所出为井，井者，东方春也，万物之始生，故言所出为井也"，是对《灵枢·本输》中"所出为井"的进一步说明。又如《难经·六十八难》描述的五输穴所主病证表现与《难经·十六难》中五脏脉的内证表现颇为相似，应是受经络体系五行化影响的结果。

第五讲　小学与中国医学

　　小学在这里不同于寻常的意义，它是一门学科，即中国传统语言文字学，是中国传统语言文字学的旧称。小学在周代本指幼童学习的学校，类似于今天的小学，是幼童学习文化知识的场所。由于小学阶段所学的知识相对固定，在汉代，小学指古代幼童入学所学的基本知识，并逐渐发展成一门学科。隋唐以后小学的研究内容不断完善和具体。清代，小学成为一门显学。

　　在国学的范畴中，小学既是国学的重要组成部分，也是国学的治学门径。章太炎《国故论衡·论语言文字之学》云："今欲知国学，则不得不先知语言文字。此语言文字之学，古称小学……周秦诸子、《史记》《汉书》之属，皆多古言古字，非知小学者，必不能读。"通俗地讲，小学是用来辨古言、识古字、明古义的学科，因此传统文献中经、史、子、集等部类的研究必然离不开小学。我们国家的传统学科中，小学可谓是最基础的学科，所有的文献都要借助小学作为工具进行阅读和理解。汉代开始，儒家经典一直被推崇，小学作为解释经义的工具，其重要性不言而喻。宋·郑樵《通志·六书略·六书序》云："经术之不明，由小学之不振。"清·戴震把小学比作经学的登堂之阶，《古经解钩沉序》云："经之至者，道也；所以明道者，其词也；所以成词者，未有能外小学文字者也。由文字以通乎语言，由语言以通乎古圣贤之心志，譬之适堂坛之必循其阶而不躐等。"

　　在历史的发展过程中，汉字的音形义都在发生着变化，在文献阅读中，难以用今音、今义、今形来理解。中医古籍浩如烟海，是传承中医药知识的主要载体，因此，要学习中医，需要借助小学作为工具阅读文献，以步入中医的殿堂。

一、小学概说

（一）小学含义的演变

　　小学一词最早见于《大戴礼记·保傅》。其云："及太子少长，知妃色，则入小学。小学者，所学之宫也。"这里的小学与"太学"相对，是指贵族子弟读书的初级学校。周代的礼制，国子八岁上小学，在小学阶段要学习六艺和一些基本的礼仪。《周礼·保氏》云："保氏掌谏王恶而养国子以道，乃教之六艺：一曰五礼，二曰六乐，三曰五射，四曰五驭，五曰六书，六曰九数。"其中的"六书"指的就是文字，是小学阶段的必修课程之一。

汉代的幼童在小学阶段主要学习一些识字课本，被称为篇章之学。汉·崔寔《四民月令》云："农事未起，命成童以上入太学，学五经；命幼童入小学，学篇章。"其中的"篇章"指的是《史籀篇》《仓颉篇》之类的识字课本，因为《仓颉篇》六十字为一章，凡五十五章，所以就用"篇章"指代这一类识字课本。汉代小学里学童的主要任务是学习文字，因此研究文字的学问逐渐用小学作为代称。《汉书·杜邺传》云："初，邺从张吉学，吉子竦又幼孤，从邺学问，亦著于世，尤长小学。邺子林，清静好古……其正文字过于邺、竦，故世言小学者由杜公。"这里的小学指的就是文字之学，已经具备了学科性质。《汉书·艺文志》云："凡小学十家，四十五篇。"说明在汉代小学已自成一"家"，成为一门独立的学科。

隋唐以后，小学作为一门学科，它的研究内容更加明确具体，发展为以文字的形、音、义为研究对象的专门学科，世称"文字之学"。《隋书·经籍志》小学类后序云："其字义训读，有《史籀篇》《仓颉篇》《三苍》《埤苍》《广苍》等诸篇章，《训诂》《说文》《字林》《音义》《声韵》《体势》等诸书。"明确提出"文字之学"中训诂、音义、声韵、体势等类名。《旧唐书·经籍志》云："小学一百五部，《尔雅》《广雅》十八家，偏旁、音韵、杂字八十六家，凡七百九十七卷。"首次把《尔雅》《广雅》等训诂学专著归入小学类，同时还分出了偏旁、音韵、杂字等，共四类。

宋代，小学仍称"文字之学"，研究内容概括为体制、音韵、训诂等三个门类。宋·晁公武《郡斋读书志》云："文字之学凡有三：其一体制，谓点画有横纵曲直之殊；其二训诂，谓称谓有古今雅俗之异；其三音韵，谓呼吸有清浊高下之不同。论体制之书，《说文》之类是也；论训诂之书，《尔雅》《方言》之类是也；论音韵之书，沈约《四声谱》及西域反切之学是也。三者虽各一家，其实皆小学之类。"至此，小学的基本内容得以确定，并一直延续下来。

清代，谢启昆编《小学考》，把汉代以来分析字形、字音、字义的书搜集在一起，一一加以介绍。他把小学分为四类，除文字、声韵、训诂三类之外，还有一个"音义"类，如《汉书音义》《晋书音义》等。清代编修《四库全书总目提要》时，把小学视为解经的工具，作为经学的附庸排在其后，将小学分为训诂、字书和韵书三类。《四库全书总目提要·经部·小学类》云："惟以《尔雅》以下编为训诂，《说文》以下编为字书，《广韵》以下编为韵书。庶体例谨严，不失古义。"这时候的小学明确为文字、音韵、训诂之学。

民国时期，章太炎先生在《国学讲习会讲演记录》里，把小学称作语言文字学，此后中国语言文字学就成了小学的正式称呼。历代的文字、音韵、训诂类研究都属于中国传统语言文字学。

作为一门学科，小学有专门的研究内容。文字包含有字形、字音、字义三个要素，自汉代开始，汉字的形、音、义研究便开始系统化，解释词义、字形、词源、方言的专著陆续产生，构建了小学研究的基本框架，后世的小学研究在这个基础上形成了文字、音韵、训诂等系列著作。与之相应，产生了文字学、音韵学和训诂学等三个分支学科，以研究字形为主的称为文字学，以研究语音为主的称为音韵学，以研究语义为主的称为训诂学。这三个学科虽然各自独立，但又彼此相关，不可分离。正如章太炎所说："盖文字之赖以传者，全在于形。论其根本，实先有义，后有声，然后有形。缘吾人先有意想，后有语言，最后乃有笔画也（文字为语言之代表，语言为意想之代表）。故不求声义而专讲字形，以资篆刻则可，谓通小学则不可。三者兼明，庶得谓之通小学耳。《说文》以形为主，《尔雅》《方言》以义为主，《广韵》之类以声为主。"（章太炎.章太炎国学二种.浙江古籍出版社，2012）

（二）小学的发展

1. 先秦时期，小学研究处于萌芽阶段

这一时期对文献语言的研究尚没有形成自觉，但为了方便一些经典的理解，已经有了注解类专著，如《墨子》卷十有《经上》《经下》篇，还有《经说上》《经说下》篇，其中的《经说》就是用来解《经》的，《韩非子》中的《解老》《喻老》篇是用来说解《老子》的。这一类著作主要解释具体语句在篇章中的含义。先秦的著作中有一些零散的名物解释，如《尸子·仁意》："春为青阳，夏为朱明，秋为白藏，冬为玄英。"《左传》中已经出现了从字的构造上解释字义的方法，如《宣公十二年》："夫文，止戈为武。"《宣公十五年》："反正为乏。"《昭公元年》："皿虫为蛊。"《韩非子·五蠹》："自环者谓之厶，背厶谓之公。"也有从语音的角度解释词义的，如《论语·颜渊》："季康子问政于孔子。孔子对曰：'政者，正也。子帅以正，孰敢不正？'"这些零散的训释为后世小学研究奠定了基础。

秦始皇建立了我国历史上第一个大一统的王朝，为方便统治，秦代统一了文字，将小篆定为通行文字，编写了很多识字课本，《说文解字·叙》云："秦始皇帝初兼天下，丞相李斯乃奏同之，罢其不与秦文和者。斯作《仓颉篇》，中车府令赵高作《爰历篇》，太史令胡毋敬作《博学篇》，皆取史籀大篆，或颇省改，所谓小篆者也。"文中所言李斯的《仓颉篇》、赵高的《爰历篇》、胡毋敬的《博学篇》等都是当时的识字课本，这些字书是许慎《说文解字》收字的主要来源，为文字学的形成奠定了基础。

2. 两汉时期，小学研究进入繁盛阶段

汉武帝采纳董仲舒的建议，推行"罢黜百家，独尊儒术"的政治策略，儒家的经典被推到至高地位。儒家经典研究空前繁盛，促进了语言文字学的快速发展。

首先，两汉经学的发展直接推动了训诂学的发展。从先秦到汉代，汉语发生较大改变，流传下来的儒家经典已难以完全读懂，在这种情况下，一些解释经典的著作应需而生，如汉初的《毛诗故训传》，再如东汉的经学大师郑玄遍注儒家经典，对《周礼》《仪礼》《礼记》《毛诗》《易》《尚书》《孝经》《论语》等都作了注解。汉代的词义研究水平达到了空前的高度，出现了词义研究专著《尔雅》。《尔雅》把先秦到汉初人们对经书的注解搜集在一起，把古今和方俗语言中的同义词或近义词收列在一条内，用当时的通行语进行解释，成为汉语词义研究的奠基之作，是我国的第一部训诂专著。汉代的训诂专著还有东汉服虔的《通俗文》和汉末的《小尔雅》等。《通俗文》主要是解释俗语，是我国历史上第一部俗语词典。

其次，两汉经学直接促进了文字学的发展。读经必须先识字，汉代非常重视编写识字课本，除了把秦代的三本字书汇编为《仓颉篇》之外，还有司马相如编的《凡将篇》、黄门令史游编的《急就篇》、李长编的《元尚篇》、扬雄编的《训纂篇》、班固作的《太甲篇》《在昔篇》、贾鲂编的《滂喜篇》等识字课本。这些字书只收汉字，没有解释。汉代隶书盛行，隶变导致汉字的象形性破坏，很多文字的造字本义在字形变化中消隐。汉代儒生在解释以六国文字写成的古文经和以隶书写成的今文经时产生了很大分歧，导致两汉时期古文经派和今文经派的斗争。在这种情况下号称"五经无双"的许慎，写下《说文解字》（简称《说文》），解释字形字义，成为我国历史上第一部文字学著作。

汉代在方言和词源研究方面也有很大建树。西汉末年扬雄写的《輶轩使者绝代语释别国方言》（简称《方言》）用通语解释各地方言，是我国第一部方言学研究专著。东汉时期，刘熙写的《释名》专门探究事物的命名，成为我国历史上第一部词源学专著。《尔雅》《说文》《方言》《释名》这几部著作分别为训诂学、文字学、方言学、词源学研究奠基了基础。

3. 魏晋南北朝至唐五代时期，小学继续发展

这一时期音韵学发展迅速。由于佛教传入中国，佛经中梵文的拼音原理，启发了当时学者研究汉字的字音。文献记载，汉末反切出现，至曹魏时期反切大为盛行，《颜氏家训·音辞篇》云："孙叔言创《尔雅音义》，是汉末人独知反语。至于魏世，此事大行。"反切是用两个汉字共同来拼读字音的注音形式，反切时，取上字的声母、下字的韵母和声调。反切的盛行，为汉字声、韵、调的系统研究提供了条件。南齐的周颙和南梁的沈约都发现了在汉语中存在平、上、去、入四声，《梁书·沈约传》载："约撰《四声谱》，以为在昔词人，累千载而不寤，而独得胸衿，穷其妙旨，自谓入神之作。"《四声切韵》《四声谱》都是以四声进行分韵的韵书，足以证明汉语的声调在南朝时期已经非常明确了。隋代陆法言著《切韵》一书，该书在隋唐时期取得了官韵的资

格。唐代的科举考试采用诗赋取士的办法，对音韵的要求比之前更高，促使音韵学在唐代迅速发展起来。唐代在《切韵》的基础上产生了一系列韵书，先是王仁煦作《刊谬补缺切韵》，对《切韵》进行了刊谬补缺，唐天宝年间，孙缅又把原本《切韵》增补改编，名为《唐韵》。声母系统研究肇端于南梁时期，这一时期出现了用来帮助拼读反切声母的双声字"助纽字"，为唐代声母系统研究打下了基础。唐代对汉语声母系统的研究有重大发明创新，唐代末年和尚守温创制出代表当时声母系统的"三十字母"，对当时汉语声母的发音方法和发音部位有了明确的认识，这标志着系统音韵研究的开始。

这一时期的训诂学进一步发展。汉代以后，围绕《尔雅》，形成了一个新的学科——"雅学"。汉代以后出现了很多仿照《尔雅》写的著作，称为"群雅"。曹魏时期，张揖仿照《尔雅》体例作《广雅》，以增补《尔雅》，晋代的郭璞作《尔雅注》。另外，在文献注释方面，与汉代相比，表现为注书范围扩大，不再局限于注释儒家经典，而是延伸到经学以外，产生了一批经典的注释类著作，如郭璞的《方言注》、李善的《文选注》、陆德明的《经典释文》等。《经典释文》中所释的经典，除了儒家经典之外，还包括道家经典《老子》《庄子》等。唐代也有了佛经注释的专书，玄应和慧琳各自撰写了一部《一切经音义》，以解释佛经中的词语。

文字学在这段时期也有很大发展。一些新的字书相继问世，如晋代的吕忱仿照《说文》著成《字林》，并且增补了三千多字。梁代的顾野王，在《说文》基础上进行增删，编成了《玉篇》一书。该书是我国第一部用反切注音的字书，除个别字用直音法外，全书皆用反切注音。唐代的颜元孙编写《干禄字书》，增加了俗体字形，每字分俗、通、正三体；另外还有张参的《五经文字》和玄度的《新加九经字样》，辨正经传文字的形体。《说文》学研究在这一时期也开始兴起，唐代的李阳冰首次对《说文》进行了刊定，对《说文》的解说改动较大，为纠正李阳冰的错误，五代时南唐的徐锴作《说文解字系传》对《说文》进行了注释和校订，这是最早的一部对《说文解字》进行系统注解的专著。

4. 宋元明时期，小学的发展进入变革期

这一时期在文字学方面成果比较突出。首先，是对汉字字形进行整理规范。《说文解字》在流传的过程中，错讹较多，宋代的徐铉奉旨校定《说文》，补充《说文》的缺漏，增加了新附字，同时标注反切，增加注释。徐铉是徐锴的兄长，他的校订本，世称大徐本，这个本子作为《说文》的通行本一直沿用至今。陈彭年等人重修玉篇，改称《大广益会玉篇》。其次，文字学理论有了新突破，宋代学者发现了汉字的声符与字义之间的关系，提出了"右文说"。沈括《梦溪笔谈》云："王圣美治字学，演其义以为右文，古之字书皆从左文。凡字，其类在左，其义在右。如水类，其左皆从水。所谓右文者，如戋，小也。水之小者曰浅，金之小者曰钱，歹而小者曰残，贝之小者曰

贱。如此之类，皆以戈为义也。"王观国在《学林》中也提出了"字母"说："盧者，字母也。加金则为鑪，加火则为爐，加瓦则为甋，加目则为矑，加黑则为黸。凡省文者，省其所加之偏旁，但用字母，则众义该矣。"他认为汉字中具有构形能力的声符是有表义功能的。南宋以后，出现了一批研究"六书"的著作，如戴侗的《六书故》、周伯琦的《六书正讹》、李文仲的《字鉴》、赵㧑谦的《六书本义》、赵宧光的《说文长笺》等。这一时期还新编了字典，如宋代丁度、王洙、胡宿、掌禹锡、司马光等编写的《类篇》四十五卷，共收字 53165 个；辽代和尚行均编撰的《龙龛手镜》四卷，每字下详列正俗古今及或体字，所收的字除了《说文》《玉篇》等，还采集了佛经中的字，共收录 26430 字，注 163170 余字；明代梅膺祚的《字汇》和张自烈的《正字通》把《说文》的 540 个部首，简化为 214 部，按笔画排列顺序。

音韵学方面，北宋的陈彭年等人奉诏在《切韵》《唐韵》的基础上增补修订，作《大宋重修广韵》（简称《广韵》），成为我国第一部官修韵书，也是我国现存最早的一部完整的韵书，具有承前启后作用，全书收字 26000 多个，分 206 韵。之后丁度等人又编写了《集韵》，对《广韵》进行了大规模修订，收入 53500 多字，体例更加完善。宋代在守温三十字母的基础上增加了六个字母，成为三十六个字母，代表了中古汉语的声母系统。《韵镜》《七音略》《切韵指掌图》《四声等子》等韵图的出现，形成了等韵学。等韵学是音韵学的一个分支，通过韵图帮助人们掌握韵书的反切，正确读出反切所表示的字音，是汉语语音分析的一门学科。元代以周德清的《中原音韵》为代表，产生了一批研究当时实际语音的韵书。《韵法直图》《等韵图经》的出现，标志着音韵学进入了一个新的阶段。

在训诂学方面，训诂理论和研究内容都有所创新。戴侗的《六书故》提出了"因声以求义"的训诂理论。明代方以智的《通雅》，明确提出了"因声生名而义起，义又谐声，声义互用"的训诂主张。在研究内容上，突破了以往多研究实词的局限，关注到虚词的训诂，元代卢以纬著《语助》一书，成为我国第一部研究文言虚词的专著。联绵词研究也受到关注，明代朱谋㙔的《骈雅》以解释双音词为主，凡两字成为一义的，以及字异义同的都类聚而加以解释，是我国第一部联绵词典。

5. 清代，小学研究进入全盛期

清代乾隆、嘉庆年间，考据之风盛行，由此兴起的训诂、考订的治学方法，形成了一个新的学术流派"乾嘉学派"，将我国的小学研究推向了鼎盛。

这一时期中国传统语言文字学全面总结提高，出现了一大批音韵学家、文字学家和训诂学家，而且这几个领域都取得了丰硕的成果。清代的音韵学研究成就斐然，顾炎武的《音学五书》，将上古韵分为十部，这部著作是研究古音的奠基之作，开拓了音韵研究的新领域。之后有江永的《古韵标准》将上古韵分为十三部，段玉裁的《六书音均表》定古韵为十七部，戴震的《古韵标准》定古韵为二十九部，孔广森的《诗声类》分古韵为阴阳十八部，王念孙的《毛诗群经楚辞古韵谱》分古韵为二十一部，江有诰的《音学十书》将古韵分为二十一部。上古韵部经过以上七家的研究，基本上已成定局。清代，上古声母系统研究成就斐然，钱大昕提出了"古无轻唇音""古无舌上音"等重要论断。

在词源研究方面，清代学者也有创新。戴震继前代的"声训"和"右文"说，新创立"转语"法来推求古音古义，在《转语》中提出"疑于义者以声求之，疑于声者以义正之"的训诂原则，建立了周秦古音阴、阳、入三足鼎立的系统。程瑶田的《果赢转语记》，从声音和意义两个方面追溯同源词，全书借释"果赢"一词，推而广之，罗列了一大批音义相关的词，阐发音义通转之例，对词语的命名规律作出了总结。程瑶田认为："声随形命，字依声立，屡变其物而不易其名，屡易其文而弗离其声，物不相类也而名或不得不类，形不相似而天下之人皆得以是声形之，亦遂靡或弗似也。"王念孙的《释大》是又一部词源学著作，他解释了前代训诂学著作中含"大"义的词，以声母为纲，把含有"大"义，且音近义通的词汇聚在一起进行注释，以说明词源。阮元的《释门》与《释大》相似，探讨了与"门"音义相关的同源词。黄承吉的《字义起于右旁之声说》认为声同则义同，将谐声字分为左右两部分，称右旁之声为纲、为母，左旁之形为目、为子，总结出："谐声之字，其右旁之声必兼有义，而义皆起于声，凡字以某为声者，皆原起于右旁之声义以制字，是为诸字所起之纲。其在左之偏旁部分，则即由纲之声义而分为某事某物之目。"

清代的训诂研究超越了以往。这一时期的训诂学著作很多，主要研究内容集中在对经典著作的考证和校勘上，在理论和方法上的成就都超越了前代。顾炎武的《日知录》是一部杂考类的学术笔记，对经义、史学、官方吏治、财赋、典礼、舆地、艺文之类疏通其源，考证谬误，它直接开启了有清一代的考据之学。黄生的《字诂》发明六书，考证新义，《义府》杂取经史子集，互相参证，考证名物典制源流。邵晋涵的《尔雅正义》是清代第一部研究《尔雅》的著作，在晋代郭璞《尔雅注》的基础上，利用古音学和经学的成就来解决训诂问题，提出了许多新观点。郝懿行的《尔雅义疏》，参考汉魏五家注、晋郭璞注、唐陆德明音义、宋邢昺疏、郑樵注等前人著述，广引古籍，以声音贯穿训诂，探求词源，对后世的《尔雅》研究及训诂学理论与训诂实践的发展都产生了较大影响。王念孙的《广雅疏证》系统整理和阐述了《广雅》，并在此书中践行和阐发其训诂理论，成功地运用了声近义通、因声求义的训诂方法，是一部在训诂学上价值极高的名著。王氏总结出训诂要旨在于声音，《广雅疏证》王念孙序云："训诂之旨，本于声音。故有声同字异，声近义同，虽或类聚群分，实亦同条共贯。譬如振裘必提其领，举网必挈其纲，故曰'本立而道生''知天下之至啧而不可乱'。此之不悟，则有字别为音，音别有义，或望文虚造而违古义，或墨守成训而鲜会通。易简之理既失，而达到多歧矣。今则就古音以求古义，引申触类，不限形体，苟可以发明前训，斯凌杂之讥，亦所不辞。"王念孙的《读书杂志》对九部先秦至汉的古籍进行校勘和训诂，是践行他的训诂理论和方法的又一部重要著作。王引之根据其父王念孙的论述及自身见解，校正了大量经史传记中的文字，著成《经义述闻》一书，同时也对经传古籍中的虚词进行考释，著成《经传释词》，在训诂方法上继承了其父的余绪。俞樾的《群经平议》《诸子平议》等在训诂方法上宗法王念孙的《读书杂志》，对儒家经典、诸子经典校正句读，审定字义。刘淇的《助字辨略》收集从先秦到元代经史子集的虚词进行注释，是我国第一部具有完整体例的虚词专著。总之，清代学者在训诂理论和训诂方法上都取得了很大突破。

清代在文字学方面的主要成就集中于对《说文》的研究，段玉裁、桂馥、王筠、朱骏声并称《说文》四大家。段玉裁的《说文解字注》比勘徐铉和徐锴的校订本，刊正了《说文》传写中的谬误，阐明了《说文》的体例，同时引证经传古籍，对许慎的释义进一步解释。桂馥的《说文义证》对《说文》正文进行疏证。王筠的《说文释例》是一部专门探讨《说文》体例和文字学规律的著作。王筠的《说文解字句读》是对《说文》原文进行句读，同时采撷《说文》诸家之说，辨其正误，删繁举要，参以己意而成的一部著作。朱骏声的《说文通训定声》按古韵部改编《说文》，全书以谐声声符为纲，按音分别归属古韵十八部，将从一声符滋生的字都联缀在一起，秩然有序。

清代编修了几部大型辞书，是训诂常用的工具书。大型字典《康熙字典》是在《字汇》《正字通》的基础上编纂而成，全书收集四万七千零三十五字，音义齐全，查检方便。另外还有三部资料汇编类辞书，《佩文韵府》汇集了古诗文的常见词语、典故，按一百零六韵编排，所收词条以最后一字归韵，方便查阅古诗文词语。《骈字类编》汇集了双音节词语，全书收词齐全，引文丰富。《经籍纂诂》收集了经传中的旧注和经传本文的训诂材料，是一部为训诂学服务的资料书。

清代以后，小学继续发展。民国初年，以国学大师章太炎和黄侃为代表形成的"章黄学派"继承乾嘉学派的治学方法，不断汲取新的学术理论和方法，在小学研究方面建树颇多。章黄一脉对后世影响巨大，直到今天，其门生后人都在这个学派的基础上不断发扬光大。

二、文字学与中国医学

文字是记录语言的符号。文字可以突破时间和空间的限制，使语言得以传播，这是文字的主要功能。同其他文字相比，汉字的性质比较复杂，不能简单地称为表意文字或者表音文字，汉字兼用了意符、音符和记号的文字体系，有的学者将之称为"意音文字"。但总的来讲，汉字的表意性比较强，尤其是一些以象形为主要造字法的汉字，汉字字形的改变必然会影响对字义的理解。两汉时期，因为汉字字形改变而引起古今文经派的斗争，促使文字学快速发展，我国第一部文字学专著《说文解字》应运而生。以此为开端，汉字的形、音、义系统化研究逐渐发展起来。文字学专以汉字为研究对象，研究汉字的起源、形成和发展，汉字形体的演变，汉字的性质，汉字的构造，汉字的书写特点，汉字形体与音义关系，汉字的整理和标准化等问题。

（一）汉字的起源

汉字是文明发展到一定时期的产物，汉字的形成经历了很长的酝酿期。《周易·系辞下》云："上古结绳而治，后世圣人易之以书契，百官以治，万民以察。"其记载了结绳为治的时期，结绳的符号是文字产生之前的通用符号。孔安国《尚书·序》里说："古者伏牺氏之王天下也，始画八卦，造书契，以代结绳之政，由是文籍生焉。"这段文字记载了伏羲画八卦和造书契，以代替结绳，之后有了文字。许慎《说文解字·叙》云："古者庖羲氏之王天下也，仰则观象于天，俯则观法于地，观鸟兽之文与地之宜，近取诸身，远取诸物，于是始作《易》八卦，以垂宪象。及神农氏，结绳为治，而统其事，庶业其繁，饰伪萌生。黄帝之史官仓颉，见鸟兽蹄远之迹，知分理之可相别异也，初造书契……仓颉之初作书，盖依类象形，故谓之文。其后形声相益，即谓之字。"同孔安国一样，许慎认为先是伏羲作了八卦符号，之后有神农结绳为治，再后黄帝史官仓颉创造了文字。无论八卦和结绳孰先孰后，都可以说明在文字符号系统产生之前，已经有过两套完整的符号系统以记录事物，但这两套符号系统的表达能力都有局限，因此产生了另外一套记录语言的符号系统——汉字。

汉字是怎么产生的呢？文献中多认为是仓颉造字。《吕氏春秋·君守》云："仓颉作书，后稷作稼。"《韩非子·五蠹》云："古者仓颉之作书也，自环者谓之私，背私谓之公，公私之相背也，乃仓颉固以知之矣。"甚至还将仓颉造字神异化，《淮南子·本经训》云："昔者仓颉作书而天雨粟，鬼夜哭。"仓颉本人也被认为有异于常人之象，《论衡·骨相》云："仓颉四目。"仓颉作为史官，发明一套记事的文字符号是有可能的，但不可能创建整个文字体系，一套文字符号系统的创制，应该是有多人参与，仓颉应该是众多文字创造者之一，《荀子·解蔽》即云："好书者众矣，而仓颉独传者，一也。"

目前，学术界公认的观点是，汉字主要起源于图画。考古学和民俗学发现，世界文字大都经历过图画文字阶段，而图画文字则直接脱胎于原始绘图。与结绳和八卦相比，图画的表意能力更强，一些图画有了固定的意义时，也就具备了记录语言的功能。在西安半坡仰韶文化遗址发现的具有文字性质的刻画符号、在山东大汶口遗址发现的象形文字符号，距今有六千多年。具有记录功能的图画与早期的文字非常接近，当这些图画简化后，与语言中的词产生约定的对应关系，那么文字符号也就产生了。商代后期（约前 14 世纪—前 11 世纪）的甲骨文和金文，是已发现的最早的可以完整记录语言的古文字资料。

（二）汉字的发展

汉字从商代后期到现在已有 3300 多年时间，汉字作为意音文字的性质始终没变，但是汉字的形体发生了多次改变。汉字的形体演变主要经历了甲骨文、金文、大篆、小篆、隶书、楷书、草书、行书的变化过程。

1. 甲骨文

甲骨文是清光绪二十五年（1899 年）在河南安阳小屯村发现的。大约在公元前 14 世纪，商王盘庚迁都于殷，一直到殷纣亡国，约三百年时间。甲骨文就是这一时期商代统治者的占卜记录。殷商的统治者每做一件事情都要用卦卜问吉凶，卜后就把卜辞以及与卜辞有关的事情刻在龟甲兽骨上，所以把这种文字叫作甲骨文或甲骨卜辞。

需要注意的是，甲骨文并不是商代的主要字体。甲骨文中有"册"字，《尚书·周书·多士》："惟殷贤人，有册有典。"说明在商代已经有写在竹木简上的典册。典册的书写工具是毛笔，甲骨文中有"聿"字，字形象手执毛笔。典册的内容要比甲骨文多，毛笔写出来的字体与甲骨文差别比较大。甲骨文是在坚硬的甲骨上刻写的，圆形不好刻写要写作方形，粗笔一般要改作细笔。甲骨文的象形程度很高，但是已经与图画拉开了距离。

2. 金文

商代后期，出现了在青铜器上铸铭文的风气，到周代达到了顶峰。先秦称铜为金，所以铸在青铜器的文字被称为金文。商代的铜器铭文都很简单，一般只有几个字，主要记录器物制作者的名字和所纪念先人的称号，之后又出现了一些篇幅较长的铭文。商代金文基本保留了毛笔的样子，圆笔和粗笔比较多。至周代，金文的内容增加，当时的帝王们常把功臣的事迹铸在钟鼎上做纪念品来赏赐功臣，也有的钟鼎是刻铸当时的法令，有的是刻铸圣贤的名言，有的是刻铸自己的箴铭。金文的象形程度比较高，弯曲线条多，笔道粗细不一，有些还有非线条的团块。在西周后期，金文字形的线条化特征加强，粗笔变细，团块改为线条。春秋战国时期的金文字形加入了美术化的特征，有的增加了鸟形或虫形文饰，称为鸟虫书。

3. 大篆

大篆主要流行于西周后期，周宣王时太史籀对当时的文字作了整理，写了《史籀篇》，后人就把这种文字叫作籀文。《史籀篇》早已散佚，但有一部分字形保留在《说文解字》里。大篆字体线条圆转，与小篆相近。

4. 小篆

战国时期，随着政治、经济、文化的迅速发展，使用文字的人增多，文字的形体发生剧烈变化，而且各国语言差异很大，并各自造作文字，形体各不相同。因此，秦在公元前 221 年统一天下以后，丞相李斯对文字作了整理，即为小篆。它的标准主要是大篆，凡是跟大篆不合的都废弃不用，同时也采用了当时就已通行的比大篆简化的文字。秦代的字书《仓颉篇》《爰历篇》《博学篇》，都是根据史籀大篆省改而来。

5. 隶书

《汉书·艺文志》和《说文解字·叙》都记载隶书开始于秦代，当时官狱事务繁多，为了应急，因此产生了隶书。从出土资料看，战国晚期是隶书形成的时期，当时的秦国人为了书写方便不断破坏、改造正体字形，由此产生了秦国文字的俗体文字，这是隶书形成的基础。隶书用方折笔法改变了篆文的圆转笔法，有些字对篆文的笔画进行省并，改变了一些字的偏旁，使很多文字丧失了象形意味。隶书至汉代成为通行字体。东汉晚期的隶书字形扁方，笔势带有波磔。

6. 草书

草书是为了书写便捷而产生的一种比较粗糙、简便的字体。汉代通行的字体，除了隶书外，还有草书。草书在汉初时形成，到了西汉末年或东汉初年才臻于成熟而盛行起来。草书可分为三种：一是章草，二是今草，三是狂草。章草是直接由隶书草化逐渐演进而成的。章草的名称，一般认为是由于东汉章帝爱好草书而得名。它的特点是笔画带草意有连笔，但仍保留了隶书的波磔，字字独立，不相连接，布局也较匀称。三国时吴国皇象用草书写的《急就章》可以作为这种字体的代表。今草是在章草的基础上发展起来并受了楷书的影响而形成的。它的产生大概始于东汉末年而盛行于晋代，王羲之的《十七帖》可以作为这种书体的代表。狂草是在今草的基础上任意增减笔画，毫无拘束地连写而产生的。狂草兴起于唐朝，字体的特点是笔势连绵回绕，龙飞凤舞，艺术性强，实用性低。

7. 楷书

楷书也叫真书或正书，是从隶书演变过来的，是隶书的进一步简化。同时，也受了一些章草的影响。楷书始于东汉末年，而盛行于魏晋南北朝时期。楷书的特点是吸收了隶书结构匀称明晰的优点，把隶书笔画的波磔改为平直，把形体的扁平改为方正。楷书易写、易认，所以一直通行至今。

8. 行书

在东汉晚期出现了一种介于楷书与今草之间的新字体，就是行书。据说行书是桓、灵时代的刘德升所创造的，汉魏之际的书法家钟繇、胡昭都曾跟他学过这种字体。行书笔画连绵而字字独立，易于书写和辨认，实用价值很大，所以流行至今。

总体来看，汉字的形体经历了由繁到简的变化。汉字字体演变过程中最大的变化就是由篆书到隶书的变化，隶书是古今文字的分水岭。在整个古文字阶段汉字的象形程度不断降低，而在古文字演变为隶书时，很多文字丧失了象形意味，图画性丢失，成为按笔画组合的符号。另外，一部分汉字因为表义明确性的需求，也出现了增加笔画或偏旁的繁化现象。

在汉字产生至今的 3300 多年时间里，总数不断增多。东汉许慎在公元 2 世纪编的《说文解字》里，收录了 9353 字，重文 1163 字，共 10516 字；南朝梁代的顾野王在 6 世纪编写的《玉篇》里共收 16917 字；11 世纪宋真宗时编写的《广韵》收 26194 字；14 世纪明洪武年间编的《洪武正韵》收 32200 余字；18 世纪清康熙年间编的《康熙字典》收 47043 字；至 2010 年出版的《汉语大字典》（第二版）收有 60370 字。

（三）汉字的构造法

1. 六书

六书一词最早见于《周礼》，六书属于周代贵族子弟所学习的六艺之一。汉代的郑众注《周礼·地官·保氏》云："六书，象形、会意、转注、处事、假借、谐声也。"班固《汉书·艺文志》云："古者，八岁入小学，故周官保氏掌养国子，教之六书，谓象形、象事、象意、象声、转注、假借，造字之本也。"许慎《说文解字·叙》云："《周礼》八岁入小学，保氏教国子先以六书。一曰指事，指事者，视而可识，察而见意，上下是也；二曰象形，象形者，画成其物，随体诘诎，日月是也；三曰形声，形声者，以事为名，取譬相成，江河是也；四曰会意，会意者，比类合谊，以见指㧑，武信是也；五曰转注，转注者，建类一首，同意相受，考老是也；六曰假借，假借者，本无其字，依声托事，令长是也。"历来学者一般用许慎的名称，班固的次序，即象形、指事、会意、形声、转注、假借。

六书是最早的汉字构造的理论。六书造字基本上囊括了汉字体系的造字方法，六书理论也得到了历代学者的普遍认可。但是在实际应用中，人们也发现了很多问题。首先象形、指事和会意这三类的界线很难明确划分，比如"涉""射""牧"等多个象形的部件构成的字，有人认为当归入会意，有人认为当归入象形。其次，转注的定义模糊，究竟什么是转注字争议很大。即便是《说文》定义明确的假借字，许慎给的例字"令""长"只能说明词义引申现象，不能说明借字表音现象。于是，现代学者在六书说的基础上提出了新的汉字构造理论。

2. 三书

唐兰先生提出汉字的构造新系统"象形、象意、形声"三书说。他在《中国文字学》中说："象形、象意、形声，叫作'三书'，足以范围一切中国文字，不归于形，必归于意，不归于意，必归于声。"陈梦家先生在他的《殷墟卜辞综述》的"文字"章里提出了新三书"象形、假借、形声"。他认为，假借字必须列为汉字的基本类型之一，象形、象意应该合并为象形。裘锡圭先生的《文字学概要》在陈梦家三书说的基础上进一步作了修正："我们认为，陈氏的三书说基本上是合理的，只是象形应该改为表意。""三书说把汉字分为表意字、假借字、形声字三类。表意字使用意符，也可以称为意符字。假借字使用音符，也可以称为表音字或音符字，形声字同时使用意符和音符，也可以称为半表意半表音字或意符音符字。这样分类，眉目清楚，合乎逻辑，比六书说要好得多。"各家的分类，裘锡圭先生的最明晰，他的每一种分类下面还包含着小类。

裘锡圭先生所说的表意字主要包括抽象字、象物字、指示字、象物字式的象事字、会意字、变体字等。抽象字如一、二、三、四、上、下之类由抽象的形符构成的字；象物字如日、月、鹿、虎、马、鱼等象某种实物的字；指示字是在象物字或在象实物的形符上加指示符号构成的字，如本、末、亦、刃等；象物字式的象事字，这类字也是象形，但是所代表的词是事而不是物，如又、屮等字；会意字是在抽象字、指示字之外，凡是汇合两个以上意符来表示一个跟这些意符本身的意义都不相同意义的字，如宿、从、北、夹、取、及、采、兼、明、莫等；变体字是改变某一个字的字形的方法来表意，如片、子、孒、乏等。形声字的来源很多，意符和音符的情况也比较复杂，但是辨别比较简单，凡是由音符和意符共同构成的字都是形声字。假借字包括无本字的假借、本字后造的假借、本有本字的假借三种。无本字的假借如古汉语虚词"其""之"，句末语气词"耳"，语气词"夫"等，还有音译的外来词，都是无本字的假借；本字后造的假借，是有的词本来用假借字表示，但是后来又造了它的本字，如"蜈蚣"本来作"吴公"（《广雅·释虫》），后来加了虫旁，以"蜈蚣"为本字；有很多有本字的词也使用假借字，这种假借字有些到后来取代了本字，这是有本字的假借字，如"艸"是草木之"草"的本字，"草"字本为栎树的果实，但一般用假借字"草"为"艸"，再如"耑"为开端的本字，但一般假借表端正义的"端"表示。

（四）汉字中的特殊现象

汉字有自身的构造特点和发展规律，但是因为汉字发展时间长，使用的人非常多，于是在使用过程中会出现一些特殊的现象。比如汉字中既有音义相同而形体不同的字，也有形体相同而音义不同的字。

1. 异体字

异体字就是彼此音义相同而外形不同的字。异体字产生的原因很多。形声字往往会因选用了不同的形符或声符，而形成异体字。

因形旁意义相近产生异体字，如穄/糠，欸/嘆/叹，跡/迹，峳/脈/脉，靭/韧，欬/咳，煖/暖。

因形旁意义关联产生异体字，如盃/杯，槃/盘，缾/瓶，痳/淋，皰/疱，胅/痞，臒/癱，胗/疹，肬/疣。

因选用不同的声符而产生异体字，如秔/粳（粳），擣/捣，旹/時，搯/掏，蝨/蚤，蹤/踪，驗/验，痹/痱，撚/拈，妒/妒。

有的因造字方法不同产生异体字，如涙/泪，前者为形声，后者为会意；羴/膻，前者为会意，后者为形声；姦/奸，前者为会意，后者为形声。

有的因偏旁位置不同而产生异体字，如衸/衮，蠏/蟹，蠡/蚊，鑑/鉴，胷/胸。这几组字，每一组的造字方法和构字部件都相同，但因偏旁位置摆放不同，而形成了异体字。

有的因写法出入或讹变而产生异体字，如矦/侯，勾/勾/丐，珎/珍，祕/秘，呪/咒，虐/虐，煑/煮，净/净，臯/皋，鈆/铅，淊/淫，憇/憩，恠/怪，昰/是。

还有一种情况，有些汉字在传写的过程中，为了表义的明确性，加上了形符，而形成一对古今字，如其/箕、益/溢、莫/暮等。这种情况如果两个字同时出现在一个时间段，则也是一对异体字。

2. 同形异义字

同形异义字是字形相同而意义不同的字。如"椅"这个字形可用来表示两个完全不同的词，是因为在不同时期不同的意义共用了一个字形。《说文解字》云："椅，梓也。从木，奇声。"这个"椅"当一种树讲，念平声。《诗经·鄘风·定之方中》云："树之榛栗，椅桐梓漆，爰伐琴瑟。"我们现在常用的椅子本来写作"倚"，后来被改为"木"字旁，宋·黄朝英《靖康缃素杂记》："今人用倚卓字，多从木旁。"同样，桌椅之"桌"本写作"卓"，后来被加了形符，而写成"棹"，与划船工具"棹（zhào）"同形。明·方以智《通雅·杂器》云："倚卓之名，见于唐宋……杨亿《谈苑》云：'咸平、景德中，主家造檀香倚卓。'俗以为椅子、棹子。"

又如"怕"为澹泊之"泊"的本字，《说文解字》云："怕，无为也。从心，白声。"但这个字形又用作惧怕之"怕"。《论衡·四讳》云："孝者怕入刑辟，刻画身体，毁伤发肤。"

此外由于汉字简化，导致很多同形异义字产生。如"僕"的简化字与前仆后继的"仆"同形，"幾"字简化后与茶几的"几"同形。有时候，两个不同字的简化字是同形的字，如"鐘"和"鍾"都简化为"钟"，"髒"和"臟"都简化为"脏"，"醜"简化后与表干支的"丑"同形，"鬥"简化后与升斗之"斗"同形，"榖"简化后与山谷的"谷"同形，"鬆"简化后与松树的"松"同形，"麵"简化后与面子的"面"同形，"乾""幹""榦"简化后与干支的"干"同形。

对于中国医学文献来说，同形异义字可能会造成对疾病的错误认识。如"癢"

字简化之后与"痒"同形，实则两者不是同一种病。《释名·释疾病》："癢，扬也。其气在皮中欲得发扬，使人搔发之，而扬出也。"毕沅疏证："'癢'俗字，《说文》作'蛘'，云：'搔蛘，从虫，羊声。'""癢"实际上为"蛘"的俗字，为瘙痒义。"痒"，《说文》："痒，疡也。"段玉裁注："《小雅》：'癙忧以痒。'传曰：'瘟、痒，皆病也。'《释诂》亦曰：'痒，病也。'按今字以痒为癢字，非也。"对此二字，王明强《"痒""癢"考辨》一文曾予以辨析。

汉字中的很多假借字和本字也会形成同形异义的关系，如男女之"女"与假借为第二人称的"女（rǔ）"同形，簸箕义的"其"与第三人称代词"其"同形异义，表乖互义的"北（bèi）"与表方向的"北"同形异义等。

还有些汉字在发展中经历了同形异义和异体字的过程。如"豆"本是一种盛食物的器皿，假借作表示豆子的"豆"，那么这两个"豆"同形而异义。"豆"用作豆子义久了，人们为了表义的明确性，将"豆"加上形符，改造成"荳"，二者又成了古今字。

（五）文字学知识在中医文献学中的应用

汉字是记录语言的符号，是文献传载的重要工具。汉字古文字到今文字，形体虽然发生了变化，但文字的构造方式并没有改变。因此通过对汉字的系统分析，可以了解不同历史时期人类生活的方式和状态，研究中国医学的疾病史、医疗史等。

汉字是意音文字，早期汉字象形性强，字义寓于字形中。比如在考察中国医学的起源时，甲骨文、金文资料往往能提供有力的证据。中国医学对疾病的认识是什么时候形成的，早期人们对疾病的认识是什么样呢？从甲骨文资料来看，人们在殷商时期已经对疾病有了明确认识。甲骨文中有一"疒"字，"疒"在甲骨文中写作"𠂇"（粹一二六八），象人有疾病，倚着于床，身下有汗滴之形；或写作"𤴡"（后下一一九），象有身孕的人倚卧床上。另有其他字形，都象人倚着于床，无以自持。这两个字都使用了会意造字法。说明当时人们已经对疾病的状态有了明确认识。《说文》云："疒，倚也，人有疾病，象倚箸之形。"还有"𠂇"（一期后下三五二）、"𤻲"（一期甲三二八〇）等跟疾病有关的字。此外，在甲骨文中有"疒身""疒目""疒齿""疒肩"等词语组合，表示身体患病部位。从这些字的形义分析，殷商时期人们已经对疾病的成因和表现形态有了基本认识。

"医"的本字写作"醫"，或写作"毉"，与药酒和巫祝密切相关。上古社会巫医不分，治病多以药酒，《说文》："醫，治病工也。殹，恶姿也。医之性然，得酒而使，从酉。王育说。一曰：殹，病声，酒所以治病也。《周礼》有医酒。古者巫彭初作醫。""巫，祝也。女能事无形，以舞降神者也，象人两褏舞形。与工同意。古者巫咸初作巫。"另外，酒除了可以入药之外，也用于祭祀和一些重要的仪式，是巫师祭祀时的所需之物，所以用"醫"或"毉"来表示上古社会的医师。

中药的产生也与巫有关，"药"本写作"藥"，在金文中写作♀，是"樂"上加"艹"构成的。《说文》云："藥，治病艹，从艹樂声。"而"樂"字，《说文》云："樂，五声八音总名。"段玉裁注："《乐记》曰：'感于物而动，故形于声。声相应，故生变。变成方，谓之音。比音而樂之，及干戚羽旄谓之樂。'"巫师舞蹈时手持羽毛之类的物品，配以音乐，甲骨文的"舞"写作夼，与《礼记·乐记》中描写的"干戚羽旄谓之樂"形象一致。《说文》："舞，樂也。"可见上古社会，"樂"是伴随着巫师的舞蹈共生的。因此将"樂"作为"藥"的构字部件，一定也与巫师的治疗有关。"疗"在《说文》中写作"藥"，是一个"疒"加"樂"构成的，可以看出上古社会，巫师伴随着神乐进行舞蹈，是治疗疾病的主要方法。《素问·移精变气论》云："余闻上古之治病，唯移精变气，可祝由而已。今世治病，毒药治其内，针石治其外，或愈或不愈，何也？"祝由术在早期就是由巫师来完成的，《说文》云："祝，祭主赞词者。从示，从人、口。一曰从兑省。《易》曰：'兑，为口，为巫。'"徐锴按："《易》：'兑，悦也。'巫所以悦神也。"

利用早期汉字进行医学史研究，比较成功的范例是范行准先生的《中国病史新义》，其中使用了大量的甲骨文、金文资料，从文字学、训诂学的角度对疾病史进行了研究。比如他利用甲骨文、金文中的"𦥑"（解）以及其他文献的相关记载，分析了奴隶社会时期，解剖生理学存在的事实。从人体部位在甲骨文、金文中的写法，分析了古代社会对人体结构的认识。

在汉字发展的绵长历史中，除了汉字形体发生变化之外，很多字义也发生了变化，在用汉字记录语言时还常常使用一些通假字或异体字。如果不了解汉字的这种复杂情况，那么必然会影响到对字义、词义的理解，进而影响到对中医理论的理解。如"五脏"是中医常用词，而五脏之"脏"在《黄帝内经》中写作"藏"，"脏"与"藏"的字义是不同的，从"藏"演变到"脏"经历了多次变化。"藏"在许慎的《说文》中没有收入，直到宋代徐铉整理《说文》时，将"藏"列入了新附字，是藏匿、储藏的意思。《说文·艸部》云："藏，匿也。从艹，臧声。"古代假借"臧"字来表示储藏的"藏"。《汉书·礼乐志》云："今叔孙通所撰礼仪与律令同录，臧于理官。"颜注："古书怀藏之字本皆作臧，《汉书》例为臧耳。"秦汉简和马王堆帛书等都以"臧"表"藏"。说明在汉代之前的文献中可能还没有"藏"字，假借"臧"来表示。这样"臧"和"藏"是本字与假借字的关系。《说文》云："臧，善也。从臣，戕声。"汉末人在"臧"上加形符表示藏匿义，东汉的碑刻上"臧""藏"并用。至后世专用"藏"字表藏匿义。"藏"由藏匿、储藏义引申出脏腑之义。至宋代，人们又在"藏"上加形符成"臟"表示脏腑义。《集韵·宕韵》云："臟，腑也。""藏"和"臟"成为古今字。至现代"臓"又简化为"脏"字，同时表示骯髒义的"髒"也简化为"脏"，二者又形成同形异义字。从"臧"到"藏"，再到"臓"，又到"脏"，表示脏腑义的用字情况很复杂，如果不了解其中的变化过程，则很难准确理解医籍文意。

再如，中医常用的"仁"类药，如桃仁、杏仁等。"仁"字在宋元以前的刻本大多写作"人"，后人误解其义而改作"仁"。《说文·人部》云："人，天地之性最贵者也。"段玉裁注："按，禽兽草木皆天地所生，而不得为天地之心，惟人为天地之心，故天地之生此为极贵。天地之心谓之人，能与天地合德，果实之心亦谓之人，能复生草木而成果实，皆至微而具全体也。果人之字，自宋元以前本草方书诗歌记载无不作'人'字。自明成化重刊本草乃尽改为'仁'字，于理不通。学者所当知也。"当然，段玉裁的论断过于绝对，宋元以前的一些出土文献，如敦煌医卷中也可以见到果"仁"之字，只是不多，仍以果"人"之字为常见例。

通假是古籍中常见的一种现象，通假字往往是本有其字，但借用其他音同或音近的字来替代，给阅读造成一定的困难。如《素问·生气通天论》云："开阖不得，寒气从之，乃生大偻。"于鬯注："瘘正字，偻借字。"这里借用"偻"作"瘘"。《说文》云："瘘，颈肿也。从疒，娄声。""偻，尫也。"两个词的意义迥然不同，需辨明通假关系。

古今字也会造成阅读困难。如《灵枢·经脉》云："其病气逆则喉痹瘁瘖，实则狂巅，虚则足不收。"张介宾注："瘁，悴同，病乏也。巅，癫同。"按，"悴""瘁"二字古代汉语中常通用，《广雅·释诂二》云："悴，伤也。"王念孙疏证："瘁，与悴古字通。""巅"本写作"颠"。《说文》云："颠，顶也。"加形符作"巅"，表示山顶。最高倒过来也是最下，所以有颠倒、颠仆之义。"颠"加形符作"癫"，表示癫狂义。所以"巅"和"癫"都是"颠"的后起字，形成古今字的关系。在阅读中如果弄不清"瘁"和"巅"两个字的通假或古今字的变化，则难以理解原文之义。

在阅读中医文献时要使用文字学知识，排除异体字、同形异义字的干扰。如敦煌出土的医药卷子伯2662V行15："艾炷即如两筯☒。"其中"筯"与筋骨之"筋"同形，但此处"筯"当是"箸"的俗写异体字。敦煌卷子"助"字常写作"肋"，而敦煌医书中的筋骨之"筋"则多写作"筯"。"筯"与"箸"形近，所以成了它的俗写异体字。《全唐诗外编·王梵志诗》云："亲家会宾客，在席有尊卑，诸人未下筯，不得在前椅。"其中的"筯"即是"箸"的俗写异体字，而"箸"字我们今天规范写作"箸"。再如伯2565行33-34："疗脚气，两〔足〕烦疼，或时微肿……经宿以后，即觉腰脚轻健，进食极美，胉肿立消，小便微利。"这里的"胉"字显然不是常用的胳胉义。桃花散方是治疗脚气病的，消腿脚的肿，所以这里的"胉"应该指的是腿脚的部位。《小学搜佚·考声三》："胉，腓肠也。"腓肠即小腿肚。这里的"胉"和胳胉的"胉"共用一个字形，是同形异义字。

三、音韵学与中国医学

中国传统语言文字学在研究汉字语音的过程中，形成了一门学科，就是音韵学。音韵学是传统小学的一个门类，又叫声韵学。汉语各个历史时期的语音特点不同，以现代汉语普通话为例，现代汉语中有二十二个声母，三十九个韵母，四个调类，声母和韵母有各自的发音方法和发音部位，声母和韵母的组合又有一定的规律。在古代汉语的不同时段里汉语也都有自己的声、韵、调系统及其组合规律，音韵学是研究古代汉语各个历史时期声、韵、调系统及其组合规律的一门学问。针对不同的历史阶段，又可细分为研究中古时期（隋唐）声、韵、调系统的今音学，研究上古时期（先秦两汉）声、韵、调系统的古音学，此外还有研究近代北方话语音系统的北音学。这样上古汉语、中古汉语和近代汉语的音韵学研究各自形成了相对独立的体系。

（一）音韵学的形成

语言中每一个词或字的意义和读音约定俗成，被广泛认同，是交流的前提。为说明词或字的读音，古人想出了一些方法。

第一，譬况法。譬况就是使用打比方的方法给汉字的读音加以说明和描写。比如《释名·释天》："天，豫、司、兖、冀以舌腹言之。天，显也，在上高显也，清、徐以舌头言之。"又："风，兖、豫、司、冀横口合唇言之。风，泛也，其气博泛而动物也。清、徐言'风'蹙口开唇推气言之。"这种打比方的方法，只能大致说明某个字的发音特点，不能准确注音。

第二，读若法。"读若"也可称为"读如"，是使用音同或音近字为另一个字标音的方法。如《说文·艸部》："莠，禾粟下生莠，从艸秀声，读若酉。"读若法标音比譬况法相对明确一些，但是音同、音近难以区分，因此读若法也难以准确标出读音。

第三，直音法。直音就是用同音字直接标注读音的一种方法。如《汉书·高帝纪》："高祖为人，隆准而龙颜。"颜师古注："服虔曰：'准音拙。'"又"单父人吕公善沛令"，颜注："孟康曰：'单音善，父音甫。'"这种注音方法比较直观简单，但是运用这种方法必须满足两个条件：一是要找到确切的同音字，二是用来注音的字不能是生僻字。因此也有局限。直音法使用的比较多，现代的中医古籍校注除了使用拼音外，往往还使用直音法标注字音。

第四，反切法。"反切"是用两个汉字注出另一个汉字的读音。又称"反""切""翻""反语"等。古代的书写习惯是直行竖写，反切注音的两个字上下排列，上字取声，下字取韵和调。如《广韵》卷一："东，德红切。""德"为反切上字，

"红"为反切下字，"东"为被切字。切音时用"德"的声和"红"的韵和调。现代汉语的拼音原理与反切一样，由声、韵、调组合在一起。反切注音能够比较准确地标注出汉字的读音，因而自东汉以后到清末，反切法一直是主要的标音方法。但是随着语言的发展，各个时代的反切用字不同，而且古今音也不相同，用现代音去读的话往往难以准确切出古代的读音。

从现代语音学的角度来看，以上四种注音方法虽然都有缺陷，但是可以看出反切法是这四种注音法里最科学、最具系统性的一种方法。反切法已经能够明确划分出音节结构，能够归纳出汉语中的声和韵。东汉时期，佛教传入中国，佛经须由梵文翻译成汉语，当时的一些中国僧人和学者受梵文字母悉昙的启发，发明了"反切"注音法。反切法要求辨别音节的声和韵，同时能够把同声的字或同韵的字排列在一起，使切字和被切字形成双声或叠韵的关系才能构成反切。这种对声、韵的归纳为韵书的编写提供了条件。

反切法创制不久，在南北朝时期，周颙、沈约等人又发现了汉语里四声的差别，为韵书产生创造了另一个重要条件。《南史·陆厥传》："永明末盛为文章。吴兴沈约、陈郡谢朓、琅琊王融，以气类相推毂。汝南周颙，善识声韵。约等文皆用宫商，将平、上、去、入四声，以此制韵。"南北朝时期，中国文学进入了一个新的发展时期，五言古诗、七言诗和辞赋都有较大发展，这些体裁讲究辞藻和声律，尤其是当时的永明体、齐梁体对声律要求很高，"四声"应该是为适应诗歌创作的声韵格律要求而被发现的，当时的声调定名为平、上、去、入。

南北朝时期的诗赋对声律要求非常严格，沈约等人还创立了"四声八病"说，指出了当时诗文创作中在声律方面出现的毛病。为此，南北朝时期出现了大量的韵书。韵书是将同韵字编排在一起的字典，以供写作韵文、诗歌的人查检。韵书的出现标志着音韵学的形成。

音韵又叫声韵，"声韵"作为一个学科门类首次出现在《隋书》里。《隋书·经籍志》："魏世又有八分书，其字义训读，有《史籀篇》《仓颉篇》《三苍》《埤苍》《广苍》等诸篇章，《训诂》《说文》《字林》《音义》《声韵》《体势》等诸书。"据《隋书·经籍志》记载，我国最早的一部韵书是三国时期魏人李登的《声类》，其后是西晋吕静的《韵集》，但是都已经失佚了。现存最早的韵书，是从敦煌石窟、新疆吐鲁番及故宫等地发现的隋代陆法言的《切韵》残卷。

（二）《切韵》系韵书

陆法言的父亲陆爽在朝廷做官时，刘臻、颜之推、卢思道、李若、萧该、辛德源、薛道衡、魏彦渊等八位当时的著名学者常到陆法言家聚会商讨，由陆法言执笔，把讨论商定的审音原则记下来，于隋文帝仁寿元年（601 年）编成《切韵》。《切韵》汇集了当时名家的意见，审音精准，权威性强，影响力大，因此《切韵》问世以后，其他的韵书就逐渐湮没了。《切韵》规范了韵书修撰的体例，从隋唐一直沿用至近代。唐代时，《切韵》被当作科举考试的标准韵书，因此为其增补作注的著作很多，主要有王仁昫的《刊谬补缺切韵》、孙愐的《唐韵》及李舟的《切韵》。到了北宋初年，陈彭年、丘雍等人对《切韵》进一步修订，改名为《大宋重修广韵》，简称为《广韵》。《广韵》问世之后二十多年，丁度、贾昌朝等人奉敕增修《广韵》，成书后命名为《集韵》。《集韵》中的反切已经体现了宋代的语音变化，而《广韵》的语音系统与《切韵》基本一致，所以《广韵》这部官修韵书作为《切韵》最重要的增订本，一直流传到今天，成为研究古音的重要材料，这部韵书也是推演上古音与近代音的重要依据。

《广韵》正文共收 26194 字，分属 206 韵。按平、上、去、入四声分为五卷，其中平声按照上平声和下平声分为两卷。共有上平声二十八韵，下平声二十九韵，上声五十五韵，去声六十韵，入声三十四韵。各韵用一个代表字作为名称，叫作韵目。每个韵目都标出次第，如"一东、二冬、三钟、四江……"韵目下面的字按声母不同进行排列，同一韵中声母和韵母都相同的再归在一起，合为一个小韵。每个小韵一般用反切注音，每个字下都有释义，如《广韵·钟韵》"龙"下释："通也，和也，宠也，麟虫之长也。《易》曰：'云从龙。'又姓，舜纳言龙之后。力钟切。"使用《广韵》既可以查到每个字的注音、韵部，也可查到详细的释义，有些字还同时列出异体字，是音韵、训诂、文字研究的重要工具书。

（三）音韵学主要研究内容

音韵学以古代汉语的声、韵、调系统为研究对象，其研究内容主要是古代汉语各个时期的声、韵、调系统及其组合规律。汉语中的语音结构特点比较明显，一般一个字就是一个音节，一个音节包括声、韵、调三部分。分析字音时一般把每个字音分成两部分，前一部分叫作"声母"，后一部分叫作"韵母"，贯穿在整个汉字读音的音高，则为声调。

1. 声母

声母是指音节开头的辅音，例如在普通话 zhong 这个音节中，辅音 zh 就是声母。有些音节没有声母，直接以元音开头，其声母等于零，习惯上称作零声母。例如 yi 这个音节的开头没有辅音，属于零声母。

古代没有表示声母的音标，表示声母的方法是选用一定的汉字作为代表，这些声母代表字称作声纽、字母或声类。字母相传是唐末一个叫守温的和尚根据当时汉语声母的实际创制的，共有三十个，每个字母代表的声母就是它自身的声母，例如"明"这个字母代表的声母是 [m]。三十字母可能是守温学习翻译佛经时，受梵文字母悉昙的启发对反切上字进行归纳而成的。到了宋初，有人根据当时的语音，对这三十个字母的次序及取字进行了整理，同时增补了"非、敷、奉、微"和"娘、床"六个字母，即成了三十六个字母。这三十六字母大致体现了唐末宋初汉语的声母系统。三十六字母后来成为研究汉语各个历史时期语音的工具，人们根据不同历史时期声母多少的实际对它或增或减，一直沿用到今天，音韵学上称作传统的三十六字母（表5-1）。

表 5-1　三十六字母发音部位、发音方法新旧分类对照表

发音部位		发音方法	全清	次清	全浊	次浊	全清	全浊
			不送气塞音、塞擦音	送气，塞音、塞擦音	声带振动，塞音、塞擦音	声带振动，鼻音、边音、半元音	不送气，擦音	声带振动，擦音
唇音	重唇	双唇音	帮 [p]	滂 [p']	並 [b]	明 [m]		
唇音	轻唇	唇齿音	非 [pf]	敷 [pf']	奉 [bv]	微 [ɱ]		
舌音	舌头	舌尖中音	端 [t]	透 [t']	定 [d]	泥 [n]		
舌音	舌上	舌面前音	知 [ȶ]	彻 [ȶ']	澄 [ȡ]	娘 [ɳ]		
齿音	齿头	舌尖前音	精 [ts]	清 [ts']	从 [dz]		心 [s]	邪 [z]
齿音	正齿	舌面前音	照 [tɕ]	穿 [tɕ']	床 [dʑ]		审 [ɕ]	禅 [ʑ]
牙音		舌根音	见 [k]	溪 [k']	群 [g]	疑 [ŋ]		
喉音 舌根音 半元音		零声母	影 [∅]					
						晓 [x]	匣 [ɤ]	
					喻 [j]			
半舌音		舌尖中边音				来 [l]		
半齿音		舌面鼻擦音				日 [ŋʑ]		

注：引自唐作藩.音韵学教程.北京大学出版社，2016。

传统音韵学将三十六字母从发音部位角度分为五音和七音，所谓五音就是唇、舌、齿、牙、喉。所谓七音就是从五音中又分出了半舌音和半齿音。南宋时期，又进一步细分，将七音中的唇音分为重唇音和轻唇音，将舌音分为舌头音和舌上音，齿音分为齿头音和正齿音，这样就成了九音。按照现代语言学的发音部位表述方法，则重唇音就是双唇音，轻唇音就是唇齿音。舌音分舌头音和舌上音，即舌尖中音和舌面前音。齿音分齿头和正齿，即舌尖前音和舌面前音。牙音即舌根音。喉音则包括零声母、舌根音和半元音。半舌音和半齿音则分别为舌尖中边音和舌面鼻擦音。

传统音韵学把三十六字母按发音方法分为清音和浊音，又进一步细分为全清和次清、全浊和次浊。清音和浊音的区别在于声带振动和不振动，全清是指发音时不送气、声带也不振动的塞音、塞擦音和擦音；次清是指发音时送气而声带不振动的塞音和塞擦音；全浊指的是声带振动的塞音、塞擦音和擦音；次浊指的是声带振动的鼻音、边音和半元音。

2. 韵母

韵母是指音节中声母以后的部分，可以是一个元音，也可以是几个元音或元音加辅音。韵母分韵头、韵腹、韵尾三部分。韵头指韵腹前面的短元音，韵腹指韵母中唯一的元音或开口度最大的元音，韵尾是指韵腹之后的元音或辅音。如 xian 这个音节里，i 是韵头，a 是韵腹，n 是韵尾。汉语中并不是每一个音节的韵母里都有韵头或韵尾，但都有韵腹。传统韵书把韵腹和韵尾相同的字归在一起，称为一个韵。与韵母相比，韵不管韵头，但是韵区别声调，声调不同就归入不同的韵。诗赋押韵要求韵腹和韵尾相同。如果把声调不同，而韵腹和韵尾相同的韵归在一起，就成了韵部。根据韵头不同，可分为开口呼和合口呼两大类。韵头是 [u] 或者以 [u] 为主要元音的叫作合口呼，反之则叫作开口呼。开口呼和合口呼又分细音和洪音。开口呼的洪音仍称作开口呼，细音称为齐齿呼；合口呼的洪音仍叫作合口呼，细音叫作撮口呼。根据韵尾的不同，可以把韵母分为阳声韵、阴声韵和入声韵。阳声韵是以 [–m][–n][–ŋ] 等鼻音韵尾收尾，阴声韵是以元音收尾或没有韵尾，入声韵是以 [–p][–t][–k] 等塞音收尾。

3. 声调

汉语里声母和韵母是有限的，由声母和韵母组合成的音节也是有限的，导致汉语中有很多声母和韵母相同的音节，这个时候要通过音高来区别，否则过多的同音字会影响交流。音节的音高就是声调。现代汉语的普通话声调有阴平、阳平、上声、去声四个声调，每个声调都有自己的调值。阴平为 55，阳平为 35，上声为 214，去声为 51。此外，在语言交流中，音节相连时还会发生变调情况，以增加语言交流中同音词的区别度，消除歧义。声调最本质的功能就是为语言交流服务的，因此应当在语言产生初期就已经有了，只是我们现在已无法获悉当时的声调和调值。汉语四声发现是在南北朝时期，当时的声调定名为平、上、去、入，但是调值依然不明。

4. 等韵图

等韵图是古代的等韵学家制定的一种古声、韵、调配合表。等韵图是用来分析韵书中的反切的。反切上字表示声母，下字表示韵母和声调，等韵图用图表形式表示出来，即把每个反切的声、韵、调分析出来，制成音节表，每个反切所表示的字音都反映在图表里。

（四）古今音变

语音会随着时间的推移发生变化，汉语各个历史阶段的语音系统不同。从上古汉语到中古汉语，再到近代汉语和现代汉语，声母、韵母和声调都发生了很大变化。

1. 声母的变化

上古时期没有韵书，音韵学家根据先秦两汉的异文、声训、注音、重文、通假字、联绵字、形声字等材料在中古音系的基础上拟测上古的声母，主要有以下结论。

清代学者钱大昕发现，与中古声母相比，古无轻唇音和舌上音。所谓"古无轻唇音"是指三十六字母中的"非敷奉微"这组音在上古是不存在的，这组音在上古读作"帮滂并明"。所谓"古无舌上音"，是指三十六字母中的"知彻澄娘"这组音在上古时期没有产生，大约到6世纪时这组音才从"端透定泥"中分化出来。

近代学者章太炎发现上古音中"娘、日"归"泥"纽，即三十六字母中的"娘""日"二母在上古读作"泥"母。曾运乾提出"喻₃归匣"和"喻₄归定"说，即中古音的喻₃（云母）在上古音中读作"匣"母，喻₄（以母）在上古音中读作"定"母。黄侃提出了"照₂归精"说，即中古的照₂穿₂床₂审₂（即庄初崇生）四母，在上古归入精组，读作"精清从心"。

以上几种结论能否成立，学界意见不完全统一。对上古声母系统的拟音主要有黄侃提出的古音十九纽（表5-2）和王力先生的三十二纽（表5-3）。

表5-2 黄侃古音十九纽

唇音	帮（非）	滂（敷）	并（奉）	明（微）	
舌音	端（知章）	透（彻昌书）	定（澄船禅）	泥（娘日）	来
齿音	精（庄）	清（初）	从（崇）	心（邪生）	
牙音	见	溪（群）	疑		
喉音	影（以云）	晓	匣		

注：引自胡安顺.音韵学通论.中华书局，2002。

王力先生只承认"古无轻唇音""古无舌上音"和"喻₃归匣"说，在《汉语史稿》中将上古声母确定为三十二个。

表5-3 上古三十二声母表

唇音	帮（非）[p]	滂（敷）[p']	并（奉）[b]	明（微）[m]		
舌音	端（知）[t]	透（彻）[t']	喻₄[dʻ]	定（澄）[d]	泥（娘）[n]	来 [l]
	章 [ȶ]	昌 [ȶʻ]	船 [ȡ]	书 [ɕ]	禅 [ʑ]	日 [ȵ]
齿音	精 [ts]	清 [tsʻ]	从 [dz]	心 [s]	邪 [z]	
	庄 [tʃ]	初 [tʃʻ]	崇 [dʒ]	生 [ʃ]		
牙喉音	见 [k]	溪 [kʻ]	群 [g]	疑 [ŋ]		
	晓 [x]	匣（喻₃）[ɣ]	影 [∅]			

注：引自唐作藩.音韵学教程.北京大学出版社，2016。

中古时期韵书比较多，《广韵》中的声母有三十七个，与唐末宋初的三十六字母相比，唇音中少了四个，正齿音中多了五个，喉音中的喻母有分有合，数目没有增减。见表5-4。

表5-4　中古声母音值表

发音部位＼发音方法			全清	次清	全浊	次浊	全清	全浊
唇音	重唇	双唇音	帮 [p]（非）	滂 [p']（敷）	并 [b]（奉）	明 [m]（微）		
舌音	舌头	舌尖中音	端 [t]	透 [t']	定 [d]	泥 [n]		
	舌上	舌面前音	知 [t]	彻 [t']	澄 [d]	娘 [ŋ]		
齿音	齿头	舌尖前音	精 [ts]	清 [ts']	从 [dz]		心 [s]	邪 [z]
	正齿	舌叶	庄 [tʃ]	初 [tʃ']	崇 [dʒ]		生 [ʃ]	俟 [ʒ]
		舌面前音	章 [tɕ]	昌 [tɕ']	船 [dʑ]		书 [ɕ]	禅 [ʑ]
牙音		舌根音	见 [k]	溪 [k']	群 [g]	疑 [ŋ]		
喉音舌根音半元音		零声母	影 [ø]					
						晓 [x]	匣 [ɣ]（云）	
					以 [j]			
半舌音		舌尖中边音				来 [l]		
半齿音		舌面鼻擦音				日 [ŋʑ]		

注：引自胡安顺.音韵学通论.中华书局，2002。

从中古到现代，汉语的声母系统发生了更大变化，主要变化有：第一，全浊声母都变成了清音声母；第二，三十六字母中的非、敷、奉三个声母到了元明时期合流，变成了声母 [f]；第三，舌根音 [k][k'][x] 及舌尖前音 [ts][ts'][s] 两组声母与齐齿呼、撮口呼韵母相拼而发生腭化，在清代都变成了声母 [tɕ][tɕ'][ɕ]；第四，舌面前音照组声母和知组声母在元代合并，成为声母 [tʂ][tʂ'][ʂ]；第五，零声母增多，中古的微、疑、影、云、以到现代演变出 [i][u][y][ɑ][o][ə] 等零声母；第六，声母 [v] 消失。

2. 韵母的变化

上古时期没有韵书，音韵学家根据《诗经》《楚辞》等韵文，用系联的方法归纳出上古的韵部，利用《说文解字》中的谐声字，去印证《诗经》的分部。

清代学者对上古韵部研究做出了很大贡献，先后有顾炎武、江永、戴震、段玉裁、王念孙、孔广森、江有诰等二三十家学者对古韵分部，建立起上古韵部系统的主要框架。王力先生在前人的基础上，对上古韵部予以归纳完善，在他的《汉语语音史》中最终将上古汉语的韵部归为三十部，罗常培、周祖谟二人在王力的基础上，进一步研究，将上古韵分为三十一部。目前学界一般采用的是王力的分部（表5-5）。

表5-5 王力上古韵部分类表

	阴声韵	入声韵	阳声韵
第一类	之 [ə]	职 [ək]	蒸 [əŋ]
第二类	幽 [u]	觉 [uk]	冬 [uŋ]
第三类	宵 [o]	药 [ok]	
第四类	侯 [ɔ]	屋 [ɔk]	东 [ɔŋ]
第五类	鱼 [ɑ]	铎 [ɑk]	阳 [ɑŋ]
第六类	支 [e]	锡 [ek]	耕 [eŋ]
第七类	脂 [ei]	质 [et]	真 [en]
第八类	歌 [ɑi]	月 [ɑt]	元 [ɑn]
第九类	微 [əi]	物 [ət]	文 [ən]
第十类		缉 [əp]	侵 [əm]
第十一类		叶 [ɑp]	谈 [ɑm]

注：引自唐作藩.音韵学教程.北京大学出版社，2016。

中古时期，《广韵》中的韵母计有142个，比上古增加了很多，代表了中古的韵母系统。胡安顺的《音韵学通论》在王力先生《汉语史稿·广韵的韵母》的基础上，给142个韵母进行拟音如下。

◎东开一 oŋ　　　屋开一 ok

◎东开三 ioŋ　　　屋开三 iok

◎冬合一 uŋ　　　沃合一 uk

◎钟合三 iuŋ　　　烛合三 iuk

◎江开二 ɔŋ　　　觉开二 ɔk

◎支开三 ie

◎支合三 iue

◎脂开三 iei

◎脂合三 iuei

◎之开三 i

◎微开三 iəi

◎微合三 iuəi

◎鱼开三 io

◎虞合三 iu

◎模合一 u

◎齐开四 εi

◎齐合四 uεi

◎祭开三 iεi

◎祭合三 iuεi

◎泰开一 ɑi

◎泰合一 uɑi

◎佳开二 ai

◎佳合二 uai

◎皆开二 ɐi

◎皆合二 uɐi

◎夬开二 æi

◎夬合二 uæi

◎灰合一 uɒi

◎咍开一 ɒi

◎废开三 iɐi

◎废合三 iuɐi

◎真开三 ien	质开三 iet
◎真合三 iuen	质合三 iuet
◎谆合三 iuen	术合三 iuɛt
◎臻开三 iɐi	栉开三 iɐt
◎文合三 iuən	物合三 iuət
◎欣开三 iəi	迄开三 iət
◎元开三 iɐn	月开三 iɐt
◎元合三 iuɐn	月合三 iuɐt
◎魂合一 uən	没合三 iuɐt
◎痕开一 ən	没开一 təu
◎寒开一 ɑn	曷开一 ɑt
◎桓合一 uɑn	末合一 uɑt
◎删开二 an	鎋开二 at
◎删合二 uan	鎋合二 uat

◎山开二 æn　　　黠开二 æt
◎山合二 uæn　　黠合二 uæt
◎先开四 ɛn　　　屑开四 ɛt
◎先合四 uɛn　　屑合四 uɛt
◎仙开三 iæn　　薛开三 iæt
◎仙合三 iuæn　薛合三 iuæt
◎萧开四 ɛu
◎宵开三 iæu
◎肴开二 ɑu
◎豪开一 ɑu
◎歌开一 ɑ
◎戈合一 uɑ
◎戈开三 iɑ
◎戈合三 iuɑ
◎麻开二 ɑ
◎麻合二 uɑ
◎麻开三 iɑ
◎阳开三 iɑŋ　　药开二 iɑk
◎阳合三 iuɑŋ　药合三 iuɑk
◎唐开一 ɑŋ　　铎开一 ɑk
◎唐合一 uɑŋ　铎合一 uɑk
◎庚开二 ɑŋ　　陌开二 ɑk
◎庚合二 uɑŋ　陌合二 uɑk
◎庚开三 iɑŋ　　陌开三 iɑk
◎庚合三 iuɑŋ
◎耕开二 ɐŋ　　麦开二 ɐk
◎耕合二 uɐŋ　麦合二 uɐk
◎清开三 iæŋ　　昔开三 iæk
◎清合三 iuæŋ　昔合三 iuæk
◎青开四 ɛŋ　　锡开四 ɛk
◎青合四 uɛŋ　锡合四 uɛk
◎蒸开三 iəŋ　　职开三 iək
◎　　　　　　　职合三 iuək

◎登开一 əŋ　　　德开一 ək

◎登合一 uəŋ　　德合一 uək

◎尤开三 iəu

◎侯开一 əu

◎幽开三 ieu

◎侵开三 iem　　缉开三 iep

◎覃开一 ɒm　　合开一 ɒp

◎谈开一 ɑm　　盍开一 ɑp

◎盐开三 iæm　　叶开三 iæp

◎添开四 em　　帖开四 ep

◎咸开二 ɐm　　洽开二 ɐp

◎衔开二 am　　狎开二 ap

◎严开三 iɐm　　业开三 iɐp

◎凡合三 iuɐm　　乏合三 iuɐp

从中古到今，韵母也发生了很大变化，中古时期只有开口呼和合口呼，清代音韵学家潘耒已经明确将韵母分为开口呼、合口呼、齐齿呼、撮口呼等四呼。《广韵》142个韵母中，相近的韵母大多数合并，[-m] 韵尾合并到了 [-n] 韵尾中，入声韵消失，与原阴声韵合并。

3. 声调的变化

上古时期声调也发生了变化。中古平声分成了阴平和阳平，平声清音声母变成了阴平调，平声浊音声母变成了阳平调。中古上声的全浊声母字都变成了去声。中古入声韵合并到阴声韵后，声调也受声母清浊影响，被派入平、上、去三声中，其中全浊音的中古入声字被派入平声，声母为次浊音的中古入声字被派入去声，声母为清音的中古入声字被派入上声。在元代周德清的《中原音韵》中已经列出了阴平、阳平、上声、去声，与今天北京话的四声完全一致。

（五）音韵学知识在中医文献学中的应用

汉语发展中存在古今音变的问题，阅读古代文献必须借助音韵学知识。有意思的是，音韵学家也主动将音韵学知识与中医学知识相关联。比如阴阳五行作为自然界的规律贯穿于世间万物之中，阴阳五行理论是中医学的基本理论，古代的音韵学家认为阴阳五行同样贯穿于语音系统中，将声母的发音部位与五行、五脏、五音、五方、五色等相比类，用作声母发音部位的别名，架起了语音系统与五脏关系的桥梁。胡安顺《音韵学通论》将古代音韵学著述中关于发音部位与五方、五行、五脏、五色、五音等的相关论述做了梳理，见表5-6。

表5-6　声母发音部位异名简表

发音部位书名	七音	唇	舌	齿	牙	喉	半舌	半齿
《五音声论》	五方	北	西	南	中	东		
《七音略》	五音	羽	徵	商	角	宫	半徵	半商
《玉篇》	五行	水	金	火	土	木		
《篇韵贯珠集》	五色	玄	赤	白	青	黄		
	五脏	肾	心	肺	肝	脾		

注：引自胡安顺.音韵学通论.中华书局，2002。

虽然这些配属与中医的五脏五行对应关系不完全一致，但可以为研究脏腑与音韵之间的关系提供参考。

音韵学知识对阅读中医文献的帮助，更多体现在解释疑难字词上面。一些词语在汉语发展演变的过程中，读音和字形都发生了变化，这个时候必须借助音韵学知识来破解。如《李时珍传》："黑豆、赤菽，大小同条。"其中"菽"的字形经历了多次字形演变，"菽"本写作"尗"，后又用"豆"字假借为"菽"。《说文》："尗，豆也。象尗豆生之形也。凡尗之属皆从尗。""尗"是一个象形字，象豆子出生之形。段玉裁注："尗豆古今语，亦古今字。此以汉时语释古语也。""尗""豆"如果用现代汉语读音读的话，两者读音差别很大，字形差别也很大，如何能成为古今字呢？"尗"又写作"菽"，《诗经·豳风·七月》："六月食郁及薁，七月烹葵及菽。"《左传·成公十八年》："周子有兄而无慧，不能辨菽麦，故不可立。""尗"，本为豆类的总称。"豆"本为盛食物、肉类的器皿，《说文》："豆，古食肉器也。从口，象形。"汉代时假借"豆"为"尗（菽）"，二字的读音应该相同或相近，"尗"，《广韵》书纽屋韵，"豆"，《广韵》定纽候韵，据"古无舌上音"这一条音变规律，则上古汉语中"尗""豆"声纽相近，韵部相近，故二者能形成假借关系。

《素问·生气通天论》："溃溃乎若坏都。"于鬯注："都字通作渚。"这一条，同样是古无舌上音的一个例证，"渚""都"古音相同，语义相通。《尔雅·释丘》："泽中有丘，都丘。"邢昺疏："都，水所聚也。"《释名·释水》："小洲曰渚。"《尔雅》和《释名》的解释实际上说明了都、渚为一组同源词。通过语音求证，《素问》中"坏都"义才显豁。又如《素问·五脏别论》："凡治病必察其下，适其脉，观其志意与其病也。"其中的"适"古作"適"，上古汉语无舌上音，与今音差别很大，"適"当读作dí，通"谛"，乃细察、详审义。《李时珍传》："富顺王嬖庶孽，欲废适（適）子。"此处的"適子"就是"嫡子"。

叶天士《临证指南医案·悬饮》云："《内经》止有积饮之说，本无痰饮之名，两汉以前谓之淡饮。仲景始分痰饮，因有悬饮、溢饮、支饮之义。"《楚系简帛文字编》收有"痰"（曾26），即"痰"字，但《说文》未收，说明许慎时代"痰"可能不常用，张仲景将"淡饮"写作"痰饮"，改变了形符，说明"痰"的病理属性。《金匮要略·痰饮咳嗽病脉证并治》："问曰：夫饮有四，何谓也？师曰：有痰饮，有悬饮，有溢饮，有支饮。""痰""淡"上古都为定母谈韵。"淡"作痰饮义讲时，与痰音义相同。

又如《本草纲目》卷十四"山柰"："山柰俗讹为三柰，又讹为三赖，皆土音也。或云：本名山辣。南人舌音呼山为三，呼辣如赖，故致谬误。"这里"山柰"的名称变化，不仅涉及古今音变的问题，还有方言音的问题。"山"《广韵》为生母山韵，在《洪武正韵》中为审母删部，在不同的方言中则有舌尖后音和舌尖前音两种发音方法。"三"《广韵》为心母谈韵，在《洪武正韵》中有清母覃韵和心母覃韵两读。"柰"则因舌尖中的鼻音和边音在某些方言中不分，而被读作"赖""辣"等。语音的变化，导致"山柰"有了多个别名。

医书中有一些词语因为语音和词形改变，导致词义不明确的。《伤寒论·辨太阳病脉证并治上》："温覆令一时许，遍身漐漐，微似有汗者益佳，不可令如水流漓，病必不除。"《伤寒论·辨阳明并脉证治》："伤寒发热无汗，呕不能食，而反汗出濈濈然者，是转属阳明也。"《伤寒论·辨脉法》："阳明病。若中寒者，不能食，小便不利，手足濈然汗出，此欲作固瘕，必大便初硬后溏。""漐漐""濈濈"，叠音复用，在医书中描写汗出连绵之状，且兼有小义，一般多用于形容微汗。这两个词在现代汉语里的读音相差很远，似乎是毫不相关的两个独立的词语。实际上，"漐""濈"古音相同，二字当为"淽"的同源分化字。淽，《说文解字·水部》云："雨下也。从水咠声。一曰沸涌皃。""淽"本为下雨或沸涌貌，正像汗出不辍之状，故可用以描写汗出不辍的状态。"淽"与"漐""濈"的语音相近。《广韵》中"漐""濈""淽"都为入声缉韵，"漐"为彻母、舌上音，"濈"为庄母、正齿音。"淽"为精母字，属于齿头音。在上古音系中，舌上音"知"组归入舌头音"端"组，即古无舌上音；属于照（二）组的"庄"母在上古归为齿音精组，即照（二）归精。王蕴智发现上古的舌、齿音声母同源（王蕴智."典""册"古音及上古舌齿音声母同源例析.殷都学刊，1996年第1期）。"漐""濈"与"淽"音近义通，是同源词，本为下雨义，引申为汗出之状。"漐漐"和"濈濈"在语言的发展中又进一步演化，字形和语音都发生了变化，现代汉语中已经较少使用这两个词语形容汗出状。

四、训诂学与中国医学

在研究古代文献时，首先要解决语言文字问题，正确识读文字，理解字义、词义，进一步弄通句义和篇章义，这就需要对语言文字进行训诂。训诂学是我国传统语言文字学（小学）的一个门类，是以研究语言为主要内容的学科。

（一）训诂的含义

"训诂"最初单称为"故"或"训"，如《汉书·艺文志》里记载的《鲁故》二十五卷、《韩故》三十六卷等。"训诂"二字连用，最早可见于汉代的著作。《方言》卷十三《刘歆与扬雄书》云："歆先君数为孝成皇帝言，当使诸儒共集训诂《尔雅》所及。"《汉书·扬雄传》云："雄少而好学，不为章句，训诂通而已，博览无所不见。""故训"连用则最早见于《毛诗故训传》，这是汉代的毛亨为《诗经》所做的传注。"故训"也就是训诂。

那么训诂是什么意思呢？《说文解字·言部》云："训，说教也。"段玉裁注："说教者，说释而教之，必顺气理。引申之凡顺皆曰训。"《说文解字·言部》："诂，训故言也。"段玉裁注："故言者，旧言也，十口所识前言也。训者，说教也。训故言者，说释故言以教人，是之谓诂……训诂者，顺释其故言。"依照许慎和段玉裁的解释，"训"就是解释、说释的意思，"诂"就是解释古代的语言，对典籍中的古语所做的解释叫作"诂"，或写作"故"。"训诂"就是解释古代的语言，使之明白晓畅。在实际操作中，训诂并不局限于解释古代的语言，方言、俗语等都在训诂之列，如《尔雅》《方言》《通俗文》之类训诂专书。古书的各种注解，如传、笺、章句、义疏等解释语言事实的都可称为训诂。通过训诂实践的总结，研究训诂的理论和规律、方法和条例，探求汉语语义系统和语义发展演变的规律，用以指导训诂实践的学科就是训诂学。训诂学既是传统语言文字学的组成部分，又是文字学、音韵学、语义学、历史语法学、文言修辞学和校勘学的综合运用。

（二）训诂的主要内容

1. 解释字义和词义

阅读文献，首先要弄通字义、词义，然后才能进一步弄通句义、篇章义。黄侃《文字声韵训诂笔记》云："训诂之事，在解明字义和词义。"解释字义和词义是训诂的核心内容。

汉语中，字和词是两个概念，二者是有区别的。字是音、形、义结合体，是语言的记录符号，每一个独立的方块字就是一个文字符号。汉字是在社会发展中，顺应社会发展的需求，为记录语言而产生的，它产生于语言发展成熟时期。词是音和义的结合体，是语言构成的基本单位，是语言中能够独立运用的最小单位。当一个语音约定俗成与某个语义稳定地联系在一起，词就产生了。词语的出现标志着语言的出现，词语是和语言同步产生的。

在上古汉语中，词语的构成以单音节为主，单音节词和字有一定的对应关系，但字义和词义并不对等，两者既有联系又有区别。词的本义是词语产生时的意义，在语言交流中，词语表达的意义发生变化，就会产生引申义，因此一个词可以有多个义项。字的本义是造字时的含义，字是为记录词语而产生的，它只能记录下来词的某一个义项，而不能记录全部义项。字形所记录的某一个词语一般是该词的本义，或是常用义，是该词语的众多义项之一。字在使用的过程中会出现假借现象，那么假借后记录的是另一个词，与原来的词不同。因此在训诂时要区分字义和词义，不可把字义混同于词义。

比如说，我们常用的"字"，它的字义和词义就存在这样一种既有联系又有区别的关系。如果脱离语境，"字"只是一个文字符号，它是由"宀"和"子"共同构成的合体字，表示在房屋内产子。《说文》云："字，乳也。从子在宀下，子亦声。"段玉裁注："人及鸟生子曰乳。""字"在甲骨文中就已经出现了，这是字形记录下来的造字本义。

"字"作为一个词在具体的语言环境中，引申出不同的含义，每一个义项与本义有一定关联。"字"在中医文献中有生产、怀孕、出嫁等义，还可以作为量词使用。如《针灸甲乙经·妇人杂病》云："女子字难，若胞不出，昆仑主之。"这里的"字"是生产义。《针灸甲乙经·妇人杂病》云："女子不字，阴暴出，经水漏，然谷主之。"这里的"字"是怀孕义。《时病论·卷八·冬温新感适经行》云："鲍某之女，闺中待字，经水素不调匀，一月两期，难免血海无热。"这里的"字"是指出嫁。《肘后备急方·卷四》的"郁金一分，藜芦十分，各为末，和令匀，每服一字"；《本草纲目·序例上》的"四累曰字，二分半也。十累曰铢，四分也。四字曰钱，十分也"，这里的"字"是量词，一字为二分半。

"字"为什么会有这些义项，这些义项之间有什么关联呢？《诗经·大雅·生民》云："牛羊腓字之。"马瑞长传笺通释："字、乳、育三字同义。"《山海经·中山经》云："服之不字。"郭璞注："字，生也。""字"在文献中早期的用例以生子、生产义为常用义，验之以"字"的字形义，这当是"字"作为词语的本义。女子生产与怀孕、出嫁相关，因此"字"引申出怀孕、出嫁义。那为什么"字"可作量词呢？"字"有生子义，因此引申出滋生、孳乳的含义。文字中，字是文的滋生物，所以称为"字"。《说文解字·叙》云："仓颉之初作书，盖依类象形，故谓之文。其后形声相应，即谓之字。"许慎认为用象形、指事造字法所造的为文，后来在象形、指事字的基础上孳生的形声、会意字称为字。汉代发行五铢钱，上面铸有"五""铢"二字，一些散药取药时，用五铢钱盖住一个"五"字的量作为衡量标准，因此，"字"又引申出量词的用法，一字的量大约二分半。

从以上所述我们可以看出，字义和词义都是训诂的重要内容，搞清楚字义有助于理解词义，词义也可以为确定字义提供帮助。

2. 解释文义

在古籍注释中，往往会有大段的文义解释。解释文义包括分析句读、疏通句义、阐明语法、修辞方式等内容，对于中医古籍来说，解释文义还包括对医理的阐释。如《素问·生气通天论》云："阳气者若天与日，失其所，则折寿而不彰，故天运当以日光明，是故阳因而上卫外者也。因于寒，欲如运枢，起居如惊，神气乃浮。因于暑，汗，烦则喘喝，静则多言，体若燔炭，汗出乃散。因于湿，首如裹，湿热不攘，大筋软短，小筋弛长，软短为拘，弛长为痿。因于气，为肿，四维相代，阳气乃竭。"对这段文字，各家注本对最后一句"因于气，为肿，四维相代，阳气乃竭"的理解差异较大。兹举例如下。

王冰释："素常气疾，湿热加之，故为肿也。然邪气渐盛，正气浸微，筋骨血肉，互相代负，故云'四维相代'也。致邪代正，气不宣通，卫无所从，使至衰竭，故言'阳气乃竭'。"王冰认为"气"是一种疾病。

吴崐释："气，蒸腾之气，湿热所化也。病因于气，则血脉壅滞而为浮肿。'四维'，血、肉、筋、骨也。以是四者维持人身，故云四维。"（《黄帝内经素问吴注》）吴崐认为"气"同前文的"寒""暑""湿"等是外邪，"四维"是指血气筋骨。

马莳释："因于气症所致者，凡怒则伤肝，肝气有余，来侮脾土，脾土不能制水，水气泛溢于四肢，而为肿胀之疾。其手足先后而肿；此'四维'之所以相代也。'四维'者，四肢也。"（《黄帝内经素问注证发微》）认为"气"是病证，"四维"是四肢。

高士宗释："气，犹风也。《阴阳应象大论》云：阳之气，以天地之疾风名之。故不言风而言气。因于气为肿者，风淫末疾，四肢肿也。四维相代者，四肢行动不能，彼此借力而相代也。四肢者，诸阳之本，今四维相代，则阳气乃竭。此阳因而上，阳气竭，而不能卫外者也。"（《黄帝素问直解》）高士宗认为"气"乃是六淫之风邪，"四维"乃是四肢。

以上这几种对文义的理解，究竟哪种正确呢？这需要结合这一句的语法、句读等情况来分析。这句话从上下文来看，"因于气"与前文"因于寒""因于暑""因于湿"等文例一致，形成对文。前三种都属于中医所讲的"六淫"，即"风、寒、暑、湿、燥、火"等六种外感病邪。"气"虽然不是六淫之一，但是从句式上来看，"气"同前文的"寒""暑""湿"对文，应该也是外感病邪的一种。《素问·阴阳应象大论》已有以"气"来称"风"的先例，辞书亦有释，《广雅·释言》："风，气也。"故依从高士宗的说法，将"气"释为"风"比较稳妥。外感风邪，则易有浮肿。

那么，"四维"究竟是指四肢，还是指血、气、筋、骨呢？从句法上来看，以上各家对"四维"的解释，皆不可取。这一段中有四个排比的分句，"寒""暑""湿""气

（风）"皆为外感病邪，其后各分句分别说明四种病邪带来的病证，故"为肿"作为病证，其后应当句断。"四维相代，阳气乃竭"是对前文四种外邪浸淫伤身的总结，作为概括总结句，当另作一句。句法、句读明了后，可以看出"四维"当是指四时，冬、夏、秋、春四时季节，四时分别产生"寒""暑""湿""气（风）"等四邪，伤及人体卫外之阳气，故曰"四维相代，阳气乃竭"。《说文》："维，车盖维也。"段玉裁注："引申之，凡相系者曰维。鞁维、绥维是也。管子曰：'礼义廉耻，国之四维。'""维"本指系车盖的东西。引申之，相系两端或几端的都可称为维。进一步引申，维是维系一个整体事物的重要节点。因此礼义廉耻成为国之四维，时空中的四个方位、四个时段也可称为四维。

可以看出，上面所引段落的句读没有注意到这个问题。各家在释义时，也没有对句读和语法作出合理的分析，导致对文义的歧解。

古代汉语的表达方式与现代汉语差别较大，有的时候为了强调或叶韵，在行文中有意倒置，或因某种情况增字，或因前后文有交代，为避免重复而省字，或者为了满足音律需求，同义复用，等等。如《素问·刺热论》云："诸治热病，以饮之寒水，乃刺之。必寒衣之，居止寒处，身寒而止也。"这一句中"寒衣"二字难以理解，其实这是古代汉语常用的特殊语法形式，此句中"寒衣"二字都是使动用法，义为使之衣、使之寒，使患者穿上薄衣服，使患者感到寒凉。再如《素问·八正神明论》云："入则伤五脏。工候救之，弗能伤也。"这是一个倒装句，于鬯注："此古文倒装法，若云：'工候救之，弗能伤也。入则伤五脏。'"（《香草续校书》）。

3. 校勘

古籍在传抄的过程中经常会出现各种讹误，这个时候需要校订勘正。校勘的过程中也要借助文字、音韵、语法、修辞等各种知识辨明字义、词义。如：《素问·平人气象论》："累累如连珠。"于鬯注："连珠，盖本作'珠连'。连字与下文'循琅玕'玕字叶韵。"（《香草续校书》）《素问·玉机真脏论》："其形肉不脱，真脏虽不见，犹死也。"于鬯注："上'不'字，疑因下'不'字而衍。"（《香草续校书》）

又如敦煌卷子斯202行19-20："脉弦，状如弓弦，案（按）之不移。脉弦而大，弦即为藏（减－紧），大即为芤，藏（减－紧）即为寒，芤即为虚，寒芤相薄，脉即为革。"这一句中的两个"藏"字很费解。"藏"字在《金匮要略》中作"减"，《金匮要略·血痹虚劳》："寸口脉弦而大，弦则为减，大则为芤，减则为寒，芤则为虚，虚寒相搏，此名曰革，妇人则半产漏下，旋覆花汤主之。"作"减"也费解，历代有各种解释。这段话中，"减"和下文的"芤"互文，都为脉象，但是脉象中并没有减脉，也没有藏脉。显然传世本的"减"和敦煌本的"藏"都有问题。据前后文义，"减"当为"紧"之音讹字。减、紧双声，音近而讹。寒则收引，脉象紧则为寒，芤脉为虚，为失血之象。紧脉和芤脉相迫，则如手按鼓皮，外紧而内空虚，而为革脉。"减"与"紧"音近，故在传世本中"紧"讹作"减"，而"减"与"藏"形近，故在敦煌抄本中，又进一步被讹作"藏"。

（三）训诂的方法

在中医文献阅读中，当遇到难以识读、理解的字词时，要查阅古今工具书、古人注释等，同时还要结合中医学知识深入分析，然后进行裁夺。若查阅不到答案时，则需要使用训诂学的方法考释字义或词义。在对具体的文字、词语训释时，一般使用以下几种训诂方法。

1. 形训——以形释义

形训就是通过字形来分析字义的方法。汉字是记录语言的符号，汉字具有表意的特性，可以通过对字形的分析，了解字的本义。《说文解字》大量采用了这种方法，通过分析字形来说解字义。如《气部》："气，云气也。象形。"又，《象部》："南越大兽，长鼻牙，三年一乳，象耳牙四足尾之形。""气""象"等在《说文》中的字形，都比较直观地表达了字义，许慎通过字形分析解释了这些字的造字本义。这种方法就是以形释义。

汉字六书中象形、指事、会意、形声等造字方法所造字形与字义一般都有一定关联，在考证字义时可以借鉴早期的字形。如《说文·心部》："心，人心，土脏，在身之中。象形。""心"字象心脏之形。说明造字时人们已经观察到了心脏的形态、位置。《力部》："力，筋也。象人筋之形。治功曰力，能圉大灾。"这个字不仅体现了筋的形态，也表达了筋在人体中的作用。《寸部》："寸，十分也。人手却一寸动脉，谓之寸口。"从寸的字形可以了解寸口的位置和意义。《身部》："身，躳也。象人之身。"这个字象人有身孕之形，如《诗经·大雅·文王》："大任有身，生此文王。"

使用形训法时要注意以下问题。

（1）要辨明本字和借字

汉字在使用中存在书写中的通假和造字中的假借现象，这两种情况都需要借字。这两类借字，字形与字义之间都没有直接联系，要注意区别本字与借字。书写中产生的通假字只是音同或音近而产生的借字，借字和本字二者使用的不是同一字形，借字的字形与其本字的字义之间没有任何关联，如"蚤"常用作"早"的通假字，但"蚤"这个借字与其本字"早"的字义可以说是风马牛不相及。造字中的假借字本字和借字二者虽然使用的是同一字形，但是记录的却是两个不同的词。如我们现在所使用的表示方向的"北"就是个借字，它的本义是违背、背叛，是古之"背"字，《说文》："乖也。从二人相背。"从字形可以推知其本义，但其字形却与表示北方这个方向的字义毫无关联。

（2）要辨明古字和今字

汉字在使用过程中，因各种原因会发生字形变异，形成古今字，如莫—暮、益—溢等。以形求义时，要使用古字。字形由简变繁的，在区分古今字形时相对容易辨识。由繁变简的，如与早期汉字的另一个字形相同，则易造成混淆。如"醫（毉）"，现在通用的简化字是"医"。"醫（毉）"与"医"形成古今字的关系。《说文解字》中也有"医"字，但是记录的是另一个词。《匸部》："医，盛弓弩矢器也。从匸从矢。《国语》曰：'兵不解医。'"段玉裁注："医，藏弓弩矢器也。藏，各本作盛，今依广韵。此器可隐藏兵器也。从矢，会意。矢亦声……今《国语》作'毉'，假借字。韦曰：'毉所以蔽兵也。'按古毉隐、毉荟字皆当于医义引申。不当借华盖字也。毉行而医废矣。"所以在以形释义时，不可混淆古今字形。

（3）要尽可能找到最早字形

以形求义时，使用比较多的工具书是《说文解字》。《说文解字》虽记录了汉字的小篆字形及一些古文、籀文等较古的字形，但是由于当时条件限制，许慎没有见过甲骨文，有些字与甲骨文、金文字形相差较远，当依据甲骨文、金文字形考证字义。

2. 声训——因声求义

声训就是用同音或音近的字来解释词义。词是音、义的结合体，语音与语义之间存在着联系，语音作为词的物质外壳，是训释词义的重要线索。

用声训法可以破解文献中的通假现象。古人在书写时，会出现同音或音近的假借现象，这个时候就需要从语音角度来破假借，溯寻本字，以解释词义。如《周礼·天官·疡医》："掌肿疡、溃疡、金疡、折疡之祝药，劀杀之齐。"郑玄注："祝当为注，读如注病之注，声之误也。注，谓附著药。""声误"即同声而误写作别字，"祝""注"音近而误。《素问·生气通天论》："血菀于上，使人薄厥。"张志聪注："薄，迫也。"薄、迫音近假借。再如敦煌出土的卷子 S.1467V 有"缠尸"一词，其中"缠"即"传"的通假字。《广韵·卷二下》：缠，直连切。传，直挛切。皆为平声仙韵，澄母。二者音同假借。

声训法还可以追溯语源。汉语中有些语音与语义结合成词时，是有一定理据的。《释名·自序》："夫名之于实，各有义类，百姓日称而不知其所以然之意。"在词语孳乳和分化的过程中，有些词会一直携带源词的义素，孳乳新词或方言分化词。从语音中推求语源，可以推知该词的本义，或主要义素。这种方法由来已久。《易经·说卦》："乾，健也；坤，顺也。"《孟子》："庠者，养也；校者，教也。"《说文·木部》："木，冒也。冒地而生，东方之行。从中，下象其根。凡木之属皆从木。"这些都是用音近的词来解释被释词的含义及其命名之由。汉代刘熙的《释名》是一部从语音解释语义的专书。如《释形体》："背，倍也，在后称也。"又，"胁，夹也，在两旁，臂所夹也。"

《释疾病》："疾病者，客气中人疾急也。病，并也，并与正气在肤体中也。"这种释义方法在中医文献中也常用。李东垣《用药法象》："汤者，荡也。""丸者，缓也。""散者，散也。"高士宗《医学真传·痘》："痘者，豆也，形似也。豆为肾之谷，为痘之根源，亦起于肾，义同也。"《素问·四气调神大论》："道者，圣人行之，愚者佩之。"俞樾《内经辨言》："佩当为倍。《释名·释衣服》曰佩，倍也。《荀子·大略》篇：一佩易之。杨倞注：佩或为倍，是佩与倍声近义通，倍犹背也。"

方言分化造成很多音近义通的词，在中医文献中也有表现，可以通过语音线索找到词源。如《伤寒论》的作者张仲景是河南南阳人，其著作中就有不少方言词。《伤寒论·辨太阳病脉证并治法下》："柴胡不中与也。""中"是河南方言词，"不中"单独成句时表示否定、拒绝，用于句中作副词时，表示不合适、不当之义。"中"实际上为"当"的方言分化词，"中"上古端母东韵，"当"上古端母阳韵，二者声近义同。

声训法可以说明词语的音转。有些联绵词在记录的时候，使用了不同的字，造成一物多名的现象，亦可从语音上予以求证。《伤寒论》中有方剂"抵当汤"，该方为什么命名为"抵当"？方有执《伤寒论条辨》认为："抵当者乃其的对，勉人勿贰之意也。"他认为"抵当"是至当不易之义。此种解释颇为牵强，《伤寒论》中至当不易之方剂何止"抵当汤"，为何只在此处予以命名？《说文·虫部》："蛭蝚，至掌也。"段玉裁注："《本草经》，水蛭味咸，一名至掌。是《名医》谓即水蛭也。"水蛭一名至掌，"抵当"与"至掌"音近。古音抵当都属端母，至掌都属章母，端、章二纽都为舌音，抵当、至掌乃一声之转。"抵当汤"中，水蛭位于首位，《伤寒论》中很多方剂都以首味药命名。"抵当"和"至掌"都是水蛭别名无疑。

3. 据文证义——利用语境、医理、义理等信息释义

语言是复杂多变的，多数情况词语的意义不是单一不变的。词义变化现象在中医文献中大量存在，应当根据语境、医理、义理等对词义作出正确训释。

如"心"是中医文献的一个常用词，义项很多，在不同的语境中意义不同。在《黄帝内经》中，"心"有心脏义。《素问·阴阳应象大论》："天气通于肺，地气通于嗌，风气通于肝，雷气通于心，谷气通于脾，雨气通于肾。"这是比较常见的用法。"心"也可以指人的情绪、意识。《素问·上古天真论》："其次有圣人者，处天地之和，从八风之理，适嗜欲于世俗之间，无恚嗔之心。"这两个义项今天还常用，所以容易理解。在汉代医书中，"心"又新增了义项，《伤寒论》中处于人体中心的胸膈脘腹部位等可称为"心"。《伤寒论·辨太阳病脉证并治法中》："伤寒五六日，大下之后，身热不去，心中结痛者，未欲解也，栀子豉汤解之。"成无己注："伤寒五六日，邪气在里之时，若大下后，身热去，心胸空者为欲解；若大下后，身热去而心结痛者，结胸也。"《伤寒论·辨阳明病脉证并治法》："阳明中风，脉弦，浮大，而短气，腹都满，

胁下及心痛。"可见，在《伤寒论》中"心"并不是指寻常意义的心脏或情绪，而是指处于人体中心的胸膈脘腹等较大范围的地方。这是因为"心"有中心义，引申之，人体的中心部位都可以称为心。这些部位与心脏靠得很近，如果不依据医理、义理仔细辨别的话，则易忽略"心"的这个义项，从而造成误解。

　　再如"天癸"一词。在《内经》中"天癸"男女皆适用，《素问·上古天真论》："女子……二七而天癸至，任脉通，太冲脉盛，月事以时下，故有子。"这里的"天癸"和"月事"虽然有发生学上的关联，但两个的意义并不相同，分别指两种不同的事物。《素问·上古天真论》："丈夫……二八，肾气盛，天癸至，精气溢泻，阴阳和，故能有子。"这里"天癸"应用于男子。马莳注："天癸盖肾属水，癸亦属水，由先天之气蓄极而生，故谓阴精为天癸也。"（《素问注证发微》）认为阴精为天癸。到了后期的医籍中"天癸"的语义发生了演变，它的常用义与月经相关，《妇人大全良方》有"妇人天癸过期经脉不调方论"，"天癸"指月经。《骈雅·释名称》："天癸、月容、姅变，月事也。"从《内经》到《妇人大全良方》，"天癸"的意义发生了改变，形成两个不同的义项，这两个义项都比较常用，在阅读中医文献时一定要根据语境进行区分。

　　当一个词语的意义模糊难辨时，必须结合语境提供的信息来考释词义。如《素问·举痛论》："余闻善言天者，必有验于人；善言古者，必有合于今；善言人者，必有厌于己。如此，则道不惑而要数极，所谓明也。"王冰注："善言天者，言天四时之气，温凉寒暑，生长收藏，在人形气，五脏参应，可验而指示善恶，故曰必有验于人。善言古者，谓言上古圣人养生损益之迹，与今养生损益之理，可合而与论成败，故曰必有合于今也。善言人者，谓言形骸骨节，更相枝柱，筋脉束络，皮肉包裹，而五脏六腑次居其中，假七神五脏而运用之，气绝神去则之于死。是以知彼浮形不能坚久，静虑于己亦与彼同，故曰必有厌于己也。"其中"厌"字，王冰没有明确解释，后世各家解释不同。高士宗释："厌，弃也，弃其非而从其是也。"（《黄帝素问直解》）于鬯注："厌当训合。《说文·厂部》：'厌，一曰合也。'"（《香草续校书》）"厌"究竟是什么意思呢？"厌"与前两个分句的"验""合"互文，语义当与这两个词一致，因此当从于鬯之说。王冰的注释，"是以知彼浮形不能坚久，静虑于己亦与彼同，故曰必有厌于己也。"此句中提到"己亦与彼同"，显然是将己与人比附类推，故王冰所言"厌于己"应当也是"合于己"之义。

　　以文证义时要注意以下两点。

　　（1）要区分临时义和固定义项

　　有的词语在不同语境中获得的临时意义，不能看作固定义项。如"关格"是一个医籍中比较常见的词语，《素问·六节藏象论》："人迎与寸口俱盛四倍已上为关格。"《灵枢经·脉度》："阳气大盛则阴不利，阴脉不利则血留之，血留之则阴气盛矣。阴气大盛则阳气不能荣也，故曰关；阳气大盛则阴气不能荣也，故曰格。阴阳俱盛不得相荣，故曰关格。关格者，不得尽期而死也。""关格"在《内经》中的这两处用例，都是指身体的某种势能过于偏盛，造成的阻滞格拒状态。后世的医籍中，"关格"多用于大小便阻滞不通的状况，《诸病源候论·关格大小便不通候》云："关格者，大小便不通也。大便不通谓之内关，小便不通谓之外格，二便俱不通为关格也。关格则阴阳气否结于腹内，胀满，气不行于大小肠，故关格而大小便不通也。"这里"关格"是病名，用于称呼大小便阻滞不通形成的疾病。"关格"在不同的语境中使用，无论病证如何，但其核心意义都是指"阻滞格拒"。《伤寒论·平脉法》云："趺阳脉伏而涩，伏则吐逆，水谷不化，涩则食不得入，名曰关格。"《丹溪心法·小便不通》云："惟心肾不交，阴阳不调，故内外关格而水道涩。""关格"在医书中常指大小便不通，因此有些语境中省去"二便"或"大小便"等字，如《三因极一病证方论·心主三焦经虚实寒热证治》云："关格不通，不吐不下。"有的注解在这里径直将"关格"释为"大小便"，则是误将"关格"在语境中产生的临时义当作了固定义项，忽视了"关格"的核心意义。

（2）要注意概念名称的变化

词义的变化和概念名称的变化往往混合出现。有些古今都常用的词，在历史发展中发生了词义变化，成为其他概念的名称，很是具有迷惑性。脚，古义为小腿。《说文》："脚，胫也。"今义为脚掌。今之脚掌在古代称为"止"或"足"。从脚的古今使用情况来看，"脚"的意义发生了转移，那么原来脚所表示的概念，就换了新的名称，今称小腿。表脚掌这个概念的名称，由古代的"足""止"，换成了现代的"脚"。古今都有"脚气"病名，但在古今文献中却指的是两种不同的病。《金匮要略·中风历节病脉证并治》："乌头汤方，治脚气疼痛不可屈伸。""脚气"又名缓风、壅疾、脚弱，因外感湿邪风毒，或肥甘厚味，积湿生热，流注腿脚而致病，症见腿脚麻木、酸痛、软弱无力，或挛急、肿胀、发热，进而入腹攻心，小腹不仁，呕吐不食，心悸，胸闷，气喘，神志恍惚，言语错乱等。今之脚气一般指脚癣，是由霉菌感染导致的脚部皮肤溃疡，是因为湿邪所致。古今两种脚气病，虽然发病部位相近，病因相似，但是病机不同、症状不同，不可混淆。

中医文献中概念换了名称的现象比较普遍。如《研经言·虚劳论》："今之所谓虚劳，古之所谓蒸也；古之所谓虚劳，今之所［谓］脱力也。"这是病证换了名称。《冷庐医话·药品》："今之所云沙苑蒺藜，即古之白蒺藜；今之所云白蒺藜，乃古之茨蒺藜也。今之所云木通，即古之通草；今之所云通草，乃古之通脱木也。今之所云广木香，即古之青木香；今之所云青木香，乃古之马兜铃也。岐黄家用药，岂得泥古而不从今耶！"这是药物变换了名称。这些病证、药物改换了名称，尤当注意，以免失治。

在实际的训诂中，往往需要多方面查找文献资料以支撑训诂结论，几种训诂方法相结合。比如出土文献可与传世文献相比对，或参考相关的文献内容，在历代训诂材料或方言材料中寻找线索等，再结合文字的形体、语音、上下语境、前后文、中医学知识等验证训诂结论，有的还要考虑到不同时代、地域的政治文化特征、认知思维特点等，综合多方面的证据进行考证。在马王堆出土的医书里，"冶"字的出现频率比较高，如《五十二病方》："燔狸皮，冶灰，入酒中，饮之。""取两雌佳尾，燔冶，自饮之，微矣。"从语境中可以看出"冶"明显是一种炮制方法，但究竟是怎样一种炮制法呢？分歧比较大。有人认为"冶"当是"治"字，依据是传世中医文献写作"治"，《素问·缪刺论》云："鬄其左角之发，方一寸，燔治，饮以美酒一杯，不能饮者灌之，立已。"有的认为写作"冶"不误，可以根据不同的语境解释为"捣""磨""粉末"等。有的认为"冶"当是"碎""捣"义，即将药物捣碎。董志翘先生发现，根据"冶"的上下语境，"冶"过的药物都呈散状，传世文献中与《黄帝内经》"燔治"相类的语境，一般作"烧研""煅研"，唐孙思邈《备急千金要方》卷七十五："治冻烂疮方，猪后悬蹄，以夜半时烧研细筛，以猪脂和傅。"在日本的《医心方》中有大量的"冶"用例，《医心方》卷十"治大腹水肿方第十八"："凡三物，冶筛，先食。酒服二方寸匕。"在我国医籍中，相似的语境用"研筛"，《苏沈良方》卷四"治腹中切痛"："令取妇人油头发烧为灰，细研筛过，温酒服二钱，实时痛止。"通过众多文献的比对，董志翘先生认为马王堆出土的医书中"冶"字不误，传世文献中有的改成"治"，是形近而误。"冶"乃"研"义，是音讹字〔董志翘.浅谈汉语史研究中三重证据法之运用——以马王堆汉墓出土简帛医方中的"冶""饍"研究为例.苏州大学学报（哲学社会科学版），2017年第1期〕。"冶"古音为"以"母"鱼"部，"研"古音为"疑"母"元"部，王志平、孟蓬生、张洁著的《出土文献与先秦两汉方言地理》认为马王堆帛书中存在鱼元通假的现象，且马王堆帛书中的以母与各部位的声母都通假。通过出土文献、国内传世文献、国外文献的大量资料比对，结合被释词的语境、中药炮制方法等，验之以先秦两汉的方言，可以确证马王堆出土医书中的"冶"即"研"的音讹字。关于"冶"字的考证，使用了传世文献、出土文献的二重证据，传世文献中不仅使用了国内文献还使用了国外文献，根据语音、字形、语境等线索，结合汉代的语言情况，使用形训、声训和义训相结合的方法，考证出了令人信服的结论。

（四）训诂的方式

训诂的方式很多，主要有以下几种。

1. 用近义词或同义词释义

古籍注释中，有很多词语需要用相对通俗的近义词或同义词进行解释。

《素问·水热穴论》："所谓玄府者，汗空也。"

《灵枢·癫狂》:"穷骨者，骶骨也。"

《灵枢·邪气脏腑病形》:"色脉与尺之相应也，如桴鼓影响之相应也。"张介宾注："桴，击鼓槌也。"

《伤寒直格方》卷上:"濡，溏泄也。"又，"肠澼，下利也。"

《伤寒直格方》卷上:"寒疡，俗言炼疮。"

用同义词或近义词释义的方式还有一些比较特别的形式，在训诂专著中常用。

（1）同训

同训就是用同一个词来训释两个以上的同义词或近义词。有的是在同一条内，用同一个词解释一组同义或近义词。《尔雅·释诂》上:"初、哉、首、基、肇、祖、元、胎、俶、落、权舆，始也。"这一条是把"始"的近义词放在一起解释，这些词都有开始义，但是适用范围不同。《尔雅·释诂》下:"卬、吾、台、予、朕、身、甫、余、言，我也。"这一条是把"我"的近义词放在一起解释，这些词都有"我"义，但用于不同的方言或不同的语体中。《方言》卷一:"党、晓、哲，知也。楚谓之党，或曰晓，齐宋之间谓之哲。"《方言》卷三:"莜、芡，鸡头也。北燕谓之莜，青徐淮泗之闲谓之芡，南楚江湘之闲谓之鸡头，或谓之雁头，或谓之乌头。"这是用同一个词解释不同地域的方言词。

有的是在不同条内，用同一个词解释同义词或近义词。《说文》:"沧，寒也。""瘣，寒也。""清，寒也。""凔，寒也。""冷，寒也。""涵，寒也。""凛，寒也。""赖，寒也。""霰，寒也。"

《说文》:"殗，病也。""疾，病也。""痛，病也。""瘕，病也。""痀，病也。""痡，病也。""瘴，病也。""瘵，病也。""瘨，病也。""瘼，病也。""痕，病也。""痫，病也。""疕，病也。""疵，病也。""瘃，病也。""疢，病也。""疧，病也。"

（2）互训

互训是用同义词或近义词互相训释。《说文》:"考，老也。""老，考也。"《说文》:"志，意也。""意，志也。"《尔雅·释诂》:"遐，远也。""远，遐也。"《尔雅·释宫》:"宫谓之室，室谓之宫。"

（3）递训

递训是用一个个词语，递相为训。《尔雅·释鱼》:"螺蝶，蜥蜴；蜥蜴，蝘蜓；蝘蜓，守宫也。"《说文》:"懈，怠也。""怠，慢也。""慢，惰也。""惰，不敬也。"

2. 义界

义界是用下定义的方法来解说词义，用一句或几句话来阐明词义的界限。义界的方式很多，主要有以下几种。

（1）用描摹、比况性状来说明词义。

《素问·玉机真脏论》："脉盛，皮热，腹胀，前后不通，闷瞀，此谓五实；脉细，皮寒，气少，泄利前后，饮食不入，此谓五虚。"

《素问·上古天真论》："三七，肾气平均，故真牙生而长极。"王冰注："真牙谓牙之最后生者，肾气平而真牙生者，表牙齿为骨之余也。"

《尔雅·释草》："芍、凫，茈。"郭璞注："生下田，苗似龙须，而细根如指头，黑色，可食。"

（2）用区别特性来说明词义。

《灵枢·五色》："夹绳而上者，背也。"张介宾注："颊之外曰绳，身之后为背，故背应手夹绳之上。"

《方言》："如、适、之、嫁、徂、逝，往也。"郭璞注："方言云：自家而出谓之嫁，犹女出为嫁。"

《说文》："吸，内息也。"《说文》："喘，疾息也。"

（3）有的用功能来说明词义。

《灵枢·本神》："随神往来者谓之魂，并精而出入者谓之魄。"又："所以任物者谓之心，心有所忆谓之意，意之所存谓之志，因志而存变谓之思，因思而远慕谓之虑，因虑而处物谓之智。"《说文》："口，人所以言食也。"

（4）用类别归属来说明。

《说文》："稗，禾别也。"徐锴注："似禾而别也。孔子曰：'是用秕稗也。'稗生水田中，故谢灵运诗曰：'蒲稗相因依。'"《说文》："蓍，蒿属。""蔓，葛属。"

3. 推原

有些词语有一定的得名理据，可以通过说明得名之由来解释词义。

《素问·五运行大论》："在脏为脾，其性静兼。"王冰注："兼谓兼寒热暄凉之气也。《白虎通》曰：'脾之为言并也，谓四气并之也。'"

《证类本草》卷三："丹砂，生符陵山谷，今出辰州、宜州、阶州，而辰州者最胜，谓之辰砂。"又："以暖水林朴消取汁炼之，令减半，投于盆中，经宿乃有细芒生，故谓之芒消也。"

《伤寒直格方·卷上》："狐疝，言狐者，疝气之变化隐见，往来不可测，如狐也。"

训诂的方式还有很多，在具体训诂中往往不拘一格，采用多种方式方法来进行训诂。

（五）训诂术语

不同的训诂方式形成了一些相对固定的术语，掌握这些术语的含义和用法，在文献阅读过程中可以帮助理解训诂材料。

1. 释义的术语

（1）曰、为、谓之

这几个术语不仅用来释义，而且用以区分同义词或近义词的细微差别。使用这几个术语时，被释词一般放在后面。相当于现代汉语的"叫做"。

《素问·上古天真论》："以欲竭其精，以耗散其真。"王冰注："乐色曰欲，轻用曰耗。乐色不节则精竭，轻用不止则真散，是以圣人爱精重施，髓满骨坚。"

《灵枢·五色》："夹绳而上者，背也。"张介宾注："颊之外曰绳，身之后为背，故背应手夹绳之上。"

《伤寒直格方》卷上："多喜曰癫，多怒曰狂。"

《伤寒论·太阳篇》："太阳病，外证未解，脉浮弱者，当以汗解。"陈修园注："皮肤为表，肌腠为外。"

《素问·阴阳别论》："所谓生阳死阴者，肝之心谓之生阳，心之肺谓之死阴，肺之肾谓之重阴，肾之脾谓之辟阴，死不治。"

《素问·风论》："愿闻其诊，及其病能。"张介宾注："凡察病之法，皆谓之诊。凡致病之害，皆谓之能。"

（2）谓、言

一般用以说明专指或影射的某一特定事物，可以具体解释抽象，用别名解释共名等，相当于现代汉语的"指""说的是"等。

《素问·上古天真论》："三七，肾气平均，故真牙生而长极。"王冰注："真牙谓牙之最后生者，肾气平而真牙生者，表牙齿为骨之余也。"

《素问·上古天真论》："不知持满，不时御神。"王冰注："言轻用而纵欲也。"

《素问·诊要经终论》："正月二月，天气始方。"王冰注："方，正也，言天地气正，发生其万物也。"

《素问·脉要精微论》："彼春之暖，为之夏暑。"王冰注："春暖为夏暑，言阳生而至盛。"

《素问·六微旨大论》："是故寅、午、戌岁气会同，卯、未、亥岁气会同，辰、申、子岁气会同，巳、酉、丑岁气会同，终而复始。"陈修园注："此言天数与地支会同，是以四岁为一纪。"

（3）貌

一般用在动词或形容词后面，表示某种性质或某种状态，相当于现代汉语的"……的样子"。

《素问·诊要经终论》："秋刺冬分，病不已，令人洒洒时寒。"王冰注："洒洒，寒貌。"

《灵枢·海论》："血海有余，则常想其身大，怫然不知其所病。"张介宾注："怫，怫郁也，重滞不舒之貌。"

《伤寒论·太阳篇上》："太阳病，项背强几几。"成无己注："几几者，伸颈之貌也。"尤在泾注："几几，项强连背，不能展顾之貌。"

《伤寒直格方·卷上》："澹澹，水摇动貌。"

（4）犹

一般用法是"某犹某也"，释词与被释词是同义或近义的关系，或者是被释词在特有语境中的含义，相当于现代汉语的"等于"。

《伤寒论·合病并病篇》："太阳与少阳并病。"方有执注："并，犹合也。彼此相兼合，而有轻重多寡之不同，谓之并。"

《素问·阴阳离合论》："阳予之正，阴为之主。"新校正云："予，犹与也。"

《伤寒论·辨太阳病脉证并治下》："解表宜桂枝汤。"方有执注："解犹救也，如解渴、解急之类是也。"

《灵枢·刺节真邪论》："有一脉生数十病者。"张介宾注："一脉，犹言一经也。"

（5）之言、之为言

这两个术语一般表示声训，除了释义之外，释词与被释词之间是同音，或者双声或者叠韵的关系。

《素问·示从容论》："沉而石者，是肾气内著也。"王冰注："石之言坚也，著谓肾气内薄，著而不行也。"

《素问·五运行大论》："在脏为脾，其性静兼。"王冰注："兼谓兼寒热暄凉之气也。

《白虎通》曰：'脾之为言并也，谓四气并之也。'"

《诸病源候论·产后血瘕痛候》："新产后，有血气相击而痛者，谓之瘕痛。瘕之言假也，谓其痛浮假无定处也。"

《注解伤寒论·辨可下病脉证并治法》："凡服下药，用汤胜丸。"成无己注："汤之为言荡也。"

2. 拟音的术语

读如、读若

这两个训诂术语主要是给被释字注音。

《素问·阴阳应象大论》："故曰：天地者，万物之上下也；阴阳者，血气之男女也；左右者，阴阳之道路也；水火者，阴阳之征兆也；阴阳者，万物之能始也。"胡澍注："阴阳之征兆也，本作阴阳之兆征也。上三句，下、女、路为韵，下古读若户……征读如宫商角徵羽之徵。"

《素问·上古天真论》："食饮有节，起居有常，不妄作劳。"胡澍注："作，古读胙。"

《素问·阴阳应象大论》："此阴阳更胜之变，病之形能也。"胡澍注："能读为态。病之形能也者，病之形态也。"

《难经·八十难》："针人见气尽乃出针，是谓有见勿入，有见如出也。"滑寿注："如读若而，孟子书望道而未之见，而读若如，盖通用也。"

3. 改字的术语

读为、读曰、当读

这几个术语是用本字本义来说明通假字的。

《素问·脉解》："阳未得自次也。"于鬯注："次当读为恣，恣谐次声，例得假借。"

《素问·六元正纪大论》："民乃厉。"于鬯注："厉，盖读为赖，古赖厉多通。"

《素问·征四失论》："妄言作名，为粗所穷。"胡澍注："作读曰诈，妄、诈对文。"

《素问·方盛衰论》："亡言妄期。"于鬯注："亡亦当读妄。亡言即妄言也。"

《素问·阴阳别论》："阴阳结斜，多阴少阳曰石水。"于鬯注："斜当读为除，除斜并谐余声，例得假借。"

4. 正误用的术语

当作、当为

这两个术语用于纠正声误或字误。

《素问·脉解》："所谓色色不能久立久坐，起则目䀮䀮无所见者。"张介宾注："色色，误也，当作邑邑，不安貌。"

《灵枢·热病》："男子如蛊，女子如怚。"张介宾注："怚，当作胎。如蛊如胎，无是病而形相似也。"

《伤寒论条辨》卷一："结胸者，项亦强，如柔痓状，下之则和，宜大陷胸丸。"方有执注："王氏曰：痓当作痉。"

《灵枢识·官针》："以手直心，傍针之也。"马莳注："傍，当作旁。古盖通用。"

《素问·四气调神大论》："唯圣人从之，故身无奇病。"胡澍注："此言圣人顺于天地，四时之道，故身无病，无取于奇病也。王注训奇病为他疾，亦非其义。奇当为苛，字形相似而误，苛亦病也。古人自有复语耳。字本作疴。"

《素问·生气通天论》："故圣人传精神，服天气，而通神明。"胡澍注："传当为抟字之误也。抟与专同，言圣人精神专一不旁骛也。"

（六）中医训诂发展概述

中医训诂最初与一般文献训诂一样，也是在正文里夹杂一些解释性语句。①或解释诊断术语，如《素问·玉版论要》："揆度者，度病之浅深也。"②或解释病名，如《素问·疏五过论》："凡未诊病者，必问尝贵后贱，虽不中邪，病从内生，名曰脱营。

尝富后贫，名曰失精，五气留连，病有所并。"③或解释病名兼病因，如《素问·风论》："疠者，有荣气热胕，其气不清，故使其鼻柱坏而色败，皮肤疡溃，风寒客于脉而不去，名曰疠风，或名曰寒热。"

早期的中医古籍训诂，除了在正文中夹杂一些语句，解释词语之外，还有专门的训诂篇章。如《灵枢经·小针解》是一篇对《九针十二原》进行注解的文字，从词义、句义、段落义都有训解。《灵枢经·九针十二原》："小针之要，易陈而难入。粗守形，上守神。神乎神，客在门。未睹其疾，恶知其原？"这段话在《灵枢经·小针解》中有逐句注解："所谓易陈者，易言也。难入者，难著于人也。粗守形者，守刺法也。上守神者，守人之血气有余不足可补泻也。神客者，正邪共会也。神者，正气也；客者，邪气也。在门者，邪循正气之所出入也。未睹其疾者，先知邪正何经之疾也。恶知其原者，先知何经之病所取之处也……"这一类的注释性语句和篇章，是中医古籍训诂的发端。

魏晋以后，训诂学发展到一个比较成熟的阶段，训诂的范围由儒家经典扩展到其他的典籍，中医训诂专著也开始出现。晋·皇甫谧的《针灸甲乙经》可认为是第一部中医训诂书，对《内经》的《素问》《灵枢》整理编次，解释内容，释词解句，并校勘其重复错互。三国时期，吴国太医令吕广注释《难经》，南朝齐梁时期的全元起注《黄帝素问》，梁朝陶弘景作《神农本草经集注》，宋代的成无己通书注解《伤寒论》。以此为发端，围绕《内经》《神农本草经》《伤寒杂病论》《难经》等经典，出现了一系列注释类著作。

围绕着《内经》进行注释的有隋唐医家杨上善把《灵枢》《素问》按内容分类，编为三十卷，名为《太素》，并详加注释；唐代的王冰重新编次注释《素问》；宋代林亿对《素问》重新校正；其后有元代朱震亨的《格致余论》、明代马莳的《内经素问注证发微》、吴崑的《吴注黄帝内经素问》、张介宾的《类经》、李中梓的《内经知要》，清代张志聪的《素问集注》《灵枢经集注》、汪昂的《素问灵枢类纂约注》、高士宗的《素问直解》等。围绕《神农本草经》进行注释的有唐代苏敬的《新修本草》、陈藏器的《本草拾遗》，宋代的《开宝本草》《嘉祐本草》、苏颂的《本草图经》、寇宗奭的《本草衍义》、唐慎微的《证类本草》，明代李时珍的《本草纲目》等。对《伤寒论》进行注释的有宋代韩祗和的《伤寒微旨论》、庞安时的《伤寒总病论》、杨士瀛的《仁斋伤寒类书》、刘守真的《伤寒直格方》，明代方有执的《伤寒论条辨》，清代张志聪的《伤寒论集注》、柯琴的《伤寒来苏集》等。对《难经》注释的有元代滑寿的《难经本义》，明代王九思的《难经集注》，清代徐大椿的《难经经释》等。

中医训诂在方式、体例上逐渐形成了独有的特点。王冰《素问》注本中，在正文之外进行词义、句义、义理的解释。《素问·上古天真论》："故能寿敝天地，无有终时。"王冰注："体同于道，寿与道同，故能无有终时，而寿尽天地也。敝，尽也。"有的还加上医理解释，并引用文献佐证。《素问·宣明五气》："胃为气逆，为哕为恐。"王冰注："寒盛则哕起，热盛则恐生，何者？胃热则肾气微弱，故为恐也。下文曰：精气并于肾则恐也。"《素问·奇病论》："此五气之溢，名曰脾瘅……此人必数食甘美而多肥也，肥者令人内热，甘者令人中满，故其气上溢，转为消渴。"这一类的注解偏重医理，被释的成分不是以词为单位，而是以语句为单位，解释词语是随文释义。这一类的篇章释义模式，为后世医籍训诂提供了范式。

清代，小学发展至鼎盛时期，传统训诂方法和理论都达到了一个全新的高度。经学家从训诂学的角度出发，考证解释古代医籍中的语音、词义等，同时汲取古代医籍中的训诂材料，形成了中医古籍研究与传统小学研究交融的局面，这成为这一时期中医训诂的新特色。如顾炎武在《唐韵正》一书里对《灵枢》《素问》的古韵作了深入的分析；胡澍还专门作《素问校义》一书；俞樾写《读书余录·内经素问四十八条》（《三三医书》收录后改名为《内经辨言》），解释了《素问》中的许多假借现象；孙怡让作《札迻·素问十四条》，从形、音、义等方面对《素问》作了较深入的研究。中医古籍也常常被作为引证材料在文献训诂中加以应用。如段玉裁的《说文解字注》，在注释时充分使用了中医古籍作为考证依据。《说文》"葩"字下，段玉裁注：《灵枢经》曰：纷纷葩葩，终而复始。""哕"下注：《灵枢经》说六腑气，胃为气逆哕。""瞋"下注："戴目者，上视如戴然。《素问》所谓戴眼也，诸书所谓望羊也。""柚"下注："《本草经》合柚橘为一条，浑言之也。""筭"下注："《雷公炮炙论》云：常用之甑中筭能淡盐味，煮昆布用弊筭。"《说文》："菳，黄菳也。"段玉裁注："《本草经》《广雅》皆作黄芩。今药中黄芩也。"《说文》"梣"下，段玉裁注："按《本草经》谓之秦皮。以一名岑皮而声误作秦耳。其木一名石檀。陶隐居云是樊槻木。"

中医训诂建立在传统训诂的基础上，因此常常效法传统训诂专著，有的直接借用名称或体例。如唐代的梅彪仿照《尔雅》编写了《石药尔雅》。梅彪喜好丹道，道家炼丹所用药物多用隐名，不利使用，于是撰成此书，以供时人使用。其在序中云："夫《尔雅》者，古人以训释难寻之所作也。每想此机，捷妙无以加，故朝廷用之，兼经多历年代。余西蜀江源人也，少好道艺，性攻丹术。自弱至于知命，穷究经方，曾览数百家，论功者如同执掌，用药皆是隐名，就于隐名之中，又有多本，若不备见，犹画饼梦桃，遇其经方，与不遇无别……今附六家之口诀，众石之异名，象《尔雅》词句，凡六篇，勒为一卷。"这部著作记录了很多药物异名，分类编纂，正名下面列举异名，大大方便了药物名称考证。如《石药尔雅》卷上："铅精：一名金公，一名河车，一名水锡，一名太阴，一名素金，一名天元飞雄，一名几黄公，一名立制太阴，一名虎男，一名黑虎，一名元武，一名黄男，一名白虎，一名黑金，一名青金。"又："水银：一名汞，一名铅精，一名神胶，一名姹女，一名元水，一名子明，一名流珠，一名元珠，一名太阴流珠，一名白虎脑，一名长生字，一名元明龙膏，一名阳明子，一名河上姹女，一名天生，一名元女，一名青龙，一名神水，一名太阳，一名赤汞，一名沙汞。"这种体例类似于《尔雅》，汇聚同义或近义词，一起释义。

　　明代李时珍的《本草纲目》也深受训诂专著的影响。在《本草纲目》中，李时珍引据经史书目多达 295 种，其中包括《说文》《字林》《玉篇》《唐韵》《集韵》《尔雅正义》《小尔雅》《方言》《释名》等文字、音韵、训诂类小学专著。在体例上，模仿刘熙的《释名》，药名下设置"释名"部分，解释药名的含义、分析药物的得名理据时则不拘一种训诂方法。有的引证经史著作，如《本草纲目·半天河》："上池水。弘景曰：此竹篱头水，及空树穴中水也。时珍曰：《战国策》云：长桑君饮扁鹊以上池之水，能洞见脏腑。注云：上池水，半天河也。然别有法。"有的从声训的角度，解释药名来源，《本草纲目·蕹菜》："时珍曰：蕹与壅同。此菜惟以壅成，故谓之壅。"《恭菜》："莙荙菜，恭菜，即莙荙也。恭与甜通，因其味也。"或者用同义、近义词来解释药名之义，《本草纲目·户限下土》："时珍曰：限即门阈也。"或用义界方式来解释药名的含义，《本草纲目·鼠壤土》："时珍曰：柔而无块曰壤。"或解释药名的不同写法，《本草纲目·乌爹泥》："乌爹或作乌丁，皆番语无正字。"

　　中医药与中华文化、百姓日常生活密切相关，所以中医训诂要结合大量的非医学文献。比如中药方剂中常用的"芍药"本写作"勺药"，是一种香草，后来在厨房用作调味之品。《诗经·郑风·溱洧》云："维士与女，伊其相谑，赠之以勺药。"毛传："勺药，香草。"陆德明释文："勺药，香草也。《韩诗》云：'离草也。'"在汉代"勺药"是一种调味料，是把包括勺药在内的几种香料混合在一起形成的，用以调和五味。《汉书·司马相如传上》云："勺药之和具而后御之。"颜师古注："勺药，香草名。其根主和五脏，又辟毒气，故合之于兰桂以助诸食，因呼五味之和为勺药耳。"又如方剂之"剂"本写作"齐"，也与日常饮食有关。《周礼·食医》云："掌和王之六食、六膳、百羞、百酱、八珍之齐。"《周礼·天官·疡医》云："掌肿疡、溃疡、金疡、折疡之祝药劀杀之齐。""齐"即方剂之"剂"，指品物与分量的总和。

　　中医是一门事关生命安危的学问，与一般古籍训释相比，中医训诂事关重大，尤其是对药名、病证名的解释，一字之误，则可能贻误性命。宋代寇宗奭《本草衍义》云："注释本草，一字亦不可忽，盖万世之后，所误无穷耳。"因此，严谨当是中医古籍训诂的首要之务。

五、小学经典著作举要

（一）《尔雅》

《尔雅》是我国第一部训诂专著，是我国历史上的第一部词典。《尔雅》最初作为儒家经典，列于经部，依附于《孝经》或《论语》类，或列于小学训诂之属，被当作古代教育的文献和学习的工具。

关于《尔雅》的作者与成书年代，历来说法不一。郑玄《驳五经异义》："《尔雅》者，孔子门人所作，以释六艺之旨，盖不误也。"认为《尔雅》是孔子的门人所作。郭璞《尔雅序》："《尔雅》者，盖兴于中古，隆于汉氏。"认为《尔雅》是由先秦至汉代累积而成的。陆德明《经典释文序录》："《释诂》一篇，盖周公所作。《释言》以下，或言仲尼所增，子夏所足，叔孙通所益，梁文所补，张揖论之详矣。"认为《尔雅》并非出自一时一人之手。现代学者周祖谟的《尔雅校笺序》认为："从这部书内容看，有解释经传文字的，也有解释先秦子书的，其中还有战国秦汉之间的地理名称。这样看来，《尔雅》这部书大约是战国至西汉之间的学者累积编写而成的。"这个结论比较可靠。

关于《尔雅》命名，《释名》有释："《尔雅》，尔，昵也；昵，近也；雅，义也；义，正也。五方之言不同，皆以近正为主也。"《尔雅》的宗旨在于"释古今之异言，通方俗之殊语"（《尔雅·释诂》）。《尔雅》以雅言为标准语，解释不同的方言古语，汇集了先秦至西汉的训诂材资料。据《汉书·艺文志》记载，《尔雅》原为三卷二十篇。今本《尔雅》是十九篇，分别是释诂、释言、释训、释亲、释宫、释器、释乐、释天、释地、释丘、释山、释水、释草、释木、释虫、释鱼、释鸟、释兽、释畜。《尔雅》首创了按事物类别和词的义类编排的体例，把两千多个词条分成 19 个类别，后世的雅书系列都参照了这种分类方法。

《尔雅》用今词解释古词，或者用通语解释方言。释词的方式主要有三类：一类是汇集相同或相近意义的，或有相关性的一组词，用一个普通词来解释；一类是俗语解释文言，或用共名解释别名；一类是用语句来描述说明词义。总体来看，《尔雅》十九篇可以分为两大类，其中《释诂》《释言》《释训》解释语词，其他十六篇则解释名物。解释语词的《释诂》《释言》《释训》等各篇内容也有区别。《诗经·周南·关雎》孔颖达疏："《尔雅序篇》云：'释诂''释言'通古今之字，古与今异言也；'释训'言形貌也。"《尔雅》在编排上，有巧妙的安排，如"始"被放在全书之首，代表开始，《释诂》上首条即为："初、哉、首、基、肇、祖、元、胎、俶、落、权舆，始也。"用"始"释一系列的同义或近义词。"我"被放在《释诂》下全篇之首，从解释第一人称开始，"卬、吾、台、予、朕、身、甫、余、言，我也"，用"我"释一系列的同义或近义词。

《尔雅》释名物，涉及的范围比较广，从人伦关系到生活器物、从自然界的天地山川到草木鸟兽等，具有百科全书性质。《释亲》解释亲属关系称谓，如："父为考，母为妣。"《释宫》解释建筑名称，如："宫谓之室，室谓之宫。"《释器》解释生活器具名称，如："木豆谓之豆，竹豆谓之笾，瓦豆谓之登。"《释乐》解释音乐、乐器的名称，如："宫谓之重，商谓之敏，角谓之近，徵谓之迭，羽谓之柳。"《释天》主要解释时间、岁月、风雨、星辰等相关的名称，如："穹苍，苍天也。春为苍天，夏为昊天，秋为旻天，冬为上天。"《释地》主要解释地理方位名称，如："两河间曰冀州，河南曰豫州，河西曰雝州，汉南曰荆州，江南曰扬州，济、河间曰兖州，济东曰徐州，燕曰幽州，齐曰营州。"《释丘》解释不同形态的丘、崖岸，如："丘一成为敦丘，再成为陶丘。"《释山》解释不同形态的山，如："河南华，河西岳，河东岱，河北恒，江东衡。"《释水》解释不同形态的水，如："泉一见一否为瀸。井一有水一无水为澬汋。"《释草》解释各种草类，如："唐、蒙，女萝。女萝，菟丝。"《释木》解释各类树木，如："休，无实李。痤，接虑李。驳，赤李。"《释虫》解释虫类名称，如："螪，天蝼。"《释鱼》解释鱼类和爬行动物，如："蝮虺，博三寸，首大如擘。"《释鸟》解释各种鸟类，如："蝙蝠，服翼。"《释兽》解释各种野兽，如："狒狒如人，被发，迅走，食人。"《释畜》解释六畜，如："駮如马，倨牙，食虎豹。"《尔雅》中有些条目对研究疾病史很有帮助，如《释诂·下》："痛、瘏、虺颓、玄黄、劬劳、咎、顇、瘽、瘉、鳏、戮、瘐、癙、癳、瘅、痒、疧、疵、闵、逐、疚、痗、瘥、痱、瘅、瘵、瘼、瘽，病也。"又："伦、勩、邛、敕、勤、愉、庸、瘅，劳也。"《释训》："痯痯、瘏瘏，病也。""'既微且尰'，骭疡为微，肿足为尰。"

《尔雅》现存最早的注本为东晋郭璞的《尔雅注》，其次有唐代陆德明的《尔雅音义》（收于《经典释文》卷二十九至卷三十），北宋邢昺等人在郭璞注本的基础上进一步疏证，清代邵晋涵的《尔雅正义》和郝懿行的《尔雅义疏》等都是质量比较高的注本。《尔雅》在小学中的地位很高，对后世的影响很大，历代都有模仿或增广《尔雅》的著作。汉末有《小尔雅》十三篇。曹魏时期的张揖，为增广《尔雅》，作《广雅》一书。隋代为避隋炀帝杨广的讳，将《广雅》称为《博雅》，曹宪为《广雅》注音，称为《博雅音》。北宋的陆佃增益《尔雅》，作《埤雅》一书。宋代罗愿作《尔雅翼》，以辅助增补《尔雅》。明代的朱谋㙔仿照《尔雅》作《骈雅》，专收联绵词。明代方以智的《通雅》内容大大超越了《尔雅》的范围，分目细致，解释详尽，难能可贵的是，《通雅》中设有《身体》《植物》《动物》《金石》《脉考》《古方解》等，对医经、本草、脉学、方剂等进行专篇训诂。清代学者洪亮吉的《比雅》征引古籍的传注，所采训诂两两相比，仿照《尔雅》的体例编排，故称为《比雅》。

（二）《方言》

《方言》的全名叫作《輶轩使者绝代语释别国方言》，今本十三卷，一般认为是西汉扬雄编撰。《方言》在中国语言学史上有着重要意义，它是我国古代第一次，也是最后一次，用个人力量进行全国性方言词汇调查的一本书。《方言》一书的产生与当时的政治文化背景密切相关。我国历代版图辽阔，客观上造成了复杂的方言现象。在周秦时代就已经有政府调查方言的行为，所派工作人员称为"轩车使者""遒人使者""輶轩使者"等。"輶"是一种轻车，"轩"是一种小车，"輶轩"后来指一个词，就是指轻车，调查方言的使者乘坐这种轻车，所以"輶轩"一词就代指这类使者，故书名冠以"輶轩使者"。统治者派出方言调查使者，了解各地方言、风土民情，以加强中央王朝与各地的联系。

扬雄，字子云，四川成都人，是西汉时期著名的文学家、哲学家和语言学家。他曾模仿《易经》写成《太玄》，模仿《论语》写成《法言》。《方言》一书应是模仿《尔雅》而作。扬雄有深厚的语言文字功底，不仅擅长写辞赋，而且认识古文奇字，编写了识字课本《训纂篇》。据《四库全书总目提要》，周秦时代搜集的方言，本藏于密室，后几经辗转流传，至扬雄见到之时只有千余言。扬雄考校注续，用了 27 年时间，编撰了《方言》九千字。《汉书·艺文志》中没有收录《方言》，且历代文献记载《方言》篇数、字数不同，故有学者对作者是否为扬雄表示质疑。《四库全书总目提要》："劭序称《方言》九千字，而今本乃一万一千九百余字，则字数较原本几溢三千。雄与刘歆往返书皆称《方言》十五卷，郭璞序亦称三五之篇，而《隋志》《唐志》乃并载扬雄《方言》十三卷，与今本同，则卷数较原本阙其二，均为抵牾不合。考雄《答歆书》称'语言或交错相反，方复论思，详悉集之。如可宽假延期，必不敢有爱'云云。疑雄本有此未成之书，歆借观而未得，故《七略》不载，《汉志》亦不著录，后或侯芭之流收其残稿，私相传述，阅时既久，不免于辗转附益，如徐铉之增《说文》，故字多于前。厥后传其学者，以《汉志》无《方言》之名，恐滋疑窦，而小学家有《别字》十三篇，不著撰人名氏，可以假借影附，证其实出于雄，遂并为一十三卷，以就其数，故卷减于昔欤。"认为《方言》为扬雄所作，因该书流传出来时尚未完稿，故汉代的书目没有记载，在流传的过程中，被增补了一些内容，故造成卷数、字数的差异。

"輶轩使者绝代语释"就是古代的"輶轩使者"调查方言所得到的"绝代语"释义，"别国方言"是西汉各地方言。全书共收录 669 个词条。《方言》受到《尔雅》的影响，不仅在内容上有相近的词条，而且在体例上对《尔雅》有一定借鉴，并在前者的基础上有一定改进。《方言》不仅用雅言释古今方俗的同义、近义词，同时还说明方言词的地域分布以及意义上的异同。《方言》各卷的区分虽没有严格的标准，但大致上卷一、二、三为词语部分，其中有动词、形容词，也有部分名词。如《方言》卷一："党、晓、哲，知也。楚谓之党，或曰晓。齐宋之间谓之哲。"卷四释衣服，如："帬（裙），陈魏之间谓之帔。自关而东或谓之襹。"卷五释器皿、家具、农具，如："缶，谓之瓵瓼，其小者谓之瓶。"卷六、卷七释语词，如："聋、聤，聋也。半聋，梁益之间，谓之聤。秦晋之间，听而不聪，闻而不达，谓之聤。生而聋，陈楚江淮之间，谓之聋。荆扬之间及山之东西，双聋者谓之聋……"卷八释动物，包括飞鸟、走兽、家禽等，如："虎，陈魏宋楚之间，或谓之李父。江淮南楚之间，谓之李耳，或谓之于䖘。自关东西，或谓之伯都。"卷九释车、船、兵器等，如："三刃枝，南楚宛郢，谓之匽戟，其柄自关而西，谓之柲，或谓之殳。"卷十释语词，如："媱、愓，游也。江沅之间，谓戏为媱，或谓之愓，或谓之嬉。"卷十一释昆虫，如："蝉，楚谓之蜩。宋卫之间，谓之螗蜩。陈郑之间，谓之螂蜩。秦晋之间，谓之蝉。海岱之间，谓之蜻……"这十一卷体例基本相同，每一词条下都列举有关方言区的词进行比较，以通语担任释词。卷十二、卷十三与前面十一卷的体例不同，除了卷十三的个别条目与方言词进行比较，其他一律以一个词解释一至两个词，如《方言》卷十二："爰、暖，哀也。"《方言》卷十三："杪、眇，小也。"

《方言》中有一些条目，辨析不同地域的医学用语，对中医文献阅读有很大帮助。《方言》卷二："殗、殜，微也。宋卫之间曰殗。自关而西，秦晋之间，凡病而不甚曰殗殜。"又："倚、踦，奇也。自关而西，秦晋之间，凡全物而体不具，谓之倚。梁楚之间，谓之踦。雍梁之西郊，凡兽支体不具者，谓之踦。"卷三："凡饮药、傅药而毒，南楚之外谓之瘌，北燕朝鲜之间谓之瘮，东齐海岱之间谓之眠，或谓之眩，自关而西谓之毒。瘌，痛也。"又："瘼、瘏，病也。东齐海岱之间曰瘼，或曰瘏，秦曰瘎。"又："差、间、知，愈也。南楚病愈者谓之差，或谓之间，或谓之知。知，通语也。或谓之慧，或谓之憭，或谓之瘳，或谓之蠲，或谓之除。"卷六："悈、恶，惭也。荆扬青徐之间曰悈，若梁益秦晋之间言心内惭矣。山之东西自愧曰恶，赵魏之间谓之眲。""戏、惮，怒也。齐曰戏，楚曰惮。"卷十："愮、疗，治也。江湘郊会，谓医治之曰愮。愮又忧也，或曰疗。"这些材料对理解汉代的疾病及治疗都有很大帮助。

历代为方言作注或续补的著作有很多，最早的一个注本是晋郭璞的《方言注》。郭注贯彻了以今语释古语的精神，并且从多方面扩展了原书的内容。清代学者对《方言》作了增补、校订和疏释，有杭世骏的《续方言》、程际盛的《续方言补正》、卢文昭的《重校方言》、戴震的《方言疏证》、王念孙的《方言疏证补》、钱绎的《方言笺疏》等。今人周祖谟全面吸收了清代学者的校勘成果，整理出了《方言校笺》。《方言》释词的方法一般是以今语释古语，以通语释方言。书中对同义词的辨析，有助于了解古代汉语的词义，以及不同地域的语音特点，便于探索汉代的语音系统和音变规律。书中对名物词的解释，有助于了解汉代的社会生活状态，也为断代史和一些专门史的研究提供参考。书中所收录的绝代语和汉代不同地域的方言以及后代学者为其所做的注等，是一部生动的汉语词汇史，体现了汉语词汇在不同时期的演变状况。

（三）《释名》

《释名》是一部解释词义，探寻事物得名由来的专著，是我国第一部词源学专著。作者刘熙，字成国，东汉青州北海（今山东潍坊西南）人。据《三国志》《世说新语注》《册府元龟》等书记载，刘熙为汉末名士，博通五经，曾任南安太守。《释名》全书共八卷，二十七篇，分别是释天、释地、释山、释水、释丘、释道、释州国、释形体、释姿容、释长幼、释亲属、释言语、释饮食、释彩帛、释首饰、释衣服、释宫室、释床帐、释书契、释典艺、释用器、释乐器、释兵、释车、释船、释疾病、释丧制。全书仿照《尔雅》体例，明代的郎奎金将《释名》和《尔雅》《小尔雅》《广雅》《埤雅》编在一起，统名为《五雅》，并且为了使名称协调一致，将《释名》改为《逸雅》。《释名》到了清代才有注本，先有毕沅的《释名疏证》，后有王先谦的《释名疏证补》。

词源学也叫语源学。《释名》用同音或音近的词来说明被释词来源，说明该词的语音形式与源词的关系，以此来说明词义，这种方法叫作声训法。声训法在先秦的文献中已见，如《论语·颜渊》："政者，正也。子帅以正，孰敢不正？"《礼记·中庸》："仁者，人也，亲亲为大；义者，宜也，尊贤为大。"汉代，儒家经典盛行，一些纬书为了宣扬政治主张，多用声训法来解释天文、地理、政治、人事、名物等词语，比如《韩诗外传》卷五："儒者，儒也。儒之为言无也，不易之术也。"《大戴礼·本命》："丈者，长也；夫者，扶也。言长万物也。"汉代的声训资料极为丰富，为《释名》的产生准备了条件。刘熙在《释名·序》中说："夫名之于实，各有义类，百姓日称，而不知其所以之意，故撰天地、阴阳、四时、邦国、都鄙、车服、丧纪，下及民庶应用之器，论叙指归，谓之《释名》，凡二十七篇。"刘熙作此书的目的在于探究事物命名的"所以之意"，解释所以如此称名的缘由。

《释名》的声训方式可分为以同音字为训和以音近字为训两类。①以同音字为训。如《释名·释疾病》："疹，诊也，有结气可得诊见也。"又："疚，久也，在体中也。"又："盲，茫也，茫茫无所见也。""瞽，鼓也，瞑瞑然目平合如鼓皮也。"疹与诊，上古音为章母文部；疚与久，上古音为见母之部；盲与茫，上古音为明母阳部；瞽与鼓，上古音为见母鱼部。②以音近字为训。音近有声、韵相近的，也有双声或叠韵的。如《释名·释疾病》："疾，病者，客气中人疾急也。""疾"上古音为从母质部，"急"上古音为见母缉部，二者声、韵皆相近而不同。又："目眶陷急曰眇。眇，小也。""眇"上古音明母宵部，"小"上古音心母宵部，眇、小叠韵。又："乳痈曰妒。妒，褚也。气积褚不通，至肿溃也。""妒"上古音端母铎部，"褚"上古音端母鱼部。妒、褚双声。

刘熙使用声训法不仅解释词义，而且解释了词语命名的缘由，揭示出词语在命名时的含义，有助于后学者排除引申义的干扰，找到词语的本义。其中《释疾病》一篇中共解释疾病类词语五十五个，有些对疾病词源的解释，客观反映了当时人们对病因的认知。如："消瘅，瘅，渴也，肾气不周于胸胃中，津润消渴，故欲得水也。""胗，否也，气否结也。"《释形体》篇对人体部位的命名体现了当时人们对人体功能的认知。如："皮，被也，被覆体也。肤，布也，布在表也。""肝，榦也，五行属木，故其体状有枝榦也，凡物以木为榦也。"

刘熙用声训解释事物得名之由，有些比较贴切，有些则较为随意，有穿凿附会之嫌。如《释形体》："骨，滑也，骨坚而滑也。""眉，媚也，有斌媚也。"事物的命名有一部分是有理据的，可以找出源词，有一些事物的命名则是约定俗成的，语音与语义之间没有必然联系，不必牵强附会。尽管如此，但瑕不掩瑜，《释名》对研究训诂学、语言学、社会学、中医学来说，都是极为重要的著作。其以声训解释名物，为"因声求义"开辟了道路，促使了古代韵书的产生。其又集汉代声训之大成，为考见汉末语音，研究上古音提供了可靠的材料。清人毕沅在《释名疏证·序》中说："其书参校方俗，考合古今，晰名物之殊，辨典礼之异，洵为《尔雅》《说文》以后不可少之书。"《释名》对于生活用具、饮食服饰、形体仪态、山水地理、建筑交通、礼仪制度、疾病丧制等词语一概收录，为研究汉代的历史、社会形态、生活习惯、民风民俗提供了丰富的资料。《释名》中收录了一些汉代辞书未收的词语，可与《尔雅》《说文》以及经典著作的传注相互参证。对于中医研究来说，《释名》中的《释疾病》《释形体》《释姿容》《释饮食》等篇，对研究汉代医学发展状况，尤其是汉代的疾病病种、病因病机、饮食习惯、脏腑认知等都有重要的参考价值。

（四）《说文解字》《说文解字注》

《说文解字》是中国语言学史上第一部系统分析字形、说解字义、辨识字音的汉字字典。作者许慎，字叔重，汝南郡召陵（今河南郾城）人，是东汉著名的经学家、文字学家。初在汝南郡任功曹，后举孝廉，至洛阳任太尉阁祭酒、洨长等职。许慎曾师从古文经学家贾逵学习古文经，又于安帝永初四年（110 年）与马融、刘珍等在东观校五经、诸子和史传，因而精通经学、小学，有"五经无双许叔重"之称。《说文解字·叙》："盖依类象形，故谓之文；其后形声相益，即谓之字。字者，言孳乳而浸多也。"《说文解字》一名中，"文"指独体的象形表意字（或构字部件），"字"指由"文"合体孳乳而成的会意字或形声字，独体"文"只能"说"其构形意图，合体"字"则可"解"其构成部分之关系，所以称为《说文解字》。全书共十四卷，收 9353 字，重文 1163 字。许慎将全书的字按照形符的类别，分为 540 部，每一部立一个"部首"来统领该部之字，编排体例为始一终亥，根据字形系联，排列为有序的系统，每部内的字根据意义分类排列。每字的形体，以篆文为主，再列古文、籀文或体，一一加以说明。每字的说解，先简说字义，次说形体构造，特别重视字的形义统一，有的指出读音，有时引用经传文句以为证。

许慎著《说文解字》时，正是古文经通行的时代，在当时形成了古今文经之争。所谓古文经，是用秦焚书之前的古文字写成的儒家经典，今文经则是用汉代通行的隶书写成的儒家经典。汉字隶变之后，大部分汉字的象形性消失，导致一些汉字的造字本义不明，使古今文经学者对经文的解释差异很大。当时的今文经学者极力非毁古文，称秦时隶书是古帝先王之书，不得改易。他们根据今文字形随意解说，牵强附会。在这种情况下，许慎搜罗篆文、古文、籀文编撰成《说文解字》，以篆文为中心展示古文字字形的历史发展，创立部首据形系联的编排体例，完善"六书"理论并用以分析字形结构，说解汉字的构形本义，清理并规范当时的汉字系统，是文字学的奠基之作。《说文解字》总结并梳理了先秦、两汉的文字学成果，系统保存并说解汉字的形、音、义，集两汉文字学之大成，是研究文字学、音韵学、训诂学的重要典籍，也是方言学、古文献学以及文史哲各学科重要的参考文献，对中国学术发展的影响深广而久远。

《说文解字》在流传的过程中，几经转抄，错讹颇多，历史上经历了多次整理。唐代的李阳冰是最早对《说文解字》全面整理研究的学者，但是对原书改动很大，导致许慎原本失真。五代南唐的徐锴为了纠正李阳冰的臆改，对《说文解字》进行全面校订和注释，同时系统分析了《说文解字》部首编排次序，著《说文解字系传》，俗称小徐本。北宋太宗雍熙年间，徐锴的哥哥徐铉等人奉旨校订《说文解字》，增加了原书未收载的通用字 402 个，补入原本流传中脱漏的字 19 个，增加了反切注音，对许慎未加解释或解释有误的字进行注释、补正和疏通。徐铉的《说文解字》校订本，俗称"大徐本"，是我们目前见到的最完整、最权威的校订本。清代学者的《说文解字》研究取得了很大成绩。著名的著作有清代段玉裁的《说文解字注》，是最重要的一部《说文解字》注本。段玉裁考订了大、小徐本的是非，结合声韵、训诂，同时引用古籍来注释许慎的说解，解释字义及其引申变化。1928 年，丁福保收集他所能见到的所有研究和注释《说文解字》的著作，汇编成《说文解字诂林》，每一个字都附上各家的解说，方便了查阅和使用。

在传统小学训诂专著中，《说文解字》对中医语言的训诂贡献最大。《说文解字》"疒"部共收字 102 个，多数为病名。许慎对这些字的解释方法，或者指出其为"病"之同义、近义词，用"病也"来解释，如疾、痛、疴、痛、瘇、瘵、瘨、痌、瘼、疵、疵、疚、瘏等；或者描述病状病证，如"疝，腹中急也""癣，干疡也""疟，热汗休作""痎，二日以发疟""疸，黄病"；或者解释病因，如"癥，苦气也""痱，风病也""痹，湿病也"；或者说明病程，如"痁，久病也"；或者说明病位，如"痔，后病也"；或者用另一病名予以解释，如"疽，痈也""疲，劳也"。

除了"疒"部字以外，其他与人体相关的部首下往往也会有一些表示疾病病名或描述症状的字。

《口部》："噤，口闭也。""喘，疾息也。""噎，饭窒也。""哕，气牾也。"

《足部》："蹉，足跌也。"

《皮部》："皰，面生气也。""皯，面黑气也。"

《目部》："眩，目无常主也。""眚，目病生翳也。""盲，目无眸子也。"

《歹部》："殰，胎败也。"

《骨部》："骾，食骨留咽中。"

《肉部》："胗，唇疡也。""肬，赘也。""膍，起也。"

《血部》："衄，鼻出血也。"

《心部》："悸，心动也。"

《耳部》："聊，耳鸣也。""聋，无闻也。"

《说文解字注》是清代《说文解字》研究最高水平的专著。作者段玉裁（1735—1815年），字若膺，号茂堂，江苏金坛人。《说文解字注》是段玉裁训诂学成就的代表之作，段氏耗尽半生心血，《说文解字注》从编纂、修改到付梓，耗时近40年时间，被视为文字学中的不刊之论，王念孙评价其为"盖千七百年来无此作矣"。首先，《说文解字注》对《说文解字》的传本进行校勘审定。校勘依据有大徐本、小徐本，以及隋唐以来的类书、字书和韵书，同时结合许书的体例，刊正《说文解字》传本的讹误。其次，段氏博引群书，援引经传子史，阐释许慎的说解，推求许慎释义的依据或来源，对读者领悟许书的旨意有极大的帮助。段玉裁在词义研究方面有很多创获，他注意到了词义的历史性及发展演变规律，从历史发展的角度说明字的本义和引申义，探讨同源词，注重对同义词的辨析。其考求字义的最大特色在于形、音、义互相推求，综合分析，在文字学、音韵学、训诂学等方面成就卓越。

《说文解字》："疾，病也。"段玉裁注："析言之则病为疾加，浑言之则疾亦病也。按：经传多训为急也，速也。此引申之义，如病之来多无期无迹也。"这一条既辨析近义词，又分析词的引申义。

《说文解字》："疛，腹中急痛也。"段玉裁注："痛字依小徐本及《广韵》补。今吴俗语云：绞肠刮肚痛，其字当作疛也。古音读如纠。《释诂》云：'咎，病也。'咎盖疛之古文假借字。"此条依据小徐本和《广韵》对《说文解字》原文进行勘正，并探究方言俗语的本字，同时引用《尔雅》，说明疛的假借字。

《说文解字》："薑，御湿之菜也。"段玉裁注："御，铉作'禦'。《神农本草经》

曰：'干姜主逐风湿痹（湿病也）、肠澼（匹辟切，肠间水）、下痢，生者尤良。久服去臭气，通神明。'按：生者尤良，谓干姜中之不孰而生者耳。今人谓不干者为生姜，失之矣。"此条既校勘了徐铉校订《说文解字》的失误，同时引用《神农本草经》说明今人对干姜的误解，对中药的古今变化很有借鉴意义。

段玉裁注如此之类甚多，其中涉及中医病证、药名及身体部位等，是中医文献阅读的一部重要工具书。

（五）《广雅》《广雅疏证》

《广雅》十卷，三国魏·张揖撰。张揖，字稚让，清河（今河北省清河县）人，是经学家和训诂学家。除《广雅》外，还著有《埤苍》《古今字诂》《难字》《错误字》等，但皆已失佚。《广雅》是为了增广《尔雅》而作的，因此命名为《广雅》，在隋代曾因避炀帝杨广的讳改名为《博雅》。由于社会文化的进步，《尔雅》之后的四百多年时间里，语言发生了很大变化，《尔雅》的收词量和释义已经不能满足当时社会的需求，因此张揖作《广雅》以增广之。张揖在《上〈广雅〉表》中说："夫《尔雅》之为书也，文约而义固。其陈道也，精研而无误。真七经之检度，学问之阶路，儒林之楷素也。若其包罗天地，纲纪人事，权揆制度，发百家之训诂，未能悉备也。臣揖体质蒙蔽，学浅词顽，言无足取。窃以所识，择撣群艺，文同义异，音转失读，八方殊语，庶物易名，不在《尔雅》者，详录品核，以著于篇。凡万八千一百五十文。"据王念孙疏证："今本《广雅》，凡万六千九百一十三文，删衍文九十六，补脱文五百九，共文万七千三百二十六，较表内原数少八百二十四。"《广雅》仿照《尔雅》的编排体例，仍然按照《尔雅》的篇目名称和排列顺序，分为《释诂》《释言》《释训》等十九类。博采经书笺注及《三苍》《方言》《说文》等著作，内容多是《尔雅》未收的新词新义，收录范围也有所扩大，如《释亲》包括形体，《释水》包括舟船，都是《尔雅》原来没有的。其编撰体例、训诂方法与《尔雅》相似，一般把许多同义词或近义词放在一起，用一个单音词或复音词来解释。《广雅》中也有很多病名、病状，大多数集中在《释诂》《释言》《释训》等篇。如《释诂一》："欶、瘝、殰、列、殙、瘟、瘵、殗、疠、疥、疫、梗、邛、曘、殐、矮、痫、茁、痔、痟、瘿、疔、疝、齲、痱、臀、瘍、痐、痳、癜、瘘、瘷、痔、瘀、疗、疠、痫、疤、痟瘰、肝、疱、衃、瘤、痒、疣、疢、疰、疢，病也。"《释诂一》："痂、瘕、疥瘙、瘭、疡、癣、瘰、痐、伤、瘱、胗、瘩、疻，创也。"《释言》："痞、疟，痂也。"《释训》："瘆瘆、骓骓、儫儫，疲也。"

清代的王念孙作《广雅疏证》二十三卷，他在自序中对《广雅》的学术价值给予了很高的评价。他说："周秦古义之存者，可据以证其得失；其散逸不传者，可借以窥其端绪。"王氏的《广雅疏证》丝毫不逊色于原著，在训诂学上的建树更高。王念孙，字怀祖，号石腥，江苏高邮人。少时受业于休宁戴震，精通音韵、文字、训诂之学。

他从乾隆五十二年（1787年）秋天起，至乾隆六十年（1795年）秋冬止，前后花了将近9年的时间，写成这部《广雅疏证》。《广雅疏证》对《广雅》进行了全面系统的整理，在疏证语词时，不但举例翔实，而且运用当时古音研究的成果，"就古音以求古义，引申触类，不限形体"（王念孙《广雅疏证·自序》），为训诂学的研究做了许多开创性的工作。王念孙为《广雅》详列疏证，阐明训义，同时还做了大量校勘订正，保存了一批语言史料，揭示了《广雅》的某些体例，对词的词源意义进行了一些探索。如《释诂》："欯、瘷……病也。"王念孙疏证："痾即列字也，读若厉。《周官·疾医》：'四时皆有疠疾。'郑注云：'疠，厉也，病气流行中人，如磨厉伤物也。'列、痾、疠、厉并通。死字从歹，瘷、殨、列等字亦从歹，病与死义相近。"王氏也参引了大量的中医药文献，对《广雅》的文字进行校勘，对研究、校勘中医药文献具有借鉴意义。如《释草》："牛茎，牛膝也。"王念孙疏证："《神农本草经》：'牛膝，一名百倍。'《名医别录》云：'生河内川谷及临朐。'陶隐居注云：'今出近道蔡州者，最长大柔润，其茎有雌雄，雄者茎紫色而节大为胜尔。'《御览》引《吴普本草》云：'牛膝生河内或临邛，叶大如夏蓝，茎本赤。'又引《广雅》：'牛茎，牛膝也。'各本'茎'讹作'莖'，今订正。"

（六）《经籍籑诂》

《经籍籑诂》一百零六卷，清代阮元主编。阮元，江苏仪征人，字伯元，号芸台。乾隆进士，由编修转詹事。嘉、道两朝，历官礼、兵、户、工等部侍郎，浙、闽、赣、粤诸省巡抚及湖广、两广、云贵总督，终体仁阁大学士，加太傅，卒谥文达。著有《研经室集》《积古斋钟鼎彝器款识》《畴人传》等。

《经籍籑诂》是一部为训诂学服务的资料书。"经籍"主要指唐以前的古籍，"诂"相当于"解释"，《经籍籑诂》将唐以前古籍和注解中有关字义的解释搜集在一起，共收单字一万二千多个，按照"平水韵"分部，每韵一部，全书共一百零六卷。凡是阅读唐以前古籍遇到字义理解困难的基本上能在本书中找到答案。汉语训诂学资料繁富，早自《尔雅》《方言》《说文》《广雅》等书，下至《玉篇》《广韵》，都曾广为收集和整理，已经颇具规模。然而上述著作中所据之书，一般未载篇名，难于检寻，而且经史传注未录者不少，很有必要把这些资料汇为一篇，以便学者查阅。清代乾隆年间，戴震曾有过籑集传注的打算，但未能成编。嘉庆年间，阮元督学浙江，大力倡导经学，选门下经生数十人，聘臧镛堂、臧礼堂兄弟为总籑，亲订体例，辑唐以前古籍中的训诂，编成《经籍籑诂》。

《经籍籑诂》专讲字义，间收复词。单字按《佩文韵府》次序排列，《佩文韵府》未收的字据《广韵》补收，《广韵》未收的字据《集韵》补入。凡一字数体，"通作""或作"之类依《集韵》放在一起。所收训诂，先标义后举出处。《经籍籑诂》收录的范围包括：①群经、诸子本文中的训诂。②群经旧注。③古史、诸子和群书的旧注，如《国语》韦昭注、《战国策》《吕氏春秋》《淮南子》高诱注、《山海经》郭璞注。④史部、集部书中的旧注，如《史记》三家注、《汉书》颜师古注、《楚辞》王逸注、《文选》李善注，共引书83种。这部著作内容丰富，体例严谨。每个字头下不但罗列古传注和训诂专书中的所有解释，而且摘录经籍原文，详注出处。若在古籍阅读中遇到需要查检的字词，可以用这些资料参证比较，找到确切的释义。由于此书篇幅庞大，且成书仓促，书中的失误较多，存在遗漏、衍文、句读错误等，使用的时候还要甄别。用今天的眼光来看《经籍籑诂》还有很大缺陷，唐宋以后的训诂资料空缺，不足以反映先秦至清代的训诂研究成果，而且体例陈旧，不适应现在读者的需求。

（七）《故训汇纂》

《故训汇纂》是当代的一部大型语文工具书，由宗福邦、陈世饶、黄海波三位教授主编而成。其编纂目的是为了弥补《经籍籑诂》的缺陷，顺应新时代学术发展的需求。该书在《经籍籑诂》的基础上，全面辑录先秦至晚清有关古代汉语的词语训释，用当代辞书编纂法，按照汉语辞书编排的通例，以字带词，按照部首编排而成，是研究古籍与文化的实用工具书。

《故训汇纂》主要引书达273种，远远超过《经籍籑诂》的引书数量。引书范围在《经籍籑诂》的基础上增加了唐宋以后经史子集中的重要注疏本，如朱熹的《诗集传》《四书集注》、洪兴祖的《楚辞补注》、《通鉴》胡注、孙怡让的《周礼正义》《墨子间诂》等；《说文》系统的著作，如《说文解字系传》《说文解字注》等；《尔雅》《方言》《释名》系统的著作，如《尔雅义疏》《广雅疏证》《方言疏证》《释名疏证补》等；训诂笔记著作，如《容斋随笔》《日知录》《十驾斋养新录》《读书杂志》等；虚词著作，如《助语辞》《助字辨略》《经传释词》等；同时还收集了异文资料以及佚文资料等。

《故训汇纂》可以说是一个汇集先秦至清训诂材料的数据库，当我们检索一个词时，可以看到该词在先秦至清的不同文献中的释义，不仅有利于判断词语的确切意义，还方便分析该词语的词义发展情况，比较不同义项之间的差异，探讨词语的语源、方言俗称、文字假借等，是阅读古籍的实用工具书。

第六讲　目录学与中国医学

　　我国的古籍浩如烟海，根据国家古籍保护中心的最新统计数据，全国古籍普查完成总量达二百七十余万部。如何用有限的精力阅读最需要的文献，如何用最短的时间查阅最紧要的书籍，目录学是从事古籍文献研究的重要门径，掌握目录学的基本知识，可以达到事半功倍的效果。清人王鸣盛在《十七史商榷》中说："凡读书最切要者，目录之学。目录明，方可读书；不明，终是乱读。"中医古籍承载着深厚的文化精神与中医智慧，中医学的传承与创新，离不开对古籍文献的整理研究，但如果不知目录学便无从检索，亦无从开展研究，也就谈不上中医学的创新与发展。

一、目录学概述

　　"目录学"一词，始见于清人王鸣盛，他在《十七史商榷》中道："目录之学，学中第一要紧事。必从此问途，方能得其门而入。然此事非苦学精究，质之良师，未易明也。"张之洞《书目答问·略例》曰："读书不知要领，劳而无功。知某书宜读，而不得精校精注本，事倍功半。今为分别条流，慎择约举，视其性之所近，各就其部求之。"目录学总结前人成果，指示学术门径，具有重要的意义。中华文明源远流长，目录之学其来久远。自汉代刘向、歆父子《别录》《七略》首创图书目录始，历代承续不绝，日渐其盛。其体例、功能日益完善，其价值日益彰显。

（一）目录与目录学

1. 目、录与目录

　　目，甲骨文""，象眼睛形，外边轮廓像眼眶，里面像瞳孔，本意为人眼。但在《论语·颜渊》篇中，颜渊问仁，子曰："克己复礼为仁。"颜渊继而"请问其目"，子曰："非礼勿视，非礼勿听，非礼勿言，非礼勿动。"这里的"目"即引申为条目之意。录，《说文解字》："录，刻木录录也。"刻木必用刀，于是"录"字又加了金字偏旁。中国古代的文字或用刀著于木，或刻于竹，"录"又引申为抄写之意。目录是目和录的合称，目是指书籍的篇卷名称，录指对书籍的内容、作者、版本、类别与大义的简要说明。

把"目"与"录"二字连用成词，源于汉代刘向、刘歆父子校书。班固的《汉书·叙传》道："刘向司籍，九流以别，爰著目录，略述鸿烈。"汉成帝河平三年（前26年），诏刘向等人校理中秘群书，《汉书·艺文志》载："诏光禄大夫刘向校经传、诸子、诗赋，步兵校尉任宏校兵书，史令尹咸校数术，侍医李柱国校方技。每一书已，辄条其篇目，撮其旨意，录而奏之。"刘向校书"条其篇目"，即是确定各书的篇次，"撮其旨意"即撰写各书叙录。

刘向校书时，做了大量搜集图书、分类整理、异本校勘、确定目次、条别篇章的工作。在每一书后都撰写一篇书录，并把这些书录辑成《别录》一书，开创了世界上最早的图书目录工作的先例。其子刘歆又在《别录》一书的基础上，写成《七略》。《七略》由辑略、六艺略、诸子略、诗赋略、兵书略、数术略、方技略组成。辑略是全书的总论和序言，以下六略则是图书的具体分类法，共计分为三十八种。《别录》《七略》在唐朝末年已失佚，汉代班固的《汉书·艺文志》基本保存了两书的概貌。

刘向《别录》及其子刘歆《七略》的问世，为后世提供了一种即类求书、因书究学的图书目录，使目录学成为读书治学的门径。《七略》是我国第一部综合性的系统反映国家藏书的分类目录，又是我国最早的一部图书分类法，在中国目录学史上具有开创之功。它在校勘整理古籍的基础上创立了撰写叙录、总序、大序、小序等方法，著录了数万卷图书，实际上是一部古代文化史。王鸣盛《十七史商榷》卷二十二引用金榜的话道："不通《汉艺文志》，不可以读天下书。《艺文志》者，学问之眉目，著述之门户也。"梁代阮孝绪的《七录》，唐代元行冲等编的《群书四部录》、毋煚《古今书录》，宋代欧阳修等编的《崇文总目》、晁公武的《郡斋读书志》、陈振孙的《直斋书录解题》，直到清代的《四库全书总目提要》，无不承刘向、刘歆父子的目录学体制。

2. 目录学

著名目录学家姚名达综合古代目录学的各家论述，为目录学下过一个比较全面的定义："目录学者，将群书'部次甲乙''条别异同''推阐大义''疏通伦类'，将以'辨章学术，考镜源流'，欲人'即类求书，因书究学'之专门学术也。"

"部次甲乙"，即按照某种分类法，将书籍登记在册；"条别异同"是考核不同版本的异同，属于校雠学；"推阐大义""疏通伦类"指对书籍内容进行概述、评介；"辨章学术，考镜源流"，则指明了目录学的价值和功用。

余嘉锡在《目录学发微》一书中总结了目录学在考辨古籍中的六种功用：一曰以目录著录之有无，断书之真伪；二曰用目录书考古书篇目之分合；三曰以目录书著录之部次，定古书之性质；四曰因目录访求缺佚；五曰以目录考亡佚之书；六曰以目录书所载姓名、卷数，考古书之真伪。

（1）断古书之真伪

班固《汉书·东方朔传》道："朔之文辞，此二篇最善（按：此二篇指《答客难》《非有先生论》）。其余有《封泰山》、《责和氏璧》及《皇太子生禖》、《屏风》、《殿上柏柱》、《平乐观赋猎》、《八言》《七言》上下、《从公孙弘借车》，凡刘向所录朔书具是矣。"班固认为，有关东方朔所传之书，以刘向的《别录》记载为依据，其他所传之书皆为伪书，"世所传它事皆非也"。唐代经学家颜师古在《汉书注》中道："谓如《东方朔别传》及俗用五行时日之书，皆非事实也。"由此可见，判定古书的真伪，可以目录学书记载为依据。清末学者叶德辉在《藏书十约》中说："鉴别之道，必先目录学始。"古人经常利用古籍目录书来辨别伪书。明人胡应麟《四部正讹》中有辨伪八法，近人梁启超《中国历史研究法》第五章也提出了辨伪十二公例，值得参考运用。此外，清代姚际恒的《古今伪书考》，今人张心澂的《伪书通考》、郑良树的《续伪书通考》都是辨伪的重要工具书。

（2）考古书之分合

古籍在流传的过程中，卷数经常发生变化，有时数篇合为一篇，有时又是一篇分为数篇。因此，古人往往利用目录书来考证书籍原来的篇章与卷数分合，以了解古书的原来面貌。例如唐代孔颖达的《礼记正义》就引用汉代郑玄《三礼目录》的一段内容，说："名曰《乐记》者，以其记乐之义。此于《别录》属《乐记》，盖十一篇合为一篇，谓有《乐本》，有《乐情》，有《乐化》，有《乐象》，有《宾牟贾》，有《师乙》，有《魏文侯》。今虽合此，略有分焉。"这是根据郑玄的《三礼目录》，说明《小戴礼记》中的《乐记》是由原来十一篇合为一篇的，并列举了十一篇的篇目，以使人了解它的分合。

（3）定古书之性质

众所周知，《孝经》在唐代被尊为儒家经典。在南北朝时期，是否将《孝经》列为儒家经典存在争议。齐人陆澄因郑玄未注《孝经》，主张不能列为帝典，在《与王俭书》中道："郑玄所注众书，亦无《孝经》。且为小学之类，不宜列在帝典。"王俭反对这一观点，俭答曰："仆以此书明百行之首，实人伦所先。《七略》《艺文》并陈之六艺，不与《仓颉》《凡将》之流也。"王俭根据《七略》《汉书·艺文志》的部次，确定《孝经》的性质，主张《孝经》应该列入六艺。

（4）考古书之存佚

《楚辞》是我国古代一部重要的诗歌总集，历代名家注释者颇多。《隋书·经籍志》著录"《参解楚辞》七卷，皇甫遵训撰"，《旧唐书·经籍志》《新唐书·艺文志》都不著录此书。唐代开元时期的藏书十分丰富，国史目录中却没有著录此书，说明此书大概亡佚于隋唐之际。又，《隋书·经籍志》记载有《楚辞》十二卷，后汉王逸注；

《楚辞》三卷，郭璞注；《楚辞音》一卷，徐邈撰；《楚辞音》一卷，宋处士诸葛氏撰；《楚辞音》一卷，孟奥撰；《楚辞音》一卷，无撰人；《楚辞音》一卷，释道骞撰；《离骚草木疏》二卷，刘杳撰。在《旧唐书·经籍志》，只有王逸、郭璞、刘杳三家。《新唐书·艺文志》有王逸、郭璞、刘杳、孟奥、徐邈、释道骞六家。到《宋史·艺文志》只存王逸一家，王逸注一直保存至今。其他五家《楚辞》注大抵亡于唐安史之乱至五代期间，故至宋代史志不载。

《艺文志二十种综合引得》序道："宋志以前，多通录古今载籍，藉可知古书之存佚。自明志依断代之例，先明著述之存亡，乃不可考。清修《四库全书》，网罗聚籍，明、元而上，书之幸存后世者，大致已备，颇可补《明志》之缺憾。"《宋史·艺文志》以前的史志目录大多通录古今，因此通过查阅这些目录，可以从中知古书失佚之情况。

（5）溯古书之源流

班固著《汉书·艺文志》，于每一略下撰一序，每一类下撰一小序。其中小序多叙学术门类及古书源流。如《易》类下小序曰：

及秦燔书，而《易》为筮卜之事，传者不绝。汉兴，田何传之。讫于宣、元，有施、孟、梁丘、京氏列于学官，而民间有费、高二家之说。刘向以中《古文易经》校施、孟、梁丘经，或脱去"无咎""悔亡"，唯费氏经与古文同。

《易》经小序，叙述了汉代今古文学派《易》书的源流不同，内容亦存在差异。古书流传至今，或有篇卷离合，或有文字删改，已非本来面目。如刘向在校《晏子》时，所找到的书有中书十一篇，太史书五篇，臣向书一篇，参书十三篇，凡中外三十篇，为八百三十八章；校《管子》时，他找到了中秘所藏的《管子》书三百八十九篇，大中大夫卜圭所藏的二十七篇，臣富参的四十一篇，射声校尉立的十一篇，太史的九十六篇，合中外书共五百六十四篇。目录学的记载，可帮助我们追溯古书的源流，了解古书的前世今生。

（6）考学术之流变

清儒章学诚《校雠通义·序》指出："校雠之义，盖自刘向父子部次条别，将以辨章学术，考镜源流，非深明于道术精微、群言得失之故者，不足与此。"刘向的校雠群书，撰叙录，论学术渊源及文辞的流别，探讨学术发展的脉络。班固仿刘向《七略》体例，删拾编纂而成《汉志》，由六艺、诸子、诗赋、兵书、数术、方技等六略构成。各略之中更分门类，各类再举书名篇卷，下标注释，对撰人姓名、时代、籍贯，古书流传及异名，书的内容、篇章的缺失及真伪存佚等情况进行说明。各类之末总计部数、篇数，叙其门类沿革。各略之末最后兼举总数。《隋志》继承了《汉志》总序、小序、小注的传统，前有总序，四部各有类序一篇，各类小序凡四十篇，另附道经、佛经小序各一篇，其中小序多辨章学术，考镜源流。如《隋书·经籍志》有《楚辞》小序，其文曰：

《楚辞》者，屈原之所作也。自周室衰乱，诗人寝息，谄佞之道兴，讽刺之辞废。楚有贤臣屈原，被谗放逐，乃著《离骚》八篇，言己离别愁思，申杼其心，自明无罪，因以讽谏，冀君觉悟，卒不省察，遂赴汨罗死焉。弟子宋玉，痛惜其师，伤而和之。其后，贾谊、东方朔、刘向、扬雄，嘉其文采，拟之而作。盖以原楚人也，谓之"楚辞"。然其气质高丽，雅致清远，后之文人，咸不能逮。始汉武帝命淮南王为之章句，旦受诏，食时而奏之，其书今亡。后汉校书郎王逸，集屈原已下，迄于刘向，逸又自为一篇，并叙而注之，今行于世。

读《隋志》小序，可明楚辞学之源流。章学诚《校雠通义·原道》中论《七略》道："其叙六艺而后，次及诸子百家，必云某家者流，盖出于古者某氏今之载籍，则著录部次，辨章流别……不徒为甲乙纪数之需。"刘向、刘歆父子的《别录》《七略》开创了中国古典目录学中的推寻源流的传统。

（二）目录学的体例

汉代刘向、刘歆父子校书，发凡起例，奠定了目录学体制。《汉书·艺文志》载刘向校书道："每一书已，向辄条其篇目，撮其旨意，录而奏之。"其"录而奏之"包括篇目次第和全书宗旨。余嘉锡在《目录学发微》中指出："由此言之，则目录者，学术之史也。综其体制，大要有三：一曰篇目，所以考一书之源流；二曰叙录，所以考一人之源流；三曰小序，所以考一家之源流。三者亦相为出入，要之皆辨章学术也。三者不备，则其功用不全。"余嘉锡认为目录学的体制包括篇目、叙录及小序三者，但是宋代以后目录学尚有记版本、录序跋、撰提要者，也是目录学的重要体例。

1. 载篇目

刘向的校书工作开始于汉成帝河平三年，广罗异本，进行校勘。刘向校书，整理篇章，定著目次，将各篇标出篇目，并编排先后次序。例如《礼经》十七篇，定著《士冠礼》第一，至《少牢下篇》第十七；《乐记》二十三篇，定著《乐本》第一，至《窦公》第二十三。其"录而奏之"的"录"包括目。后来，梁朝阮孝绪的《七略》，唐代元行冲的《群书四录》、毋煚《古今书录》，也都是举录以包目。在后世的目录学著作中也有以目为录的情况，如宋代王尧臣的《崇文总目》、清代纪昀的《四库全书总目》均是以目为录。

2. 加叙述

目录学的重要在于辨章学术、考镜源流，所以对于学术源流的叙述为目录学之首要。刘歆《七略》的首篇《辑略》即是对学术源流的叙述。班固《汉书·艺文志》仿《七略》体例，撰志叙一篇，六略总叙六篇，各篇叙三十三篇，凡四十篇，除了班固接记后事之语，皆《七略》节文。大叙一篇，为全书纲领，每种后必有一叙，而每略之后又有总论。六艺的内容，包括各经的传授，古今文及诸家传注的长短，又指出当时学者烦碎的弊病。诸论、数术、方技的内容，先言其学派的源头，次明其所长，末指其流弊。《隋书·经籍志》也依用此例。宋代《崇文总目》虽每类有叙，多空谈而少实证，不能与《汉》《隋》两志相比。至《四库全书总目》，取法《汉》《隋》两志，规模弘远，既有总叙，又有小叙，复有案语。

3. 记版本

章学诚《校雠通义·校雠条理》云："校雠宜广储副本。刘向校雠中秘，有所谓外书，有所谓太常书，有所谓太史书，有所谓臣向书、臣某书。夫中书与太常、太史书，则官守之书不一本也。外与臣向书、臣某，则家藏之书不一本也。夫博求诸本，乃得雠正一书，则副本固将广储以待质也。"认为校雠之事，必备有众本，乃可以抉择去取，其法则实创于刘向。

唐朝末年，刻板始兴，至宋而盛，于是一书而有各种不同的版本。清人顾千里《石研斋书目序》道："盖由宋以降，版刻众矣，同是一书，用校异本，无弗复若径庭者。每见藏书家目录，经某书史某书云云，而某书之为何本，漫然不可别识。然则某书果为某书与否，且或有所未确，又乌从论其精粗美恶耶？"宋人尤袤《遂初堂书目》把一种书的多种版本作为著录专项，开版本目录专著之先例。尤袤，字延之，无锡人。绍兴十八年（1148年）进士，官至礼部尚书。生平好抄书，子弟亦喜抄书。聚书既多，因自编为《遂初堂书目》一卷。《遂初堂书目》收录图书三千余种，分为四十四类，对四部分类体系作了调整，突出本朝著作与新出现的图书，设有小说、类书、乐曲等小类。它的编纂体例，既无总序，每类之前又无小序，每书也无提要，但在书目中记载了不同版本，有旧本、旧监本、秘阁本、京本、旧杭本、杭本等十余种。

4. 录叙跋

最初目录学体例并不抄录他人序跋。梁代释僧祐撰《出三藏记集》，全书辑录了东汉至南朝梁代诸多佛教文献，卷六至卷十二都是抄录各经典的叙文，其后道宣、智升都沿此例。作为最早的佛教目录学著作，《出三藏记集》的体例对后世目录学产生了影响。宋末马端临《文献通考·经籍考》，全采前人之书，开创了辑录体目录之体例。《文献通考》全书分二十四门，《经籍考》在第十九，共七十六卷，分经、史、子、集四部，共五十五类。马端临先据汉、隋、唐《艺文志》及宋《国史》的《艺文志》，叙历代典籍整理经过及收藏情况，解题的文字尽录晁公武的《郡斋读书志》、陈振孙的《直斋书录解题》中的提要，又从各家文集及本书抄出叙跋，又杂取杂家笔记，保存了丰富的书目文献资料。与叙录体目录相比，辑录体目录具有极强的客观性，同时还可以通过对所辑录材料的选择、编排，做到寓"叙"于"辑"，从而体现对某本书的观点和看法。近代目录学家姚名达评价《文献通考·经籍考》说："凡各种学术之渊源，各书内容之梗概，览此一篇而各说俱备。虽多引成文，无甚新解，然征文考献者，得莫大焉。较诸郑樵之仅列书目者，有用多矣。"清代朱彝尊的《经义考》、谢启昆的《小学考》、张金吾的《爱日精庐藏书志》、陆心源的《皕宋楼藏书志》、孙诒让的《温州经籍志》，都沿此例。

5. 撰提要

撰写书目提要，是中国古代目录学的传统，《别录》就是书目提要的创始。《郡斋读书志》《直斋书录解题》以及《四库全书总目提要》、周中孚的《郑堂读书记》等，都是这一体例。清代纪昀的《四库全书总目提要》是内容最为完备的目录学著作，对著者生平、书籍优劣、版本源流一一叙述，"每书先列作者之爵里以论世知人，次考本书之得失，权众说之异同，以及文字增删、篇帙分合，皆详为订辨，巨细不遗"。另有注重校雠、版本、收藏、题跋、印记等内容的提要，如乾隆间大学士于敏中等人奉敕编校成的《钦定天禄琳琅书目》，收书四百二十九部，重在鉴藏。所收书以版本时代为纲，分为宋版、金版、宋钞、元明版等类；同时代者再依经、史、子、集分类序列。同一书的不同版本、同一版本的不同印本皆分别列目。注重叙述版刻年月，历代收藏者的时代、爵里、印记、授受源流和版本缺佚情况。考证版本时，广引前人序跋，对藏书印的文字种类、形状、印色和位置各项，皆标示。印文皆摹写填入，以资考证。《钦定天禄琳琅书目》之后不久，出现了相当一批藏书志式的私人藏书目录，如瞿镛的《铁琴铜剑楼书目》、丁丙的《善本书室藏书志》、张钧衡的《适园藏书志》、邓邦述的《群碧楼藏书志》《寒瘦山房鬻存善本书目》等，都是这一体例。

6. 互见与别裁

所谓互见，即一书可入两类，互见于两类者。章学诚《校雠通义》谓："《七略》于兵书权谋家有《伊尹》《太公》《管子》《荀卿子》《鹖冠子》《苏子》《蒯通》《陆贾》《淮南王》九家之书，而儒家复有《荀卿子》《陆贾》二家之书，道家复有《伊尹》《太公》《管子》《鹖冠子》四家之书，纵横家复有《苏子》《蒯通》二家之书，杂家复有《淮南王》一家之书。兵书技巧家有《墨子》，而墨家复有《墨子》之书。惜此外之重复互见者，不尽见于著录，容有散逸失传之文。然即此十家之一书两载，则古人之申明流别，独重家学，而不避重复著录明矣。"又谓："今观刘略重复之书仅止十家，皆出兵书略，他部绝无其例，是则互注之法，刘氏俱未能深究，仅因任宏而稍存其意耳。"

所谓别裁，即一书中有一篇可入他类，得裁篇别出。章学诚《校雠通义》谓："《管子》，道家之言也，刘歆裁其《弟子职》篇入小学；七十子所记百三十一篇，礼经所部也，刘歆裁其《三朝记》篇入《论语》。盖古人著书，有采取成说，袭用故事者。其所采之书，别有本旨，或历时已久，不知所出，又或所著之篇，于全书之内，自为一类者，并得裁其篇章，补苴部次，别出门类，以辨著述源流。至其全书，篇次俱存，无所更易，隶于本类，亦自两不相妨。盖权于宾主重轻之间，知其无庸互见者，而始有裁篇别出之法耳。"

（三）古代目录学的分类

中国古代目录学有七分法与四分法两种。

1. 七分法

七分法的目录学体系创自刘向、刘歆父子。刘向、刘歆父子编著《别录》与《七略》两部目录，体例完善，所创图书分类，大纲细目，条理井然。东汉明帝时班固撰《汉书》，他的《艺文志》依照《七略》而删浮去冗，取其指要而成。《七略》中的《辑略》，旨在说明每个大类和小类的内容和意义，系全书的叙录，其余六略，凡三十八种。

六艺略：易、书、诗、礼、乐、春秋、论语、孝经、小学。

诸子略：儒、道、阴阳、法、名、墨、纵横、杂、农、小说。

诗赋略：屈原赋之属、陆贾赋之属、孙卿赋之属、杂赋、歌诗。

兵书略：兵权谋、兵形势、兵阴阳、兵技巧。

数术略：天文、历谱、五行、蓍龟、杂占、刑法。

方技略：医经、经方、房中、神仙。

班固的《汉书·艺文志》删除《七略》中的《辑略》，将其内容散入各略作为小序，文字也有变动甚至删节。七分法的目录学对后世目录学著作产生了深远影响。奉《七略》之宗，刘宋时王俭之《七志》、梁·阮孝绪之《七录》、隋·许善心之《七林》都是沿用了七分法的目录学体系。这些目录学著作并非完全照搬《七略》或《汉书·艺文志》，而是各有损益。阮孝绪的《七录》序云："王俭《七志》改《六艺》为《经典》，次《诸子》，次《诗赋》为《文翰》，次《兵书》为《军书》，次《数术》为《阴阳》，次《方技》为《术艺》。以向、歆虽云《七略》，实有六条，故别立《图谱》一志，以全七限。其外又条《七略》及二汉《艺文志》《晋中经簿》所阙之书，并方外之经：佛经、道经，各为一录。虽继《七志》之后，而不在其数。"

王俭的《七志》，别立《图谱》一志，把古代图书分为经典、诸子、文翰、军书、阴阳、术艺、图谱七类。清代学者钱大昕《潜研堂文集》卷十三《答问十》曰："宋元徽初，秘书丞王俭撰《七志》，盖仿汉之《七略》，而改《辑略》为《图谱》，又附入老、释传，则俭自立新意也。"钱大昕认为，王俭改《辑略》为《图谱》乃创新之处，而近代目录学家余嘉锡对钱氏之说颇有微词。他在《目录学发微》十《目录类例之沿革》中云："离书与目而二之，自俭始矣。"又明人胡应麟《经籍会通》卷二评述《七志》道："王俭《七志》，前六志咸本刘氏六略，但易其名，而益其《图谱》及佛、道二家。名虽曰七，实九志也。"

梁武帝普通中（520—527年），处士阮孝绪总集众家，撰成《七录》，收书多至6288种，44526卷，分类体系清晰。阮孝绪《七录》自序云："今所撰《七录》，斟酌王、刘。王以《六艺》之称，不足标榜经目，改为《经典》，今则从之，故序《经典录》为《内篇》第一。刘、王并以众史合于《春秋》，刘氏之世，史书甚寡，附见《春秋》，诚得其例。今众家纪传，倍于经典，犹从此志，实为繁芜。且《七略·诗赋》不从《六艺》诗部，盖由其书既多，所以别为一略。今依拟斯例，分出众史，序《纪传录》为《内篇》第二。《诸子》之称，刘、王并同。又刘有《兵书略》，王以兵字浅薄，军言深广，故改兵为军。窃谓古有兵革、兵戎、治兵、用兵之言，斯则武事之总名也，所以还改军从兵。兵书既少，不足别录，今附于子末，总以'子兵'为称，故序《子兵录》为《内篇》第三。王以《诗赋》之名，不兼余制，故改为《文翰》。窃以顷世文词，总谓之集，变翰为集，于名犹显，故序《文集录》为《内篇》第四。王以《数术》之称，有繁杂之嫌，故改为《阴阳》；《方技》之言，事无典据，又改为《术艺》。窃以'阴阳'偏有所系，不如'数术'之该通。'术艺'则滥'六艺'与'数术'，不逮'方技'之要显。故还依刘氏，各守本名。但房中、神仙，既入仙道，医经、经方，不足别创，故合术技之称，以名一录，为《内篇》第五。王氏《图谱》一志，刘略所无，刘《数术》中虽有历谱，而与今谱有异。窃以图画之篇，宜从所图为部，故随其名题，各附本录。谱既注记之类，宜与史体相参，故载于记传之末。自斯已上，皆《内篇》也。"

阮孝绪的《七录》是古典目录学史上承前启后的著作，远承汉代《七略》，后启《隋书·经籍志》。《隋志》论其书道："其分部题目，颇有次序。"《隋志》的部类几乎全部因袭《七录》之分类。阮孝绪《七录》的《内篇》五录，实乃沿梁·刘孝标《文德殿五部目录》之旧。至于佛、道二家，由于《七略》无此二家，王俭《七志》因循《七略》，故《七志》亦不入目录，而附见之。但是南朝梁时，佛经大盛，曾于华林园中总集释典，《七录》用王俭《七志》之例载佛法、仙道，又不遵王俭《七志》不入志而附见之例，列入《七录》之中，而为《外篇》二，是符合佛教兴盛之学术发展趋势的。

2. 四分法

目录书用四部分类法者，肇自西晋荀勖之《晋中新簿》。荀勖，西晋著名学者，博学善文，曾与张华依刘向《别录》整理典籍，又立书博士，置弟子教习。在任秘书监期间，荀勖撰《晋中新簿》，将图书分为"甲""乙""丙""丁"四部，形成了我国历史上最早的图书四部分类法。《隋书·经籍志》总序云："秘书监荀勖，又因《中经》，更著《新簿》，分为四部，总括群书。一曰甲部，纪六艺及小学等书；二曰乙部，有古诸子家、近世子家、兵书、兵家、术数；三曰丙部，有史记、旧事、皇览簿、杂事；四曰丁部，有诗赋、图赞、汲冢书，大凡四部合二万九千九百四十五卷。"荀勖在四部分类法中，把史部变为一个大类而独立出来，反映了魏晋时期史学的长足发展。到了东晋时期，李充作《晋元帝书目》，将荀勖《晋中新簿》中乙、丙两部之书互换，确定了四部的次序，甲部为经，乙部为史，丙部为子，丁部为集。《晋元帝四部书目》共305帙，3014卷，未分细目。

就现存史料而言，四部经、史、子、集之名，最早见于梁元帝校书时。颜之推所撰《观我生赋》之自注云："王司徒表送秘阁旧事八万卷，乃诏比校，部分为正御、副御、重杂三本。左民尚书周弘正、黄门郎彭僧朗、直省学士王珪、戴陵校经部；左仆射王褒、吏部尚书宗怀正、员外郎颜之推、直学士刘仁英校史部；廷尉卿殷不害、御史中丞王孝纯、中书郎邓荩、金部郎中徐报校子部；右卫将军庾信、中书郎王固、晋安王文学宗菩业、直省学士周确校集部也。"梁元帝时，组织了大规模的图书整理活动，周弘正作领校人，四部分图书分别由专人负责整理。

唐魏徵等修《隋书·经籍志》，继承发展了荀勖、李充以甲乙丙丁的四部分类，只题经、史、子、集，而删削甲、乙、丙、丁，正式确立经、史、子、集四部类目名称。《隋书·经籍志》分经部十类：易、书、诗、礼、乐、春秋、孝经、论语、纬书、小学；史部十三类：正史、古史、杂史、霸史、起居注、旧事、职官、仪注、刑法、杂传、地理、谱系、簿录；子部十四类：儒、道、法、名、墨、纵横、杂、农、小说、兵、天文、历数、五行、医方；集部三类：楚辞、别集、总集。自《隋书·经籍志》始，四部分类法成了我国古籍目录学分类法的主流，国家图书目录、史志目录及私家目录都采用了四部分类法。四部分类法取代七分法的原因，诚如章学诚《校雠通义》所言："《七略》之流而为四部，如篆隶之流而为行楷，皆势之所不容已者也。史部日繁，不能悉隶以《春秋》家学，四部之不能返《七略》者一。名、墨诸家，后世不复有其支别，四部之不能返《七略》者二。文集炽盛，不能定百家九流之名目，四部之不能返《七略》者三。钞辑之体，既非丛书，亦非类书，四部之不能返《七略》者四。评点诗文，亦有似别集而实非别集，似总集而又非总集者，四部之不能返《七略》者五。凡一切古无今有、古有今无之书，其势判若霄壤，又安得执《七略》之成法，以部次近日之文章乎？"

清代乾隆三十七年（1772年），设馆编修《四库全书》，历10年完成，分经、史、子、集四部，故名四库。四库全书馆将著录与存目之书开列书名，缮写成总目，每目之下写提要，叙述作者事迹，部籍原委，版本异同，内容大意及其得失，经总纂官纪昀审订修改，成为专书，定名为《四库全书总目》，凡二百卷，或称《四库全书总目提要》，或简称《四库提要》。其四部分类如下。

经部：包括《易》《书》《诗》《礼》《春秋》《孝经》、五经总义、《四书》、乐类、小学等书。

史部：包括正史、编年、纪事本末、别史、杂史、诏令、奏议、传记、史钞、载记、时令、地理、职官、政书、目录、史评的书。

子部：包括儒家、兵家、法家、农家、医家、天文算法、术数、艺术、谱录、杂家、类书、小说、释家、道家。

集部：包括《楚辞》、别集、总集、诗文评、词曲等书。

《四库全书总目提要》共著录古籍 3461 种，79309 卷；存目 6793 种，93551 卷，有 401 部无卷数，比唐《古今书录》著录的 82384 卷增加了 1 倍。其二百卷按照经、史、子、集分类，经部用青绢包装，史部用赤绢包装，子部用白绢包装，集部用黑绢包装，象征春、夏、秋、冬四季之色。每部前面有总序，每类前面有小序，详细介绍各部各类发展原委和中心要旨，以及著书人的爵里、经历等，极便于读者查找。提要不仅"叙作者之爵里，详典籍之源流"，而且"旁通曲证""剖析条流""辨章学术"。《四库全书总目提要》整理、保存了一大批重要典籍，是古典目录书中现存篇帙最大的巨著，具有无与伦比的文献价值、史料价值、文物价值与版本价值。

（四）目录学的类别

古典目录书从西汉刘向父子编撰《别录》《七略》以来，随着图书量的增加和目录事业的发展，历代相继多有纂著，积有一定的数量。根据目录书的编纂体制和收录范围可分为官修目录、私家目录及史家目录。清代学者龚自珍《上海李氏藏书志序》道："目录之学，始刘子政氏。嗣是而降，有三支：一曰朝廷官簿，荀勖《中经簿》，宋《崇文总目》《馆阁书目》，明《国史经籍志》是也；一曰私家著录，晁公武《郡斋读书志》、陈振孙《书录解题》以下是也；一曰史家著录，则汉《艺文志》、隋《经籍志》以下皆是也。"

1. 官修目录

官修目录，又称国家藏书目录，是由政府主持对国家藏书进行整理后所编制的一种目录。汉成帝时刘向父子编纂的《别录》和《七略》就是官修目录的开创性著作。在这以后，几乎每个朝代都有在政府主持下进行规模较大的图书整理工作。官修目录一般来说篇幅较大，收录较全，多为综合性目录。此类目录，宋以前者皆佚，今存仅明《文渊阁书目》、清《四库全书总目》及《天禄琳琅书目》等。《四库全书总目》为官修目录中体例较为完备、内容较为丰富之书目。

官修目录在分类上对目录的编纂具有理论指导作用，如东晋李充编制《晋元帝四部目录》后，其甲乙丙丁的四部分类顺序就成为南朝图书编目分类的体例，其影响一直及于后世。明代官修目录如杨士奇《文渊阁书目》设立"国朝"类，焦竑《国史经籍志》、张萱《新定内阁藏书目录》设立"制书""圣制"类后，有明一代私家目录大都设立了"制书"一类。历代官修目录主要有以下诸部。

《七略》，西汉·刘向、刘歆撰，残缺。

《中经》，魏·郑默撰，已佚。

《中经新簿》，西晋·荀勖撰，已佚。

《晋元帝四部书目》，东晋·李充撰，已佚。

《元嘉八年四部目录》，旧题南朝宋·谢灵运撰，已佚。

《宋元徽四年四部书目录》，南朝宋·王俭撰，已佚。

《永明元年四部目录》，南朝齐·王亮、谢朓撰，已佚。

《文德殿四部目录》，南朝梁·刘孝标撰，已佚。

《德教殿四部目录》，南朝陈·佚名，已佚。

《开皇四年四部目录》，隋·牛弘撰，已佚。

《大业正御书目录》，隋·柳顾言撰，已佚。

《开元群书四部录》（《群书四录》），唐·殷践猷撰，已佚。

《古今书录》，唐·毋煚撰，已佚。

《崇文总目》，宋·王尧臣撰，已佚。清·钱东垣等有《辑释》五卷，《补遗》一卷。

《中兴馆阁书目》，宋·陈骙撰，已佚。现有赵士炜的《辑考》五卷。

《中兴馆阁续书目》，宋·张攀撰，已佚。现有赵士炜的《辑考》一卷。

《文渊阁书目》，明·杨士奇撰，今存。

《永乐大典目录》，明·解缙等撰，今存。

《四库全书总目》，清·纪昀等撰，今存。

《天禄琳琅书目》，清·于敏中等奉敕撰，今存。

2. 史志目录

史志目录，是指史家编入史籍的目录，包括正史中有或正史中原来没有而由后人补修的《艺文志》（或称《经籍志》），有些朝代的《国史经籍志》、某些政书及专史中的目录书等，大多依靠官修目录和私修目录及其他文献资料而撰成。其著录范围或包括本朝及前代图书，或如明、清二志只录本朝著述。有的史志目录并撰有序文及大类、小类之序，以叙源流得失，具有"辨章学术，考镜源流"的学术价值。在二十五史中，有七部史志目录书。

《汉书·艺文志》一卷，东汉·班固撰。

《隋书·经籍志》四卷，唐·魏徵、李延寿等撰。

《旧唐书·经籍志》二卷，后晋·刘昫等撰。

《新唐书·艺文志》四卷，宋·欧阳修等撰。

《宋史·艺文志》八卷，元·脱脱等撰。

《明史·艺文志》清·王鸿绪、张廷玉等撰。

《清史稿·艺文志》四卷，近代·赵尔巽等撰。

正史目录以《汉书·艺文志》和《隋书·经籍志》最负盛名，受到历代学者和目录学家的特别重视。但是正史中的"艺文志"或"经籍志"所缺甚多，清代以来学者纷纷为其作补志。除正史目录外，国史目录和专史目录也是史志目录的主要构成部分。宋朝的制度在编撰国史时也根据馆阁藏书书目编《艺文志》，按所包含的朝代命名。北宋从太祖至钦宗分编为三朝、两朝、四朝等国史艺文志，各类都有序，各书都有解题，成为后来编撰《宋史·艺文志》时北宋部分的主要依据。南宋还有包括高宗、孝宗、光宗、宁宗四朝的《中兴国史艺文志》。明代学者焦竑也于明万历年间撰《国史经籍志》。在一些专史中也有目录部分，如郑樵《通志》的《艺文略》、马端临《文献通考》的《经籍考》。

3. 私家目录

私人藏书的传统由来已久。据现有资料，私人藏书而又编制目录，始于南朝宋齐之时。阮孝绪《七录·序》道："凡自宋齐以来王公缙绅之馆，苟能蓄积坟籍，必思致其名簿。"这里的"名簿"相当于目录。据《梁书·任昉传》："昉坟籍无所不见，家虽贫，聚书至万余卷，率多异本。昉卒后，高祖使学士贺纵共沈约勘其书目，官所无者，就昉家取之。昉所著文章数十万言，盛行于世。"梁武帝在任昉去世后，派学士贺纵、沈约等人校勘其书，这是私家藏书目录最早有据可考的记载。雕版印刷术发明以后，书籍出版日益繁盛，私人藏书目录日益增多。两宋时期，私人藏书之风甚炽，宋人周密所著《齐东野语》记载宋代私人藏书家，藏书两万卷以上者有数十家，藏书千卷者十分普遍。因此，宋代的私家藏书目录十分丰富，现存宋代私家目录学著有三种。

（1）晁公武的《郡斋读书志》

宋代目录学家晁公武的《郡斋读书志》是现存最早的一部附有提要的私家目录学著作。晁公武，字子止，巨野人。官至文阁直学士，世称昭德先生。晁氏家族，数世以来均喜收集图书鉴藏，其家藏书甚为丰富。晁公武曾为四川转运使井度的属官，与井度相交甚厚。井度家多藏书，悉数送给了公武。公武把这些书一一校雠，并写出每书的大略，汇编成《读书志》。书中不但有读书的心得，又附入了不少遗闻轶事，可以作为辨章旧闻的材料。由于此时晁公武作守荣州，所以加上"郡斋"两字。《郡斋读书志》按经、史、子、集四部，分四十二小类，计经部十类、史部十三类、子部十六类、集部三类。每部有总论，每类有小序，每书有提要。各类小序并不单列，而是合并于该小类第一部书的提要中。晁公武撰写的提要翔实有据，考订得当，具有很高的史料价值。《郡斋读书志》所著录的古籍至今已失佚五百余种，它为后人了解宋以前的古籍提供了依据。

（2）陈振孙的《直斋书录解题》

继晁公武《郡斋读书志》后，南宋陈振孙又撰写了《直斋书录解题》。陈振孙，字伯玉，号直斋。长期在江西、浙江、福建等出版业发达的地方任职。学术界一般认为陈氏的《直斋书录解题》很大程度上，包括分类、小序的撰写和解题受到北宋官修书目《崇文总目》和晁公武《郡斋读书志》的影响。清人朱彝尊《曝书亭全集·崇文总目跋》指出："《崇文总目》当时撰定诸儒，皆有论说。凡一书大义，为举其纲，法至善也。其后若《郡斋读书志》《书录解题》等编，咸取法于此。"

《直斋书录解题》著录图书 3096 部，51180 卷，数量上超过了宋及以前的私人藏书，甚至与南宋官方藏书不相上下。《直斋书录解题》虽不标识经、史、子、集，但仍是沿袭隋唐以来的四部分类，将全书分为五十三类，在图书分类上既继承传统又有创新，设立了语孟、别史、诏令、时令、音乐等新的类目，这些类目大多为宋以后公私书目所仿效。自《汉书·艺文志》以来，《孟子》一直列于各类书目的子部儒家类。宋熙宁以后《孟子》被列入十三经，至元祐以《论》《孟》取士，陈振孙的《直斋书录解题》反映了学术思想领域的变化，首次将《孟子》与《论语》并列。

陈振孙十分重视图书版本问题，因而《直斋书录解题》在版本目录学史上占有相当的地位。随着我国雕版印书事业的兴盛，宋代的版本学得到了初步发展。《直斋书录解题》记载所收书的版本，把汉代以来传统的目录学和宋代新兴的版本学结合起来。《直斋书录解题》确立了古籍版本学的核心内容，即鉴定古籍版本和考订版本源流，并在版本鉴定方法上多有开创之功。它详细著录了图书版本的源流，注意比较同书异本的差别、优劣、款式、版刻、抄本、拓本等情况，堪称版本目录撰述之典范。与此同时，《直斋书录解题》除比较版本异同的优劣外，还著录版本刊刻的时与地，并且记录金石拓本藏书印章。如《御注孝经》条目中记载："唐孝明皇帝撰并序，今世所行本也。始刻石太学，御八分书，末有祭酒李齐古上表及答诏，且具宰相等名衔，实天宝四载，号为《石台孝经》。乾道中，蔡洸知镇江，以其本授教授沈必豫、熊克，使刻石学宫，云欧公《集古录》无之，岂偶未见耶？家有此刻，为四大轴，以为书阁之镇。"《直斋书录解题》涉及目录学、版本学和金石学三门学科交叉的领域。

（3）尤袤的《遂初堂书目》

尤袤，字延之，号遂初居士，宋江南东路常州无锡县（今江苏省无锡市）人。因仰慕东晋名士孙绰的人格风范，欣赏其所作《遂初赋》，故将无锡自宅"依山亭"改名为"遂初堂"，并以遂初自号，"光宗书扁赐之"（《宋史·尤袤传》）。他所撰的《遂初堂书目》著录图书的版本，或以时代、刻书地域相分别，或以刻书机构、刻书行款相区分，把一种书的多种版本作为著录专项，"一书而兼数本"，开创版本目录专著之先河，是中国最早的版本目录，在目录学史上占有重要地位。《遂初堂书目》共分四十四门，计经九门、史十八门、子十二门、集五门。每书著录，不记卷数，仅记书名，清代学者纪昀疑其被人删削如此。

明清两代，私家目录更为兴盛。明代的私家目录大体上以藏书目录及专科目录为主，如高儒《百川书志》、周弘祖《古今书刻》、徐𤊹《红雨楼书目》、祁承㸁《澹生堂藏书目》、吕天成《曲品》等都是著名之作，而《曲品》则是一部明代传奇的专科目录。有清一代，目录学著作不仅数量众多，而且从图书收录、编制体例、目录形式和内容价值各方面看，都显示了一种总结前代、开启后世的成就与特色。目录学的功用价值及其学术研究，也得到了充分的认识和长足的发展。代表性的私家目录著作有黄虞稷《千顷堂书目》、钱曾《也是园藏书目》《述古堂书目》《读书敏求记》、毛扆《汲古阁珍藏秘本书目》、徐乾学《传是楼书目》、孙星衍《平津馆鉴藏书籍记》、张金吾《爱日精庐藏书志》、汪宪《振绮堂书目》等。

二、中医古籍目录学

自《汉书·艺文志》列有医籍目录以来，历代目录学著述多有医书在内。目录之学为问学之门径，医籍目录则为求医问道之必由之路。正如唐代王冰《黄帝内经素问序》中所云："且将升岱岳，非径奚为？欲诣扶桑，无舟莫适。"医籍目录学正是攀登医学高峰的路径和横跨医学海洋的渡海之舟。

（一）历代医学文献的著录与分类

在《汉书·艺文志》中，医书属于方技略。方技略分为医经、经方、神仙、房中。"医经"类主要收录医学理论书籍；"经方"类主要收录方书，本草，内、外、妇、儿各科及食禁等医书；"房中"主要收录房事方面的书籍；"神仙"类主要收录养生方面的书籍。《汉书·艺文志》保存了医经七部，216卷；经方十一部，274卷；房中八部，186卷；神仙十部，205卷。总计收录医书三十六部，881卷。

到魏晋南北朝时，西晋目录学家荀勖在张华的协助下，根据郑默的《魏中经簿》编辑而成《晋中经簿》，亦称《中经新簿》。此书将医学书归类于乙部的术数类。《魏中经簿》和《晋中经簿》虽已失传，但从其他古籍中还可发现一些佚文，为医学研究提供了宝贵的史料。这一时期，比较重要的目录学著作有王俭编撰的《七志》和阮孝绪的《七录》。阮孝绪的《七录·序》在《广弘明集》中还完整地保留至今，成为中医文献研究重要的早期文献之一。

隋唐时期，《隋书·经籍志》将荀勖、李充的甲乙丙丁之序，确定为经、史、子、集四部，标志着四部分类法的确立，附有佛经、道经二录。在《隋书·经籍志》中，将医学书目列入"子部"的"医方类"中，所载医书256部，4510卷，较《汉书·艺文志》中的医书数目有了较大增多。在这一时期，还有《群书四部录》《旧唐书·经籍志》《新唐书·艺文志》等很多重要目录书问世，其中《旧唐书·经籍志》和《新唐书·艺文志》等都在书中"子部·医家类"著录了当时重要的医学书目。

宋元时期，北宋的《崇文总目》、南宋的《四库阙书目》《秘书省续编到四库阙书目》《中兴馆阁书目》及《继目》、宋《国史艺文志》等史志目录中，以及元初史学家、目录学家马端临所著的《文献通考·经籍志》等，都列有医学书目。南宋初年，在著名史学家、目录学家郑樵"阐明图书类例，著录注释"观点的影响下，目录学有了新的发展。在他所撰的《通志》中，医学书目则列入"艺文略"之中。此时出现的私家目录，如晁公武的《郡斋读书志》、陈振孙的《直斋书录解题》、尤袤的《遂初堂书目》等，均记有医学书目。在编纂内容上不仅记录了书名，而且附以简括的内容提要、撰人和版本等，为古医籍研究提供了宝贵资料。

到明清时期，在史志书目里，载有医学书目的有《明史·艺文志》以及清·姚振宗《汉书艺文志拾补》等。明以后私家藏书盛行，促进了目录学的发展，一些著名的藏书家不仅收罗了很多珍贵版本的医书，并且还作了详细的考证，如明末清初钱曾的《读书敏求记》、黄丕烈的《士礼居藏书题跋记》《荛圃藏书题识》，清代陆心源的《仪顾堂题跋》《皕宋楼藏书志》等，这些书籍不仅是中国目录学中研究图书版本的重要资料，而且也是考证医书的重要文献。

清朝的《四库全书总目》更是历代书目的集大成者，按经、史、子、集四部分类法，将医书编排在子部医家类，收录古代医书97部，存目医书100部。《四库全书总目提要》四部前有总序，大小类前均有小序，每书均有提要，一目了然，是研究中医文献的重要参考书目。医家类小序云："儒之门户分于宋，医之门户分于金元。观元好问《伤寒会要》序，知河间之学与易水之学争；观戴良作《朱震亨传》，知丹溪之学与宣和《局方》之学争也。然儒有定理，而医无定法，病情万变，难守一宗。故今所叙录，兼众说焉。明制定医院十三科，颇为繁碎。而诸家所著，往往以一书兼数科，分隶为难，今通以时代为次。《汉志》医经、经方二家，后有房中、神仙二家，后人误读为一，故服饵导引，歧途颇杂，今悉删除。《周礼》有兽医，《隋志》载《治马经》等九家，杂列医书间，今以其例，附录此门，而退之于末简，贵人贱物之义也。太素脉法不关治疗，今别收入术数家，兹不著录。"总结了历代医书在目录分类中的演变，对医书的分类调整进行了评论。

随着清代考据学的兴盛，目录学一度成了"显学"，医学目录专书则亦随之有很大发展，代表性著作如清代王宏翰的《古今医籍考》、余鸿业的《医林书目》、董恂的《古今医籍图考》、邹澍的《医经书目》，近代改师立的《医林大观书目》、曹炳章的《历代医学书目考》等，可惜多已失佚。现存的主要医籍书目有清代曹禾的《医学读书志》、凌奂的《医学薪传》、释清华的《珍藏医书类目》和近代丁福保的《历代医学书目》等。另外，地方志中的医书目录也见于各志的"子部·医家类"。地方志是记载一个地区有关地理历史方面的资料书，是由古代地记、图经逐步发展起来的。其体例导源于《禹贡》《山海经》，最初仅记载方域山川、风俗物产等。为了利用地方志，早在1935 年朱士嘉编辑出版了《中国地方志综录》，1958 年又出版增订本。20 世纪 70 年代中期又开始修订增补，改名为《中国地方志联合目录》，著录地方志增至 8500 多种。

（二）医学专科目录

专科目录是对专门学科的文献书籍编次的目录，反映了专门学科发展及其文献的概况。专科目录的产生，适应了人们治学读书的专门需要，在文献学与目录学领域有着重要影响。程千帆先生《校雠广义》称为学科目录："学科目录是将某一专门学科的书籍汇编而成的一种目录。学科目录的产生，适应了人们的专门需要，而且随着科学研究的发展，学科目录也就越来越发达。"西汉杨仆编著《兵录》，是第一部有文字可考的最早的专科目录。魏晋时期佛学盛行，佛教典籍丰富，东晋释道安著《综理众经目录》。诸子哲学类专科目录有宋代高似孙的《子略》、清代黄以周的《子叙》等，经学书目有清代朱彝尊的《经义考》等，史学书目有清代章学诚的《史籍考》等，文学书目有晋代挚虞的《文章志》等。医学专科目录是专门著录医学文献古籍的目录，具有文献学与医学的交叉性。医学专科目录，最早是宋代著的《医经目录》与《大宋本草目》，已佚失不可考。现存的医学目录有明代殷仲春的《医藏书目》，清代曹禾的《医学读书志》、凌奂的《医学薪传》，清末丁福保的《历代医学书目提要》以及丁福保、周青云编著的《四部总录·医药编》，今人郭蔼春的《中国分省医籍考》、严世芸的《中国医籍通考》等，域外则有日本人丹波元胤的《医籍考》、冈西为人的《宋以前医籍考》等。

1. 殷仲春与《医藏书目》

中国现存最早的医学专科目录是明末医家殷仲春所编的《医藏书目》。殷仲春，字方叔，因慕唐王绩之为人，故又号东皋子，浙江秀水（今嘉兴）人，生活于明万历至崇祯年间。据《两浙著述考》载："医藏目录，明秀水殷仲春撰。仲春，字方叔，自号东皋子。业医得钱，辄入市买断烂书读之。此书见《雍正浙江通志·经籍》，未见。"又《嘉兴县志》道："殷仲春，字东皋。隐居城南，茅屋葭墙，不避雨，弦歌卖药，淡如也。喜购古帖残书，补葺考校。生平落落寡合，遇显者辄引避。子志伊，字古耕，胼胝力田，好读《晋书》。华亭陈继儒赠之以诗。"万历四十六年（1618 年），殷仲春根据自己平生收藏及游历安徽、江西等藏书家处所见的历代医书，整理编成医书专科目录，并仿佛藏之例，取诸如来法藏济度群生之义将其命名为《医藏书目》。

《冷庐医话》曰："秀水殷方叔仲春《医藏目录》一卷，就其生平所见医书，自上古以及近世咸载焉。分为二十函，函各数十种，首曰'无上函'，自《内经》《神农本草》《难经》诸书外，兼及《易经》《洪范》《繁露》，盖本孙思邈大医须兼识阴阳卜相之意。"《医藏书目》共收书 499 部，分为二十类，名之为"函"，每函的名称取用佛经名词。其收录图书分别为：无上函，载内、难类医经十八部；正法函，载伤寒类三十九部；法流函，载各科医书十四部；结集函，载综合医书三十六部；旁通函，载方书二十八部；散圣函，载医方、医史三十四部；玄通函，载运气类六部；理窟函，载脉学十三部；机在函，载眼科九部；秘密函，载抄本秘方十三部；普醒函，载本草三十部；印证函，载方书三十二部；诵法函，载各科医书十二部；声闻函，载各科二十七部；化生函，载妇产十九部；杨肘浸假函，载外科十七部；妙窍函，载针灸十七部；慈保函，载儿科五十九部；指归函，载医学基础十部；法真函，载养生十六部。每函前冠以小序，介绍该类的划分依据与著录图书的大体内容、特点与学术源流，后列书名、卷数、作者。《医藏书目》属于简明目录，著录项目比较简单，仅著录书名、卷数、作者，少数只著录书名、卷数或只著录书名，无解题，对于书的版本、真伪、存佚等均无记载。

《医藏书目》虽以佛经名词命名各类目，但实际上它并未收藏任何佛教医书，是一部真正意义上的中医专科目录，其所录之书基本上都是殷仲春自己收藏或亲眼所见，可信度与学术价值较高，对于了解明代以前中国古代医书的发展、源流及医籍的收藏存佚情况有重要的文献史料价值。

2. 曹禾《医学读书志》

曹禾（？—1860 年），字畸庵。安徽求山人。好读书，工吟咏，性淡泊，寡交游，清代道光、咸丰年间的医学家，医术高超，治病有奇验，尤擅治外科疮疡、儿科痘疹与伤寒。他一生广搜博览，著述甚丰，刊有《双梧书屋医书四种》，《医学读书志》二卷即其中之一。《医学读书志》内容系以历代名医为纲，罗列著作，考订源流，提要钩玄。

《医学读书志》著录范围包括史志目录和官修、私家目录著录的医书，并注意收录民间刊刻医书。其著录体例较为独特，为传录式体例。按照朝代、地位顺序记载了110 位自上古到清代历代医学人物的著述与传状内容，没有分部类，亦无小序。对于医书著录项目比较简明，基本项目是作者、书名、卷数，缺少版本、真伪、存佚情况的记载。其特点在于注重记载撰述人的传记性内容，包括字号、籍贯、生平、职衔、家世、业绩、师承、著述、德望等。其所收传记，就史料而论，多源于史传及别传，凡撰人正史或别传、方志、野史、杂记中有传记或传略传说者，则著录内容较详，此类内容多属于史籍，因此书目取此体例者甚少。曹禾采取此种体例的目的在于观其人知其书，通过对历代医家生平与著述的介绍评论，实现弘扬中医学术的理想。以晋葛洪为例。

《梁七录》：《肘后方》二卷。

《隋书·经籍志》：《玉函煎方》五卷，《肘后方》六卷。

《唐书·艺文志》：《肘后救卒方》六卷。

《宋史·艺文志》：《肘后备急百一方》六卷。

《国朝四库》：《肘后备急方》八卷。

右书六种，去复四种，凡二种。晋句容葛洪撰。洪字稚川，受业于从祖元之弟子郑隐。元帝为丞相辟为掾，以平贼功爵关内侯，迁散骑常侍，领大著作，因年老辞，乞为句漏令，入罗浮山炼丹，年八十一卒。《肘后方》梁仅二卷，隋唐宋六卷，类皆后人增入。《金匮药方》十五卷亡。

3. 凌奂《医学薪传》

凌奂，原名维正，字晓五，一字晓邬，晚号折肱老人，清末浙江归安（吴兴）人。明代针灸专家凌汉章的后代。凌家是医学世家，历代都有名人。凌奂天资聪敏过人，广集汉、唐以来名医方书，朝夕研究，究源穷理，治病多有奇效，被称为"凌仙人"。四方求学，弟子数十人，其中多数为知名之士，也间有乡间弟子。凌奂有教无类，教学以《灵枢》《素问》为根底，更取古今专家著述，口讲指画，听者忘疲。凌奂家中收藏很多医书，十分丰富，但诸弟子苦于不了解如何学习阅读，于是凌奂在教学之余整理撰写《医学薪传》，于1892年成书，以便指导弟子学医。

《医学薪传》著录范围广泛，记载周秦到晚清的医籍，且不拘泥于中医书籍，还著录近代外国人著述的医籍，如英国人合信撰的《西法医书五种》，体现西学东渐的时代特点。著录项目简单，没有著录书籍的版本及存佚、学术源流以及作者生平等情况，仅著录医书的书名、卷数、朝代、作者。有的还著录书籍注释本的作者，如"《难经》五卷，周秦越人，元滑寿本义，明王九思集注，国朝徐大椿经释"。有的医书著录编译出版处，如"《行军伤科欧罗巴法》，江南制造局译"《外科图说》六卷，松江新刊"等，反映了晚清时期书籍著录的新特点。另外有九种医书著录书籍的册数。《医学薪传》的分类体系并非按照中医学科门类分类，而是依照指导初学者学习医学的门径设置分类，共计十二类：一曰提纲、二曰契目、三曰则古、四曰宜今、五曰学案、六曰名家、七曰旁稽、八曰宗旨、九曰合撰、十曰分科、十一曰时术、十二曰异端。其目录体制结构比较简明，有总序、小序、跋、书名，但无解题。总序介绍撰写的目的、编撰经过、著录医籍的来源等。每类有小序，内容主要阐述部类著录图书的性质、内容及特点，还论述该类图书的医学地位，说明在学习医学中的功能。有的小序还说明设置类目缘由，阐释图书的读书门径作用。

4. 丁福保《历代医学书目提要》

丁福保（1874—1952 年），字仲祜，号畴隐居士、济阳破衲，江苏无锡人。他精习医学，中西兼修，既慨叹西学东渐、西医传播对于中医的冲击，又望求得中西医学之汇通。他在《历代医学书目序》中云："西人东渐，余波撼荡，侵及医林，此又神农以后四千年以来未有之奇变也。而骏稚之医，以通行陋本，坊间歌括，盈脑寒口，瞶瞶如豕羊，酣卧于厝火积薪之上，而坐弃他人之长，推之天演公例，数十年后医界国粹，亦不复保存矣，宁不悲欤？我国古今之医籍，为数至多，其间有极效之方，积数千百年之经验、数千百人之精力而成者，其可贵岂凡庸之所能知哉！"《历代医学书目提要》最早刊刻于 1910 年，包括《历代医学书目》和《丁氏医学丛书提要》两部分，是融中西医学著述的医学目录，目的在于整理保存古代医学典籍，加以推介西医书目，以传承弘扬中国医学，并促进医学的汇通发展。

目录前半部分为《历代医学书目》，编著于光绪二十九年（1903 年），主要著录历代史书目录著录的中医学书籍，计 1504 部。书目分类继承并发展古代书目对医书的分类方法，根据医书的内容性质，基本囊括了中医知识体系，共分素问灵枢、难经、甲乙经、本草、伤寒、金匮、脉经、五脏、明堂针灸、方书、病总、妇科、小儿科、疮肿、五官、脚气、杂病、医案、医话、卫生、祝由科、兽医等 22 类，成为历代医学书籍分类的集大成者。著录项目简明，大多医书仅著录书名、卷数、朝代、作者，甚或只著录书名，无作者、卷数，或无作者有卷数，极少数书目著录版本、册数。后半部分则是丁福保对译述的西医书籍《丁氏医学丛书》所做的提要，收书 67 种，没有明确的分类体系，目的是介绍他译述的西医著作，对于了解学习西医具有指导意义。

5.《中国医籍考》

《中国医籍考》又名《医籍考》，八十卷。由日本江户时代汉方医学家多纪（丹波）元简及其子元胤、元坚相继编纂，历时三十余年而成。多纪元简（1755—1810年），字廉夫，号桂山、栎窗，又称丹波元简、刘简、刘桂山等，世为医家，富于藏书，曾官幕府奥医师，又任江户医学馆教谕，为日本江户时代汉方医学之代表人物。其晚年汇录历代医学文献，仿《经义考》体例，着手编纂《医籍考》，未及成书而殁。其三子丹波元胤（1789—1827 年，字奕禧，号柳沜），踵承父志，历时多载，终撰成《医籍考》，惜书稿初成，未及校订，英年早逝。元胤之弟元坚（1795—1857 年，字亦柔，号茝庭），整理父兄遗著，编目校雠，誊录成书。

《中国医籍考》仿清代经学家朱彝尊《经义考》之体例，著录上自秦汉时代之《黄帝内经》，下迄清道光年间新问世之医著，凡中国古代医书 2880 余种、作者 1280余人，为 20 世纪以前历来医家解题书目之冠。每书著录作者、书名、卷数、存佚情况及各家著录，并收录原书序跋，最后附以丹波氏按语。《中国医籍考》堪称中医专科目录中分类的典范，其通过成熟的大类设置、细致的子目安排以及类下各书的精心排列，形成了一个完整的类例体系，很好地反映了中医的学术源流。全书分"医经""本草""食治""藏象""诊法""明堂经脉""方论""史传""运气"九大类对医籍进行著录。九大类目之下，虽未标细目，实则形成了隐性的子目，如"方论"大类下以伤寒、金匮、诸方、寒食、眼目、口齿、金疮、外科、妇人、胎产、小儿、痘疹等小类次序排列，门分类别，部帙井然。其援引浩博，考论功深，所参考之历代子史经传、方志稗记等书达数千种之多，对 500 余种医书作 472 则按语，不仅代表了 19 世纪日本汉方医学书志学（目录学）研究之最高水准，同时也反映了日本学者对于中国传统文献之熟习与精研程度。

6.《宋以前医籍考》

由日本黑田源次领衔，冈西为人、日名静一共同参与编撰，最后由冈西为人誊清成书。所收医籍下至南宋，著录古今医籍 1873 种。至于为何限定于"宋以前"，据冈西为人在自序中指出，并没有特殊理由，只是自古开始，元代以后计划为第二阶段整理成果，但是冈西为人并未能完成第二阶段的计划。

《宋以前医籍考》书前有总目，分为医经、经方、本草、杂纂四部。医经包括内经、难经、脉经、针灸经、诸家医经、五脏；经方包括仲景方论、诸家方论、小儿方论、妇人方论、外科方论、目科方论、口齿方论；本草包括神农本草、诸家本草、食经；杂纂包括医史医制、兽医、运气、月令、养生、按摩导引、房中、寒食散、香方粉泽、祝由。其中"香方粉泽"在《医籍考》中未收录。每一书目之下分有出典、考证、序跋、刊本及抄本等项，编者按语随文附载，多为医籍作者的介绍和编者的考证。全书史料收集颇为宏富，对于了解宋以前医学文献的流传情况，正确认识宋以前的医学成就具有重要的参考价值。

（三）近现代中国医籍目录、索引举要

1.《中国分省医籍考》

郭霭春教授主编，1984～1987 年由天津科学技术出版社出版，分上下两册。《中国分省医籍考》取材于地方志，分省编辑，不仅收罗丰富，而且在编排体例上首创分省著录。上册包括河北、河南、山东、江苏、浙江、江西六省，下册包括上述省以外的全部省、自治区及全书的人名、书名索引。全书收录医籍的时间范围上始先秦，下至清末，著录了全国近三千种地方志中的医籍八千余种。各省医籍，按类编排，每类之下，按历史朝代及作者年代的先后次序排列。每种书目标明卷数、著作朝代、作者姓名及作者小传。《中国分省医籍考》突出反映了各省医学的特点，可以清晰了解各地区医家流派和医学发展状况。尤其可以看出区域性社会因素对医学的影响，如河北金元医学对"金元四家"崛起的影响，山东"齐鲁文化"对医学教育的推动，"江西考亭"之学对医学发展的促进等。

2.《中国医籍通考》

严世芸主编，1990～1994年由上海中医学院出版社出版，共四卷，索引一卷。辑集的医籍，上溯出土文献，下迄清代医书，旁及日本、朝鲜的中医古籍，凡历代史志和近贤所著的医书目录，有载必收，有遗则补，并从有关资料中搜录诸如史可法、归有光、钱谦益等文集中所未见的医籍序跋，举凡孤本、珍本、手抄本及日本抄本均在网罗之列，旁搜远绍，坠绪独寻。全书收录中医药古籍九千余种，按类及成书时间顺序编排。第一卷为医经、伤寒、金匮、藏象、诊法、本草、运气、养生，第二至三卷为温病、针灸、推拿、方论，第四卷为方论、医案医话、丛书、全书、史传、书目、法医、房中、祝由、补编。方论为临床著作，按综合、妇科、儿科、外科、伤科、五官科顺序编排。每书大体按书名、作者、卷帙、存佚、序跋、作者传略、载录资料、现存版本等项著录，部分书还附有编者所作考证的按语。

3.《中国中医古籍总目》

薛清录主编，2007年由上海辞书出版社出版。1958年中国中医研究院（现中国中医科学院）和北京图书馆联合主编了《中医图书联合目录》，1991年中国中医研究院图书馆在此基础上编纂出版了《全国中医图书联合目录》，共收录全国113个图书馆收藏的1949年前出版的中医药图书12124种，其中绝大部分为古代中医药图书。《中国中医古籍总目》是在《全国中医图书联合目录》基础上完成的，编写体例与《中医图书联合目录》和《全国中医图书联合目录》基本相同。该书目是一部迄今为止收录范围最广、种类最多的大型中医古籍联合目录，共收录全国150个图书馆（博物馆）1949年以前出版的中医图书13455种，其中不乏明以前珍稀善本医籍。全书由四部分组成：①凡例、图书馆代号表、类表。②书目正文。③附录。④书名索引、著者索引。正文采用分类编年体例排序，以体现中医学术的发展源流和传承轨迹。每书著录内容包括类号、序号、书名、卷帙、成书年代、著者、版本、馆藏代号等。其分类体系的确定是根据现存中医药古籍的实际情况，以学科为主，兼顾到中医药古籍的体裁特征，划分为医经、医史、综合性著作等12大类，大类之下又分成若干小类，有的还进一步展开形成三级类目。该书目全面、系统、准确地反映了中医药古籍的最新存世状况和在全国各地图书馆的收藏分布情况，是检索现存中医药古籍最重要、最常用的检索工具。

4.《中国古医籍书目提要》

王瑞祥主编，2009年由中医古籍出版社出版。本书目是一部汇集历代书目及提要而成的中医古籍总目，收辑从马王堆帛书至1911年两千多年的中医典籍10061种，其中现存书 7028 种，失佚书 3033 种。全书由三部分组成：凡例、图书馆缩称、分类目次；书目正文；现存书书名索引、失佚书书名索引、引用书目，均按汉语拼音音序编排。每书著录内容包括类号、流水号、书名、著作年、著者、出典、提要、主要版本、按语。《中国古医籍书目提要》内容丰富，除了搜罗中医古籍以外，还有地方志、史书、类书、文集、小说笔记各类出版物关于医学著作及医家事迹的记载，以彰明出典，考镜原委。本书作者还做了古医籍的版本考证工作，考证详尽，言必有中。因此，本书不仅能满足一般的中医古籍检索，亦可用于辑佚、访书、出版、医学史研究，是一部用途广泛、不可多得的参考工具书。

第七讲　文学艺术与中国医学

王国维先生在《宋元戏曲史》自序中道："凡一代有一代之文学：楚之骚，汉之赋，六代之骈语，唐之诗，宋之词，元之曲，皆所谓一代之文学，而后世莫能继焉者也。"文学艺术是人们社会生活的艺术表现，医药又与人们的日常生活高度融合，必然会成为文学艺术所表现的对象。文人们用生动优美的语言描绘各类药物，用光怪陆离的笔触撰写医术的神奇。艺术家们用妙笔生花的笔墨呈现医学的繁荣，用天马行空的想象勾画医家圣迹。

一、先秦时期的文学艺术与医学

远古时期，文字尚未产生，文学艺术往往是口头创作或形之于雕刻绘画。以口耳相传形式得以流传的主要是歌谣和神话传说，文字产生以后人们才用文字记下一鳞半爪。考古发掘发现的装饰品、雕刻、壁画是原始艺术的珍贵留存。作为先民们社会生活的集中反映，原始时期的文学艺术作品中不乏先民们卫生文化的呈现。春秋战国，百家争鸣，学术繁盛，是我国元典产生时期，在这些早期的著述中有着诸多医药的内容。

（一）神话中的医药传说

神话作为民间文学的一种，是叙述人类原始时代或人类演化初期的单一事件或故事，通常为远古族群的人们集体创造并且流传下来。医药卫生与人们的生存、生活须臾不离，势必会在神话中留下自己的身影。对于医药的起源，神话资料中多将之归于伏羲、神农等，历代相传，上至史书，下至民间，无不采信。《淮南子·修务训》载："古者，民茹草饮水，采树木之实，食蠃蚌之肉，时多疾病毒伤之害。于是神农乃始教民播种五谷，相土地宜燥湿肥硗高下；尝百草之滋味，水泉之甘苦，令民知所辟就。当此之时，一日而遇七十毒。"《世本·作篇》（茆泮林辑本）载："神农和药济人。"《搜神记》卷一载："神农以赭鞭鞭百草，尽知其平毒寒温之性，臭味所主。以播百谷。故天下号神农也。"《太平御览》卷七百二十一引《帝王世纪》载："炎帝神农氏长于姜水，始教天下耕种五谷而食之，以省杀生。尝味草木，宣药疗疾，救夭伤之命。百姓日用而不知，著《本草》四卷。"《史记·补三皇本纪》载："炎帝神农氏，姜姓……于是作蜡祭，以赭鞭鞭草木，始尝百草，始有医药。"神农遍尝百草，试完百草的药性，又将温、凉、寒、热的药物各置一处，按照君臣佐使之义，撰写成医书、药方，以造福人类。

（二）《诗经》中的医药文化

《诗经》是我国最早的一部诗歌总集，收集了自西周初年至春秋时期大约五百多年的诗歌共 305 篇，另有六首只有题目而无内容。《诗经》成书于春秋时期，先秦时称"诗"或"诗三百"，到了汉代被儒家奉为经典，始称《诗经》。《诗经》中的诗歌内容分为风、雅、颂三部分，其中"风"是地方民歌，计有十五国风，共 160 首；"雅"主要是朝廷乐歌，分大雅和小雅，共 105 篇；"颂"主要是宗庙乐歌，有 40 首。《诗经》中的"风"诗是从周南、召南、邶、鄘、卫、王、郑、齐、魏、唐、秦、陈、桧、曹、豳等十五个地区采集上来的土风歌谣，大体产生于如今的陕西、山西、河南、河北、山东和湖北北部等地，反映了各地的风俗人情、社会场景。这些诗歌当时在民间广为流传，影响极其深远，其中即有诸多药物、疾病、治疗、保健等中医药文化的内容。

1.《诗经》中的药用动植物

《诗经》是当时人民生活场景的生动再现，与人民密切相关的动植物在《诗经》中屡屡出现。孔子在《论语·阳货》中即云："小子，何莫学夫《诗》？《诗》可以兴，可以观，可以群，可以怨。迩之事父，远之事君，多识于鸟兽草木之名。"明确指明《诗经》对于认识"鸟兽草木"的重要价值。据植物学家潘富俊先生《诗经植物图鉴》一书统计，《诗经》305 篇中有 135 篇提及植物 160 类，"除十类为植物泛称外（如苎、禾、谷），其余一五〇类专指特定植物（如荇菜、葛、卷耳），或非特定的一种植物（如竹、松、杨）。特定种类的植物共有一一二种（变种、品种名不另区分）。"另外《诗经》中还提及动物 160 种。其记载的许多动植物具有药用价值。《诗经植物图鉴》一书附录有《诗经》植物统计表（表 7–1、表 7–2）。

表 7–1　《诗经》植物统计（一）

诗篇名	出现之植物（古名）	植物种类总数（种）
豳风·七月	桑、蘩、苇、蒌、郁、薁、葵、菽、枣、稻、瓜、壶、苴、荼、樗、黍（稷）、麻、麦、茅、韭	20
小雅·南山有台	臺、莱、桑、杨、杞、李、栲、杻、枸、楰	10
大雅·生民	菽、禾、麻、麦、瓜、秬（秠）、穈（芑）、萧、豆	9
大雅·皇矣	栵、檿、椐、柞、柘、柞棫、松、柏	8
鄘风·定之方中	榛、栗、椅、桐、梓、漆、桑	7
唐风·山有枢	枢、榆、栲、杻、漆、栗	6

续表

诗篇名	出现之植物（古名）	植物种类总数（种）
唐风·鸨羽	栩、稷（黍）、棘、桑、稻、粱	6
小雅·黄鸟	谷、粟、桑、粱、栩、黍	6
小雅·四月	栗、梅、蕨、薇、杞、楰	6
鲁颂·閟宫	黍（稷）、菽、麦、稻、松、柏	6
陈风·东门之枌	枌、栩、麻、荍、椒	5

注：除上列诸篇外，尚有15篇出现4种植物，22篇出现3种植物，40篇出现两种植物，63篇出现1种植物。

表7-2 《诗经》植物统计（二）

植物名称	《诗经》篇章	篇章数（篇）
桑	鄘风·桑中、鄘风·定之方中、卫风·氓、郑风·将仲子、魏风·汾沮洳、魏风·十亩之间、唐风·鸨羽、秦风·车邻、秦风·黄鸟、曹风·鸤鸠、豳风·七月、豳风·鸱鸮、豳风·东山、小雅·南山有台、小雅·黄鸟、小雅·小弁、小雅·隰桑、小雅·白华、大雅·桑柔、鲁颂·泮水	20
黍类（黍、稷、秬、秠）	王风·黍离、魏风·硕鼠、唐风·鸨羽、曹风·下泉、豳风·七月、小雅·出车、小雅·黄鸟、小雅·楚茨、小雅·信南山、小雅·甫田、小雅·大田、小雅·黍苗、大雅·生民、大雅·江汉、周颂·丰年、周颂·良耜、鲁颂·閟宫	17
枣	邶风·凯风、魏风·园有桃、唐风·鸨羽、唐风·葛生、秦风·黄鸟、陈风·墓门、曹风·鸤鸠、豳风·七月、小雅·湛露、小雅·大东、小雅·楚茨、小雅·青蝇	12
小麦	鄘风·桑中、鄘风·载驰、王风·丘中有麻、魏风·硕鼠、豳风·七月、大雅·生民、周颂·思文、周颂·臣工、鲁颂·閟宫	9
葛藤	周南·葛覃、邶风·旄丘、王风·采葛、齐风·南山、魏风·葛屦、唐风·葛生、小雅·大东	7
芦苇	召南·驺虞、卫风·硕人、卫风·河广、秦风·蒹葭、豳风·七月、小雅·小弁、大雅·行苇	7
柏类	邶风·柏舟、鄘风·柏舟、小雅·天保、小雅·頍弁、大雅·皇矣、鲁颂·閟宫、商颂·殷武	7
葫芦瓜	邶风·匏有苦叶、卫风·硕人、豳风·七月、小雅·南有嘉鱼、小雅·信南山、小雅·瓠叶、大雅·公刘	7
松	卫风·竹竿、郑风·山有扶苏、小雅·天保、小雅·斯干、小雅·頍弁、鲁颂·閟宫、商颂·殷武	7

续表

植物名称	《诗经》篇章	篇章数（篇）
大豆	豳风·七月、小雅·白驹、小雅·小宛、小雅·小明、小雅·采菽、大雅·生民、鲁颂·閟宫	7
柞木	小雅·车舝、小雅·采菽、大雅·绵、大雅·棫朴、大雅·旱麓、大雅·皇矣	7
黄荆	周南·汉广、王风·扬之水、唐风·绸缪、唐风·葛生、秦风·黄鸟、大雅·旱麓	6
大麻	王风·丘中有麻、齐风·南山、陈风·东门之枌、陈风·东门之池、豳风·七月、大雅·生民	6
小米	唐风·鸨羽、豳风·七月、小雅·黄鸟、小雅·小宛、小雅·甫田、大雅·生民	6
稻	唐风·鸨羽、豳风·七月、小雅·甫田、小雅·白华、周颂·丰年、鲁颂·閟宫	6
枸杞	秦风·终南、小雅·四牡、小雅·杕杜、小雅·湛露、小雅·四月、小雅·北山	6
棠梨	召南·甘棠、唐风·杕杜、唐风·有杕之杜、秦风·终南、小雅·常棣	5
茅草	召南·野有死麕、邶风·静女、卫风·硕人、豳风·七月、小雅·白华	5
苦菜	邶风·谷风、唐风·采苓、豳风·七月、大雅·绵、周颂·良耜	5
板栗	鄘风·定之方中、郑风·东门之墠、唐风·山有枢、秦风·车邻、小雅·四月	5
牛尾蒿	王风·采葛、曹风·下泉、小雅·蓼萧、小雅·小明、大雅·生民	5
青檀	郑风·将仲子、魏风·伐檀、小雅·杕杜、小雅·鹤鸣、大雅·大民	5
青杨	秦风·车邻、陈风·东门之杨、小雅·南山有台、小雅·菁菁者莪、小雅·采菽	5
瓜	豳风·七月、豳风·东山、小雅·信南山、大雅·绵、大雅·生民	5

注：上表所列植物为《诗经》中出现篇数为 5 篇以上者。

2.《诗经》中的病证名

《诗经》一书涉及的病证名有几十种，是当时人们对疾病认识程度的一种形象化反映。在这些病证名中，有的指明其生病部位，如《卫风·伯兮》中"愿言思伯，甘心首疾""愿言思伯，使我心痗"中的首疾、心痗。有的特指某病，如《小雅·巧言》："彼何人斯？居河之麋。无拳无勇，职乱为阶。既微且尰，尔勇伊何？为犹将多，尔居徒几何？"其中提到"微尰"之疾。《集传》："骭疡为微，肿足为尰。"孔颖达疏曰：

"郭璞云：'骭，脚胫也；疡，疮也。'膝胫之下有疮肿，是涉水所为。"对于《诗经》中的疾病名称，郑洪新在《〈诗〉病拾零五则》一文中进行了归纳整理，将其概分为五类：瘅、痡、疛、劳、邛、瘵、瘁、瘏等困苦之病；忳、盱、疚、痒、噎、瘼等忧思之病；微、尰、坏等伤痛之病；疠、瘕等疫疠之病，以及癫、狂、矇、瞍、瞽等其他疾病。民国时期的余云岫在《十三经病疏·诗病疏》中亦对《诗经》中的病名进行了较详尽的考释。《诗经》中诸多病名的出现，表明当时人们对疾病的认识已经达到了相当的程度。且《诗经》诸多篇章乃民间采风而得，表明这些病名词汇在民间广为流传，被人们口诵吟哦而入于诗篇。而《诗经》诗篇的广布流传，也促进了这些病名常识的流布。

（三）《山海经》中的医药文化

在我国古代典籍中《山海经》是一部具有独特风格的作品，自古号称"奇书"。全书仅 31000 多字，却包含着关于古代地理、历史、神话、天文、历法、气象、动物、植物、矿产、医药、宗教、考古以及人类学、民族学、海洋学和科技史等方面的诸多内容，保存有上古社会丰富的历史资料，是研究上古社会的重要文献。《汉书·艺文志》所载《山海经》只十三篇，今传本全书共十八卷，分《山经》五卷和《海经》十三卷，多出的五篇当是刘秀校书时所增。该书作者不详，成书并非一时，作者亦非一人。对于其成书年代，学界多有考证，但所得结论差别较大，年限早至殷商，晚至魏晋，对于文本各部分的年代先后顺序的判断也存在异议，时至今日仍无定论。今根据多数学者的意见，其成书年代大体在春秋战国时期，姑且将之放在先秦时期内撰写。西汉刘秀（歆）《上〈山海经〉表》云："《山海经》者，出于唐虞之际……禹别九州，任土作贡，而益等类物善恶，著《山海经》。"认为《山海经》是大禹、伯益所记。无论刘秀（歆）此说是否属实，《山海经》的源起颇为悠久是毋庸置疑的。它的成书经历了一个口头传播、不断补充完善，然后形诸文字，并再次传播、补充完善的长期过程。《山海经》在叙述地域物产时，载有各地所产药物，是先秦非医药专书文献中记载药物最多的，且其内容多与医药相关。

不少学者对《山海经》中所记载的药物数量进行过统计，由于统计标准不同，在数字上互有差异。其所收载药物多样，包括动物药、植物药、矿物药、水类药、土类药，等等。据马伯英先生的统计，"全书明确指出与人类健康或疫病有关，或为毒药者共计 121 种。但其中有 5 种同名异产、异用，'丹木'也有二处提及，但可能是一总名，未必是一种树的名称。所以实际名称仅为 115 种。明确指出分类，属草者 27 种，属木 19 种，属兽 15 种，属鸟 21 种，属鱼 24 种，属石 2 种；明确指出用法，饮食服用者 91 种，外用 10 种（其中佩用 6 种、外涂 2 种、浴用 1 种、席用 1 种），养用 1 种；用于毒鼠 2 种，毒鱼 4 种，其他毒用或伤人 3 种，'见则大疫'之类 4 种，御凶 2

种，此后二者亦有巫术的意味；用于治病 46 种，防免于病 45 种，强壮或善于某项功能（如善走或不饥）19 种，宜子孙 2 种，无子（不生）2 种，美人色 2 种；一药兼具二用者 21 种。防治的疾病约 47 种，大体可归为内科病者 27 种，如蛊、惑、心痛、胕肿、瘅、疟等；可归为外科病者 15 种，如疥、痔、瘿、疣、疽、痈等；五官科类病 5 种，如聋、眴目、嗌痛等。"（马伯英.《山海经》中药物记载的再评价.中医药学报，1984 年第 4 期）

《山海经》所载药物的功能多样，如"食之利于人""食之多力"之类，皆为补益之药；"食之宜子孙""佩之宜子孙"之类，皆为促进孕育生殖之药；"食之无子""服之不字"之类，皆为避孕药物；"服之美人色""服之媚于人"之类，皆为美容之药；"食之无大疫""食之无疫疾"之类，皆为预防药物；"可以御百毒""可以为毒"之类，皆为制毒或解毒药物；"可以杀虫"即为杀虫药；"食之无卧""食之不迷"之类，皆为兴奋之药；"服者不怒""服之不惑""食之已狂"之类，皆为镇静之药。所载药物，除人用之药外，另有兽用药物，如"流赭，涂牛马无病"。

（四）原始艺术中的医药文化

1. 女性雕像中体现出的生育文化

距今大约四五万年前，旧石器时代已经有了大量较为成熟的艺术创作。考古发掘为我们打开了原始人类的艺术长廊，为我们呈现出了原始卫生文化的意蕴。迄今为止，在发掘的新石器时代的雕塑中，大都突出了女性特征，尤其突出了孕妇特征。1963 年，在内蒙古赤峰西水泉的新石器时代红山文化遗址中出土的一件小型陶塑妇女像，头部残缺，残躯胸部有两个对称凸出的乳房。1983 ～ 1989 年，在河北滦平县后台子遗址中发现的八件石雕人像中有六件为裸体孕妇像，其中采 14、采 15、采 19 保存基本完整，高度分别为 32.7cm、34cm、32.5cm 和 9.5cm。形体稍大的三件均作凸乳鼓腹、双臂曲肘抱腹和双腿屈膝蹲踞状。形体稍小者双臂抚膝，阴部刻出竖沟。头部残缺的采 18，座呈圆柱形，乳房鼓起，双臂上下交错抚腹，颈后刻出一截发辫，阴部张开，把孕妇临产的蹲踞姿态塑造得惟妙惟肖。

2. 交媾图中明示的房中之术

在我国南北各地的岩画中可以看到原始人类繁衍后代的交媾图，如阴山岩画、贺兰山岩画、花山岩画、新疆呼图壁岩画等。新疆呼图壁岩画，有两三百个大小不等的男女人物，或卧或立，或衣或裸，身态各异。其中男像大多清楚地显露出夸张的生殖器，女像则刻画得宽胸肥臀，有的亦显露出生殖器。在人类逐渐远离动物性以后，性教育问题就无法避免，这种以图宣教性知识的举动，是人类文明的体现。据史料记载，自汉以后，女子出嫁之前，母亲或言语指导，或授之以房中书和房中图。到了晚明时期，春宫画册非常流行。

3. 舞蹈图中隐现的仿生导引术

舞蹈是一种原始的艺术，学界大都认为舞蹈是庆贺、祭祀等仪式的需要，并具有一定的巫术色彩。但是无论舞蹈艺术的起源如何，舞蹈的养生作用是不容忽视的。《吕氏春秋》认为舞蹈因养生而设，"昔陶唐氏之始，阴多滞伏而湛积，水道壅塞，不行其原，民气郁阏而滞著，筋骨瑟缩不达，故作为舞以宣导之"。

在原始舞蹈中，有一种舞蹈形式为医史学界所重视，即仿生舞蹈，也就是模仿动物形态而创作的舞蹈。如阴山有一幅岩画，画中有一个振翼而舞的猎人，有鸟的头、翼和身躯，人的两条腿。内蒙古磴口县托林沟石壁上的舞蹈图，画幅的中央是四个身着尾饰的舞者，手牵手，正踏着轻快的舞步。周围有带着鸟形伪装者，在那里追逐而舞，后面又有许多小人和动物。从马王堆出土的导引图和华佗的"五禽戏"中，我们可以看到仿生舞蹈的影子。

二、秦汉时期的文学艺术与医学

秦始皇统一中国，结束了诸侯纷争的局面，文学也随之进入了一个新的阶段。然而，秦王朝实行极端的文化专制政策，文学创作空前冷落。再加上秦朝时间短暂，所以流传下来的文学作品屈指可数，唯一有作品流传下来的文人是李斯，然并无中医药文化的内容。两汉王朝总共四百余年，是中国历史上的昌盛时期，汉代统治者认真总结秦朝迅速覆灭的历史教训，虽然在政治体制上沿袭秦朝，但在文化政策上有较大调整，采取了一系列有利于文学发展的措施。加之国力增强、社会进步，汉代文学出现了蓬勃发展的局面。

（一）辞赋中的医药文化

汉代君臣多为楚地人，他们在将自己的喜怒哀乐之情和审美感受付诸文学时，便自觉不自觉地采用了《楚辞》所代表的文学样式，从而创造出汉代文坛独具风貌的赋。汉代的文人也以辞赋家居多。汉代帝王大多喜好辞赋，西汉武、宣、元、成诸帝都是文学爱好者，其中武帝还有诗赋传世。

自高祖至景帝，是汉代文学的初创期，多种文体基本上沿袭战国文学的余绪，同时又有新的因素萌生，出现了像枚乘《七发》那样为汉赋体制奠定基础的作品。而这篇辞赋名篇正蕴含有医药文化的深意。《七发》以楚太子有病，吴客前往探病为开端。吴客指出，太子的病是"久耽安乐，日夜无极"造成的，是"纵耳目之欲，恣支体之安"的结果。此病虽令扁鹊、巫咸共同医治，也不可能见效。只有请博闻强识的君子经常启发、诱导，改变其贪恋佚乐的情志，才可以救治。

楚太子有疾，而吴客往问之，曰："伏闻太子玉体不安，亦少间乎？"太子曰：

"愈！谨谢客。"客因称曰："今时天下安宁，四宇和平，太子方富于年。意者久耽安乐，日夜无极，邪气袭逆，中若结轖。纷屯澹淡，嘘唏烦酲，惕惕怵怵，卧不得瞑。虚中重听，恶闻人声，精神越渫，百病咸生。聪明眩曜，悦怒不平。久执不废，大命乃倾。太子岂有是乎？"太子曰："谨谢客。赖君之力，时时有之，然未至于是也。"

客曰："今夫贵人之子，必宫居而闺处，内有保母，外有傅父，欲交无所。饮食则温淳甘脆，腥醲肥厚；衣裳则杂遝曼暖，燀烁热暑。虽有金石之坚，犹将销铄而挺解也，况其在筋骨之间乎哉？故曰：纵耳目之欲，恣支体之安者，伤血脉之和。且夫出舆入辇，命曰蹶痿之机；洞房清宫，命曰寒热之媒；皓齿蛾眉，命曰伐性之斧；甘脆肥脓，命曰腐肠之药。今太子肤色靡曼，四支委随，筋骨挺解，血脉淫濯，手足堕窳；越女侍前，齐姬奉后；往来游醮，纵恣于曲房隐间之中。此甘餐毒药，戏猛兽之爪牙也。所从来者至深远，淹滞永久而不废，虽令扁鹊治内，巫咸治外，尚何及哉！今如太子之病者，独宜世之君子，博见强识，承间语事，变度易意，常无离侧，以为羽翼。淹沉之乐，浩唐之心，遁佚之志，其奚由至哉！"

太子曰："诺。病已，请事此言。"客曰："今太子之病，可无药石针刺灸疗而已，可以要言妙道说而去也。不欲闻之乎？"太子曰："仆愿闻之。"

紧接着，吴客以夸张的语言描绘了享乐生活的极境，因与太子耽乐其间的生活没有本质的不同，无法激发太子的兴趣。随即，吴客以较有益于健康的贵族生活方式启发太子，讲述田猎的盛况和曲江观涛的恢宏气象，引起太子的兴趣，使其阳气见于眉宇之间。最后，吴客建议为太子请像前代著名思想家那样的"方术之士有资略者"，论天下之精微，理万物之是非，致"天下要言妙道"，太子据几而起，霍然病已。

吴客在陈述贵族子弟腐化享乐生活的害处时，有如下一段精彩的概括。

且夫出舆入辇，命曰蹶痿之机；洞房清宫，命曰寒热之媒；皓齿蛾眉，命曰伐性之斧；甘脆肥脓，命曰腐肠之药。

《吕氏春秋·本生》篇也有极为相似的话语。

出则以车，入则以辇，务以自佚，命之曰招蹶之机；肥肉厚酒，务以自强，命之曰烂肠之食；靡曼皓齿，郑卫之音，务以自乐，命之曰伐性之斧。

《吕氏春秋·孟春纪》所论多是养生全性之事，很明显《七发》借鉴了《吕氏春秋》，《吕氏春秋》是吴客所言养生思想的理论渊源。

吴客以要言妙道消除太子疾病，实际上是情志疗疾法，类似于今天的心理谈话疗法。这种以言疗疾的形象，在中国古代文学中不乏其人。《庄子·达生》中记有管仲为齐桓公"说病"。

桓公田于泽，管仲御，见鬼焉。公抚管仲之手曰："仲父何见？"对曰："臣无所见。"公反，诶诒为病，数日不出。

齐士有皇子告敖者曰:"公则自伤,鬼恶能伤公! 夫忿滀之气,散而不反,则为不足;上而不下,则使人善怒;下而不上,则使人善忘;不上不下,中身当心,则为病。"桓公曰:"然则有鬼乎?"曰:"有。沈有履,灶有髻。户内之烦壤,雷霆处之,东北方之下者,倍阿鲑蠪跃之;西北方之下者,则泆阳处之。水有罔象,丘有峷,山有夔,野有彷徨,泽有委蛇。"公曰:"请问委蛇之状何如?"皇子曰:"委蛇,其大如毂,其长如辕,紫衣而朱冠。其为物也,恶闻雷车之声,则捧其首而立。见之者殆乎霸。"

桓公辴然而笑曰;"此寡人之所见者也。"于是正衣冠与之坐,不终日而不知病之去也。

汉赋中常常提及可以入药的植物名,虽并未言及药用,但亦可看出当时人们对植物认识的程度。如司马相如《上林赋》云:"于是乎卢橘夏熟,黄甘橙楱,枇杷燃柿,亭柰厚朴,樗枣杨梅,樱桃蒲陶,隐夫薁棣,荅遝离支。罗乎后宫,列乎北园,贬丘陵,下平原。扬翠叶,抗紫茎,发红华,垂朱荣,煌煌扈扈,照曜巨野。沙棠栎槠,华枫枰栌,留落胥邪,仁频并闾,欀檀木兰,豫章女贞,长千仞,大连抱,夸条直畅,实叶葰楙,攒立丛倚,连卷欐佹,崔错癹骫,坑衡閜砢,垂条扶疏,落英幡纚,纷溶萷蓼,猗狔从风,薿茬蓒歠,盖象金石之声,管籥之音。"

(二)汉代诗歌中的医药文化

西汉初至东汉末大约四百年间的诗歌创作,包括文人创作和民间歌谣,题材广泛,内容丰富,其中亦杂有一些中医药文化的内容。

汉代诗歌中出现了一些中药,但多是作为普通植物入诗,或写景渲染,或借以表情达意,但亦有点明药性者,如《胡笳十八拍》第十六拍:"对萱草兮忧不忘,弹鸣琴兮情何伤!"即点明萱草忘忧之用。当然萱草忘忧自古皆知,诗文之中多见,此处也并非特意从药性着眼。

综观汉代诗歌,出现频率最高的中药就是"灵芝",如郊祀歌《齐房》:"齐房产草,九茎连叶,宫童效异,披图案谍。玄气之精,回复此都,蔓蔓日茂,芝成灵华。"本歌辞一曰《芝房歌》,对于此歌的创作缘由,《汉书·武帝纪》中载:"元封二年夏六月,甘泉宫内中产芝,九茎连叶,作《芝房之歌》。"铙歌《上陵》:"甘露初二年,芝生铜池中,仙人下来饮,延寿千万岁。"相和歌辞平调曲《长歌行》:"仙人骑白鹿,发短耳何长。导我上太华,揽芝获赤幢。来到主人门,奉药一玉箱。主人服此药,身体日康强。发白复更黑,延年寿命长。"相和歌辞瑟调曲《善哉行六解》:"来日大难,口燥唇干。今日相乐,皆当喜欢。经历名山,芝草翻翻。仙人王乔,奉药一丸。"淮南王刘安的琴曲歌辞《八公操》:"含精吐气,嚼芝草兮。"郊祀歌《灵芝歌》:"因灵寝兮产灵芝,象三德兮瑞应图。延寿命兮光此都,配上帝兮象太微,参日月兮扬光辉。"

汉代诗歌中还有玉兔捣药的内容，如相和歌辞清调曲《董逃行五解》："小复前行玉堂，未心怀流远。传教出门来：'门外人何求？'所言：'欲从圣道求一得命延。'教敕凡吏受言，采取神药若木端。白兔长跪捣药虾蟆丸。奉上陛下一玉柈，服此药可得神仙。服尔神药，莫不欢喜。陛下长生老寿，四面肃肃稽首，天神拥护左右，陛下长与天相保守。"认为兔子是仙药的制造者。汉代墓葬画像石中也常有"玉兔捣药"图，反映的是玉兔在仙界捣药的场景，有的玉兔不但捣药，而且滤药。后来，玉兔捣药就被专门移植到了月亮之中。如晋代傅咸《拟〈天问〉》中有"月中何有，白兔捣药"句，月中玉兔捣药也成了历代文人墨客常引用的典故，这种幻妙的想象反映了人们希望长寿的美好愿望。

（三）《史记》等史书中的医药文化

西汉王朝到武帝时期臻于鼎盛，创作也出现空前繁荣的局面。历史著述出现了里程碑式的杰作，这就是由司马迁撰写的《史记》。《史记》代表了古代历史著述的最高成就，鲁迅称它是"史家之绝唱，无韵之离骚"。《史记》在医史文献上也贡献颇大。

《史记》中载有我国最早的医人传记《扁鹊仓公列传》。《太史公自序》云："扁鹊言医，为方者宗，守数精明；后世修序，弗能易也，而仓公可谓近之矣。作《扁鹊仓公列传》第四十五。"阐明将二人合传之缘由。历史上，医家地位并不是很高，尤其是宋以前。《扁鹊仓公列传》中载扁鹊为齐桓侯诊病，却被责斥为"医者好利也，欲以不疾者为功"，即是当时医者地位的反映。

《吕氏春秋·仲冬纪·至忠》载有名医文挚为齐王诊疾被烹之事。

齐王疾痏，使人之宋迎文挚。文挚至，视王之疾，谓太子曰："王之疾必可已也。虽然，王之疾已，则必杀挚也。"太子曰："何故？"文挚对曰："非怒王则疾不可治，怒王则挚必死。"太子顿首强请曰："苟已王之疾，臣与臣之母以死争之于王，王必幸臣与臣之母，愿先生之勿患也。"文挚曰："诺。请以死为王。"与太子期，而将往不当者三，齐王固已怒矣。文挚至，不解屦登床，履王衣，问王之疾，王怒而不与言。文挚因出辞以重怒王，王叱而起，疾乃遂已。王大怒不悦，将生烹文挚。太子与王后急争之而不能得，果以鼎生烹文挚。

陆贾《新语·资质》中记有信巫不信医。

昔扁鹊居宋，得罪于宋君，出亡之卫。卫人有病将死者，扁鹊至其家，欲为治之。病者之父谓扁鹊曰："吾子病甚笃，将为迎良医治，非子所能治也。"退而不用。乃使灵巫求福请命，对扁鹊而咒，病者猝死，灵巫不能治也。夫扁鹊天下之良医，而不能与灵巫争用者，知与不知也。

在这种文化环境下，司马迁能以医入史，确为独具只眼。扁鹊和淳于意也正因司马迁的记载才千古流传。仓公传记中还载有诊籍二十五则，是历史上医家首次有意识地记写诊疗过程，包含了病人姓名、性别、住址、职业、病因、病机、症状、诊断、治疗与预后等各个方面，涉及内、外、妇、儿、口腔等五个科属的病证23种，被公认为中医医案的滥觞，为后世医案的逐步完善奠定了坚实的基础。

（四）秦汉时期的艺术与医药文化

秦汉时期，是一个统一的封建王朝，艺术创作上体现了封建社会上升期的时代特征。秦汉时期的艺术品朴拙、粗犷、雄浑，其内在的博大和外在的丰满奠定了民族艺术的根基。秦汉两代"事死如事生"的厚葬观念使得墓葬之中保存了大量艺术作品，这些艺术品中烙印着医药文化的痕迹。

1. 汉代帛画中的医药文化

1973年，在长沙马王堆三号汉墓中出土了一件帛画《导引图》。该画长约53cm，宽约110cm，画上共有44个不同性别年龄的人在做各种导引动作。他们分列成四排，每排10～12人不等，其中有些人还手持器械。这些人像高9～12cm，或着衣，或裸背，均为工笔彩绘，个个形象逼真，姿势各殊，全都在凝神操练。根据画面所反映的各种不同运动姿态，大致可分为肢体运动、呼吸运动和持械运动三类。题名内容大致也可以分为三类：第一类描述运动姿态，如伸展、屈膝；第二类模仿动物，如鹞背、龙登等；第三类说明运动所针对的病证，如引聋、引项等。《导引图》记述的导引术，就是汉代社会的医疗体育运动，用艺术的形式真实地反映了两千多年前的健身体疗状况。

2. 汉代画像石中的医药文化

汉代画像石是中国古代绘画与雕刻艺术的典型代表，是汉代社会生活形象化的反映。对汉代画像石的记录，首见于北魏郦道元的《水经注》。该书"济水"条较集中地记载了一些汉代石祠堂画像，其中引东晋戴延之《西征记》曰："焦氏山北数里，有汉司隶校尉鲁恭冢……冢前有石祠、石庙，四壁皆青石隐起，自书契以来，忠臣、孝子、贞妇、孔子及弟子七十二人形象，像边皆刻石记之，文字分明。"纵览汉代画像石内容，与中医药文化有关的主要集中在两类：一是仙药采制图；一是针灸行医图。

西王母是中国神话故事中的人物，在汉代画像石中，西王母被描绘为一位端庄的女子，徐州汉画像石馆藏《西王母玉山图》，高115cm，宽100cm，西王母坐在玉山上，有羽人献药，玉兔捣药。在《西王母施药图》中，西王母端坐于画中央，展示着她的长生不老药。画面的左上方依然有玉兔捣药。汉代画像石中表现的仙药采制，与当时风靡的道教及神仙思想密切相关。

20世纪70年代初，在山东微山县两城山出土了东汉画像石，其中四块浮雕刻有半身为人半身为鸟的神物。神物的一只手握着一人的手腕，另一只手则作扬举之状。其中有两幅可明显看出神物手中握一针形器物，对着来人的肢体。1978年，山东省嘉祥宋山也发现了类似汉代画像石。专家们认为，这些图像是带有浓厚神话色彩的针灸行医图，对考察针灸发源和"扁鹊"名字的由来颇有参考价值。

三、三国两晋时期的文学艺术与医学

在中国文学史上，三国两晋南北朝时期，是一个酝酿着新变的时期，许多新的文学现象孕育着、萌生着、成长着，透露出新的生机。这一时期，文学艺术发生了巨大的变化，文学的自觉时代到来，文学创作抒发个人的生活体验和情感，更趋于个性化，产生了众多文学流派。这一时期，诗歌、骈文、小说等文体都得到了长足发展。三国两晋南北朝时期的文学艺术创作中包含着丰富的中医药文化，从更广泛的社会生活领域传播着中医药文化。

（一）养生诗文的创作

三国两晋南北朝时期，诗歌创作进入全新的局面，从建安风骨到正始之音，从两晋诗坛到齐梁诗坛，从陶渊明的田园诗到谢灵运的山水诗，从南北朝自由朴素的民歌到华丽工巧的宫体诗，文学成就可谓相当可观。魏晋时期，游仙诗创作蔚然成风，内容上往往涉及求仙长生之主题，以高蹈轻举、服食采药为主旨。

嵇康，字叔夜，竹林七贤之一。嵇康的诗现存五十余首，何焯《文选评》曰："四言不为《风》《雅》所羁，直写胸中语，此叔夜高于潘、陆也。"嵇康的诗以表现追求自然、高蹈独立、厌弃功名富贵的人生观为主要内容。他的《游仙诗》道：

> 遥望山上松，隆谷郁青葱。
>
> 自遇一何高，独立迥无双。
>
> 愿想游其下，蹊路绝不通。
>
> 王乔弃我去，乘云驾六龙。
>
> 飘飘戏玄圃，黄老路相逢。
>
> 授我自然道，旷若发童蒙。
>
> 采药钟山隅，服食改姿容。
>
> 蝉蜕弃秽累，结友家板桐。
>
> 临觞奏九韶，雅歌何邕邕。
>
> 长与俗人别，谁能睹其踪。

《神仙传》谓"嵇叔夜有迈世之志"，正是这首诗的立意。诗中作者的求仙欲望十分强烈，几乎在一派仙境中陶醉。诗人通过对幻想中仙境的描写，委婉地表达了对世俗生活的不满与愤激。诗中涉及"服食"养生的内容，如"采药钟山隅，服食改姿容"，通过服食草木药，改变容颜，青春长驻，羽化而成仙。诗中的"蝉蜕"，从中医的角度而言，具有散风热、宣肺、定痉之功效。魏晋时期，文人们受到道教的影响，对长生之术颇为向往，如谢灵运《登江中孤屿诗》曰："始信安期术。得尽养生年。"安期，即安期生，传说中活到千岁的仙人。阮籍《咏怀八十二首其十》诗曰："独有延年术，可以慰我心。"曹植《飞龙篇》："乘彼白鹿，手翳芝草。授我仙药，神皇所造。教我服食，还精补脑。"

嵇康、葛洪、张湛、陶弘景等人在养生实践和理论上进行了总结。嵇康的《养生论》是我国古代养生论著中一篇有名的论文，论述了养生的必要性与重要性，主张形神共养，尤重养神；提出养生应见微知著，防微杜渐，以防患于未然；要求养生须持之以恒，通达明理，并提出一些具体养生途径。后世养生大家如陶弘景、孙思邈等对他的养生思想都有借鉴。其养生主旨为"清虚静泰，少私寡欲"。

夫至物微妙，可以理知，难以目识，譬犹豫章，生七年然后可觉耳。今以躁竞之心，涉希静之涂，意速而事迟，望近而应远，故莫能相终。夫悠悠者既以未效不求，而求者以不专丧业，偏恃者以不兼无功，追术者以小道自溺，凡若此类，故欲之者万无一能成也。善养生者则不然矣。清虚静泰，少私寡欲。知名位之伤德，故忽而不营，非欲而强禁也。识厚味之害性，故弃而弗顾，非贪而后抑也。外物以累心不存，神气以醇白独著，旷然无忧患，寂然无思虑。又守之以一，养之以和，和理日济，同乎大顺。然后蒸以灵芝，润以醴泉，晞以朝阳，绥以五弦。无为自得，体妙心玄，忘欢而后乐足，遗生而后身存。若此以往，庶可与羡门比寿，王乔争年，何为其无有哉？

嵇康《养生论》指出了作息、饮食等生活习惯对健康的作用举足轻重，"饮食不节，以生百病；好色不倦，以致乏绝"。其子嵇绍在《赠石季伦诗》中道："量体节饮食，远希彭聃寿。"另外，在《养生论》中嵇康形象地说明了心理保健的重要意义，强调重视个人修养与精神养生。这一观点，在南北朝诗中也有体现，如阮籍《咏怀八十二首其七十九》道："但恨处非位，怆恨使心伤。"曹操《塘上行》曰："想见君颜色，感结伤心脾。"曹丕《燕歌行二首二》曰："展诗清歌聊自宽，乐往哀来摧心肝。"中医学认为，人体的脏腑功能与情志之间有着密切联系，情志太过，可内伤五脏精气。

（二）志怪小说中的医学轶事

在中国小说史上，魏晋南北朝是笔记小说独领风骚的时代，涌现出如《搜神记》《世说新语》等杰出代表作。笔记小说的创作范围广泛，时事现实、民间传说、神仙道教、鬼魂地狱等都有涉及。就医学领域而言，笔记小说中记载了不少名医的传闻，尽管其中多数混杂鬼怪之谈，荒诞不经，但仍反映了当时医师诊疗疾病、实施针灸等相关情况。在宋代类书《太平广记》曾辑录的南朝志怪小说集《齐谐记》、在葛洪的《神仙传》、佚名（题为东晋陶潜撰）的《续搜神记》中都有相关的记载。

针灸是我国传统医学的宝贵遗产。魏晋南北朝时期针灸疗法已被当时的医生广泛地使用在医疗上。葛洪在《抱朴子·勤求》中说："被疾病则遽针灸。"《续齐谐记》中就有许多涉及"神医神针"的故事。

> 钱塘徐秋夫，善治病。宅在湖沟桥东。夜，闻空中呻吟，声甚苦，秋夫起至呻吟处，问曰："汝是鬼邪？何为如此？饥寒须衣食邪？抱病须治疗邪？"鬼曰："我是东阳人，姓斯，名僧平。昔为乐游吏，患腰痛死，今在湖北。虽为鬼，苦亦如生。为君善医，故来相告。"秋夫曰："但汝无形，何由治？"鬼曰："但缚茅作人，按穴针之，讫，弃流水中，可也。"秋夫作茅人，为针腰目二处，并复薄祭，遣人送后湖中。及暝，梦鬼曰："已瘥。并承惠食，感君厚意。"秋夫宋元嘉六年为奉朝请。

记载医师轶事的小说与宗教思想相结合，掺杂部分鬼神迷信、方术思想，内容猎奇，表达往往夸张。如《续搜神记》中有这样的记载。

> 昔有一人，与奴同时得腹瘕病，治不能愈。奴既死，乃剖腹视之，得一白鳖，赤眼，甚鲜明。乃试以诸毒药浇灌之，并内药于鳖口，悉无损动，乃系鳖于床脚。忽有一客来看之，乘一白马。既而马溺溅鳖，鳖乃惶骇，欲疾走避溺，因系之不得去，乃缩藏头颈足焉。病者察之，谓其子曰："吾病或可以救矣。"乃试取白马溺以灌鳖上，须臾便消成数升水。病者乃顿服升余白马溺，病豁然愈。

《博物志》是西晋张华所撰的一部志怪小说集，其内容包罗万象，记有山川地理、飞禽走兽、人物传记、奇花异草以及怪诞的神仙故事。在《博物志》中还记有大量与中医、中药相关的内容，如《博物志》卷七道："中药养性，谓合欢蠲忿，萱草忘忧。"再如：

> 妇人妊身，不欲令见丑恶物、异类鸟兽；食当避异常味。不欲令见熊黑虎豹射雉；食牛心、白犬肉、鲤鱼头。席不正不坐，割不正不食。听诵诗书讽咏之音，不听淫声，不视邪色。以此产子，必贤明端正寿考，所谓父母胎教之法。

在《博物志》中，人们已经认识到孕妇的起居、饮食以及修养、个性会影响到胎儿，因此在妊娠期间的妇人要慎起居，调饮食，顺情志。

（三）书法艺术与医药文化

中国的文字起源甚早，魏晋时期书法艺术已日臻成熟。作为一种特殊的艺术形式，中国的书法艺术是以汉字为表现媒介，并通过章法、结构、用笔来表现中国汉字的特殊艺术魅力的。其既有语言文字所具有的实用价值，也具有欣赏的艺术价值。在书法艺术上享有盛名的书法家亦屡有与中医相关的作品传世，如王羲之的《黄庭经》、陆机的《平复帖》等。

1. 王羲之之《黄庭经》

《黄庭经》为魏晋间道教养生之书。唐代书法家褚遂良《右军书目》列此帖为王羲之正书第二，孙过庭在《书谱》中说："书《画赞》则意涉瑰奇，《黄庭》则怡怪虚无。"清代书法家梁巘谓："《黄庭经》字圆厚古茂，多似钟繇，而又偏侧取势以见丰姿，而且极紧。"又说："结构之隐适，撇捺之敛放，至黄庭已登绝境，任后之穷书能事者，皆未能过。然极浑圆苍劲，又极潇洒生动。"此帖写得雍容和穆而法度完备，稳重端庄而自然秀美，结体渐趋长方，已经摆脱其师钟繇的影响，脱去隶意遗存，收放自由，疏密得当，秀美娴雅，自在含理。正如包世臣在《艺舟双楫》中所说："小字如大字，必也《黄庭》。旷荡处直任万马奔腾而藩篱完固，有率然之势。"传《黄庭经》原本为黄素绢本，在宋代曾摹刻上石，有拓本流传，现藏于北京故宫博物院。

2. 陆机之《平复帖》

陆机，字士衡，吴郡人。他出身于东吴的大世族地方家庭，"少有奇才，文章冠世"，与其弟陆云皆为我国西晋时期著名文学家。陆机还是一位杰出的书法家，他的《平复帖》是古代存世最早的名人书法真迹。《平复帖》的内容是写给友人的一个信札，其中有病体"恐难平复"字样，故名。

《平复帖》以秃笔枯锋为之，笔随势转，平淡简约，奇崛而古质，评者云"非中古人所能下笔"。结构上随意洒脱，表现出一种轻松自如、信手拈来的自由状态。通篇是章草书体，古意盎然，散发着古朴、淳厚、深沉、凝重的气息。陆机受秦、汉、三国时古厚书风的熏染，用笔以按为多，轻提为主，点画线条大都粗细相近，浑圆一气，没有那种飘逸的挥洒。造型以包含、收束为主，点画饱满，如同花蕾正欲展开而又收合之态。在陆机笔下，草书还未成为大起大合的形式，书家凝神于个体的单字，务求书写成形，没有尽情挥洒连绵而下，显出含蓄蕴藉之美，可谓君子藏器，含而不露。清代安岐《墨缘汇观》评价："相传平原精于章草，然此帖大非章草，运笔犹存篆法。"清代杨守敬说《平复帖》："系秃颖劲豪所书，无一笔姿媚气，亦无一笔粗犷气，所以为高。"《平复帖》书法风貌以古朴为基调，书风不趋华美，然用锋内敛深藏，结构散脱随意，不作书法绮丽技巧的夸饰，显示君子中和气格之美。

《平复帖》是传世年代最早的名家法帖，也是历史上第一件流传有序的法帖墨迹，有"法帖之祖"的美誉。此帖有唐人殷浩印，这是第一个记载。有宋"宣和""政和"、双龙玺印，曾入宋内府。明清时期又转入多位收藏家的手中，后来收入到乾隆内府，再赐给十一皇子永理。光绪年间，恭亲王奕䜣将此帖收入自己手中，并传给其孙溥伟、溥儒。后来溥儒把此帖卖给张伯驹，张氏夫妇在1956年将《平复帖》捐献给国家，现藏于北京故宫博物院。

3. 王献之之《鸭头丸帖》《新妇地黄汤帖》

王献之，"书圣"王羲之第七子，自幼随父练习书法，与其父王羲之并称为"二王"，并有"小圣"之称。王献之的书法风格，开一代先锋，其中尤以"行草"著称。

上海博物馆收藏的王献之书法佳作《鸭头丸帖》，系唐代摹本，纵26.1cm，横

26.9 cm，全帖共 15 个字，分为两行，写于绢本之上。此为王献之写给朋友的一封短信，内容为："鸭头丸，故不佳，明当必集，当与君相见。"此帖是王献之行草书体风格的代表之作，用笔明快灵动，笔势连贯流畅，婉曲而奔张，呈现出寓柔于刚的力感。笔墨在绢上留下飞白，"丝毫根根可数"。结体虚实结合、敧侧遒劲；风格飘逸洒脱，妙趣天成。鸭头丸，为一种中药丸，有利尿消肿之功效。《医方类聚》卷一二八引《济生》："绿头鸭血为丸，如梧桐子大……主治水肿。面赤烦渴，面目肢体悉肿，腹胀喘急，小便涩少。"王焘的《外台秘要》、李时珍的《本草纲目》均有记载。魏晋名士多服五石散，据葛洪所言，五石指丹砂、雄黄、白矾、曾青、慈石。《世说新语·言语》载："服五石散非惟治病，亦觉神明开朗。"王羲之一家都服食五石散，《右军书记》录王羲之杂帖，云："大都夏冬可可，春秋辄有患。"20 世纪 60 年代，南京出土的王羲之从姊、叔父王彬长女王丹虎的墓中，发现两百多粒随葬品药丸，主要成分是硫和水银，可以辅证王羲之家族的服食风气。王献之的《鸭头丸帖》所述之事即在家试用汤药。从此帖内容来看，应当是王献之试服后感觉不佳，写信告诉朋友，并邀约明日相见。

王献之的《新妇地黄汤帖》也与医药相关。现存墨迹是唐人摹本，纵 25.3cm，横 24cm，晚清时期流入日本，现藏于日本东京书道博物馆。此帖内容如下："新妇服地黄汤来，似减眠食，尚未佳，忧悬不去心，君等前所论事，想必及。谢生未还，何尔，进退不可解，吾当书问也。"地黄汤，中医方剂名，具有养血止血之功效，主治妇人气血虚损，月水不断、绵绵不已，及妇人经血不止、颜色不定。就帖中所言，应是王献之妻子身体欠佳，服用地黄汤后并不见好转，王献之十分焦虑。此帖在《淳化阁帖》《大观帖》《三希堂法帖》《筠清馆法帖》等历代著名丛帖中多有摹刻。此帖用笔外拓，笔画圆腴而纵逸。开头"新妇"二字为行书体，凝重端稳。第二行字开始，用笔疏朗洒脱，笔画连绵婉曲，提按自然，轻重变化，充满韵律感。

4. 中医处方里的书法艺术

历史上，为大医者不乏书法家。东晋著名医家葛洪，少时好学，家贫，"躬自伐薪以贸纸笔，夜辄写书诵习"（《晋书·葛洪传》）。他为天台山摩崖石刻所书写的"天台之观"四个大字，大书法家米芾称"为大字之冠，古今第一"。南朝名医陶弘景幼时"恒以荻为笔，画灰中学书"（《南史·陶弘景传》），他留在镇江焦山摩崖石刻上的《瘗鹤铭》，字势雄强秀逸，竟被大书法家黄庭坚误认为书圣王羲之所书。在后世医家中，药王孙思邈，被誉为医中书法巨擘，宋《绍兴秘阁续帖》就收有它的书法墨迹。清代医家傅青主，被尊为"清初第一写家"，太原地区商铺的招牌均以得青主手迹为荣耀。他为晋祠"齐年古柏"所书"晋源之柏第一章"的题款，风格遒劲，气势磅礴，被誉为晋祠景区三绝之一。在近现代名医中，恽铁樵、曹颖甫、秦伯未、程门雪、施今墨等都善书法，其中医处方无不体现柳体颜骨的雅风。他们的书法皆臻上境，留下的方笺被人们当作书法墨宝收集珍藏。中医名家的处方手迹既可规范处方书写，突出中医特色，又可以供广大书法爱好者欣赏、临摹、收藏。其既承载了名老中医的治病案例、辨证论治的思想，又可以通过艺术欣赏研究中医，通过中医学术透析书法，形成了名老中医治学经验与书法艺术相结合的珍贵历史资料。

四、隋唐时期的文学艺术与医学

柳治徵先生在《中国文化史》里有一段论述："唐人学艺之精者，自诗文书画外，复有二事：曰音乐，曰医药。观其制度，盖皆以为专门之学，广置师弟以教之。教乐则有太乐署……教医则有太医署。"可见医药在唐代的兴盛，及唐人医学素养之深。唐代文学与医学兼修的士人普遍存在，编撰《素问》的王冰，在唐宝应年间任太仆令；唐代孟诜，本系武后时进士，曾任台州司马、同州刺史等职，他集民间验方、历代医家和自身所创秘验单方，编撰成我国第一本食物疗法专著《食疗本草》，又著有《补养方》《必效方》等有影响的医学著作；唐代诗人王绩、王勃、王维、刘禹锡等均兼通医药。文人兼通医药，创作了一系列与医药相关的文学作品。

（一）唐代诗歌中的医药文化

宋人吴曾的《能改斋漫录》云："药名之号，自梁以来有之。"又宋·王楙《野客丛书·药名诗》道："至唐而是体盛行，如卢受采、权、张、皮、陆之徒多有之。"据统计，唐代有药名诗留世的诗人达五十多人，文学史上著名的诗人几乎都有药名诗传下。

权德舆和张籍是唐代药名诗创作的代表诗人，皆为当时文坛的重要人物。权德舆，字载之，中唐时著名诗人、文学家，"未冠，即以文章称""其文雅正赡缛，当时公卿侯王功德卓异者，皆所铭纪，十常七八"，严羽称他的诗歌"有绝似盛唐者"。权德舆《药名诗》曰：

> 七泽兰芳千里春，潇湘花落石磷磷。
>
> 有时浪白微风起，坐钓藤阴不见人。

张籍，字文昌，中唐诗人，"能为古体诗""以诗名当代""韩愈尤重之""乐府古风与王司马自成机轴，绝世独立"，白居易称赞他"尤工乐府诗，举代少其伦"。张籍《答鄱阳客药名诗》曰：

> 江皋岁暮相逢地，黄叶霜前半夏枝。
>
> 子夜吟诗向松桂，心中万事喜君知。

诗歌表达了诗人与"鄱阳客"的深厚友情，江皋岁暮，是相逢的地点与时间，万事君知，喜的是世上有知音，纵使分离，也不觉寂寞。诗歌嵌入药名地黄、半夏、栀

（知）子、桂心、使君子（喜君知）。

晚唐时期皮日休、陆龟蒙二人的药名诗更是将药名诗与离合体诗、拆字体诗相结合，并发展出药名联句诗。这样的技巧增添了诗作的含蓄、智思和趣味，增强了诗和读者的双向互动对话，代表了唐代药名诗的发展高度。《全唐诗》载录皮日休、陆龟蒙二人所作药名离合诗各五首。即皮日休《奉和鲁望药名离合夏日即事三首》《怀锡山药名离合二首》与陆龟蒙《和袭美怀锡山药名离合二首》《药名离合夏日即事三首》。

奉和鲁望药名离合夏日即事三首

季春人病抛芳杜，仲夏溪波绕坏垣。
衣典浊醪身倚桂，心中无事到云昏。

数曲急溪冲细竹，叶舟来往尽能通。
草香石冷无辞远，志在天台一遇中。

桂叶似茸含露紫，葛花如绶蘸溪黄。
连云更入幽深地，骨录闲携相猎郎。

怀锡山药名离合二首

暗窦养泉容决决，明园护桂放亭亭。
历山居处当天半，夏里松风尽足听。

晓景半和山气白，薇香清净杂纤云。
实头自是眠平石，脑侧空林看虎群。

上述五首诗中提到 15 种药物，即滑石、甘草、景天、野葛、当归、钩藤、卷柏、空青、续断、杏人、松萝、落石、伏神、防风、稿本。杏人即杏仁，人与仁谐音；稿本即藁本，稿与藁谐音。

唐代药名诗的创作与中药学的发展密切相关。自汉代以来，历代的中药学书籍大量问世，汉末的《神农本草经》载药 365 种，分上、中、下三品。南北朝时期，陶弘景撰《本草经集注》，在《本经》的基础上又增药物 365 种，共 730 种。唐代本草学又有了进一步的发展，苏敬等人奉高宗之命编著《新修本草》，载药 844 种，分玉石、草、木、人、兽禽、虫、鱼、果、菜、米谷、有名无用等十一类，比之《本草经集注》的分类更加详细。中药学的发展使得中药词汇变得非常丰富，包罗万象。中药语言词汇能够满足诗歌表达的需要，其中有描述颜色的，如大黄、白芷、玄参、赤芍、红花、青黛等；有表示四季的，如春草、半夏、秋石、天冬等；有描述味道的，如甘草、苦参等；有形容人物的，如使君子、白头翁、徐长卿、刘寄奴等；还有表示数量的，如三棱、五加皮、三七、九仙子等。

文人通医是药名诗发展的另一主要因素。在唐代，出现了众多身兼医者的文人，他们在以文扬名的同时，也精通医药。如刘禹锡著有《传信方》一书，其书虽散佚，但其中的条目被历代重要方书如《证类本草》《普济方》等反复引用，流传至今。医药与文人的生活息息相关。生病时，他们服药治病，吟诗如"开州午日车前子，作药人皆道有神。惭愧使君怜病眼，三千余里寄闲人"（张籍《答开州韦使君寄车前子》）；为保持健康长寿，他们服药养生，"拟服松花无处学，嵩阳道士急相教。今朝试上高枝采，不觉倾翻仙鹤巢"（姚合《采松花》）；厌倦世俗生活，寄情山水田园时，药又成为隐逸生活的象征，"昔余栖遁日，之子烟霞邻，共携松叶酒，俱簪竹皮巾，攀林遍岩洞，采药无冬春"（王维《过太乙观贾生房》）；笃信丹药者，甚至亲自炼丹试药，"白发逢秋王，丹砂见火空。不能留姹女，争免作衰翁"（白居易《烧药不成命酒独醉》）。正因如此，产生了一大批"好读神农书，多识药草名"的诗人，像唐代著名诗人杜甫就曾有种药、卖药的经历，《远游》诗云："种药扶衰病，吟诗解叹嗟。似闻胡骑走，失喜问京华。"诗人藉药名，抒发内心情感，既体现了诗人雅趣，又促进了中药名的普及与传播。

（二）唐代小说中的医药文化

鲁迅先生在《中国小说史略》中指出："小说亦如诗，至唐而一变。"唐朝以来，中国古代小说发展趋于成熟，形成了传奇体小说这一独立的文学形式。唐代科举取士，重视文学。士人应试之前，常作诗文投献名公巨卿，以求称誉，这种方式被称为"行卷"，传奇文常被用作"行卷"。传奇以叙事为主，文体近于野史，中间常穿插诗歌韵语，结尾缀以小段议论，形式上叙事、诗笔、议论相结合，即所谓"文备众体"。唐代中后期，传奇的创作进入繁荣阶段。唐代传奇小说涉及生活面较广，其中涉及医药内容的记载不少。

《太平广记》卷二百二十五，侯味虚《百官本草》一则。

唐户部郎侯味虚著《百官本草》，题御史曰："大热，有毒。"又朱书云："主除邪佞，杜奸回，报冤滞，止淫滥，尤攻贪浊。无大小皆搏之，畿尉簿为之相。畏还使，恶爆直，忌按权豪。出于雍洛州诸县，其外州出者，尤可用。日炙乾硬者为良。服之，长精神，灭姿媚。久服，令人冷俏。"

又贾言忠《监察本草》一则。

唐贾言忠撰《监察本草》云："服之心忧，多惊悸，生白发。"时义云："里行及试员外者，为合口椒，最有毒。监察为开口椒，毒微歇。殿中为萝卜，亦曰生姜，虽辛辣而不为患。侍御史为脆梨，渐入佳味。迁员外郎为甘子，可久服。或谓合口椒少毒而脆梨毒者，此由触之则发，亦无常性。唯拜员外郎，号为摘去毒。欢怅相半，喜迁之，惜其权也。"

侯味虚的《百官本草》和贾言忠的《监察本草》，以药之特性比喻为官之道，看似在描述药草之功能与主治，实则在评述官职之权限与等级，文笔诙谐有趣，比喻恰如其分。这种表达方式，反映社会现象含蓄而深刻，非常富有趣味。

唐代志怪小说集《酉阳杂俎》，以大量篇幅记录了有关医药卫生知识。全书收载药物 84 种，其中外来药物就有 31 种，如安息香树、阿魏等。书中对外来药的记述，除了介绍其出产国、异名、功用外，还详细介绍其生长形态、药用部分、采集时间和方法等。同时，《酉阳杂俎》还记载了许多单方、验方和奇闻轶事，是一部采拾博洽、百科荟萃的著作，对文史与古代科技研究具有参考价值。其中医药知识特别是外来药的记述，弥足珍贵，是研究古代中外医药交流史的重要史料。

众所周知，唐代眼外科已达到相当高的水平，除金针拨白内障外，翼状胬肉割除、倒睫拔除术等已是常见的眼外科手术。唐代眼外科的发展得益于中外医学的交流，其主要吸收了印度医学。自魏晋以来，翻译自印度的《龙树论》已盛传，在《千金方》《外台秘要》等类书中也有些关于眼科疾病诊治的论述。在当时的笔记小说中，还有对手术操作细节的记载，赵璘《因话录》卷六记载了医生为相国崔慎治疗眼疾的手术过程，富有科学道理，如术前询问饮食，手术过程中要病人"安神不扰"，还利用中午的日光为手术照明，让病人饮酒以减轻疼痛等。《新唐书·崔慎由传》对这一病例也有记载："始，慎由苦目疾，不得视。医为治刮，适愈而召。"《因话录》对眼科手术诊治过程的记述远比史书详细，可与史书相互印证，是一篇珍贵的医学文献。

（三）唐代绘画艺术中的医药文化

唐代张彦远《历代名画记》有云："夫画者，成教化，助人伦，穷神变，测幽微，与六籍同功，四时并运，发于天然，非繇述作。"自魏晋以来，士大夫中出现了专以绘画知名的士人，中国的绘画艺术逐渐形成了自己的艺术特征与审美情趣。中国绘画艺术中不乏医学主题，反映了独特的疾病认知和生命体验。

1.《得医图》

《得医图》是绘于莫高窟第 217 窟中的盛唐时期作品。此画是根据《妙法莲华经》中的"如母见子""如病得医"的经文意思所绘制而成的。壁画描绘了一家达官贵人府第，画面中蓝瓦红柱，庭院宽敞，正堂之中女主人坐于室内床榻之上，气度雍容，仪态大方。坐于对面的妇女神态温柔而又充满爱意，她双手环抱一褓裸中的婴儿，婴孩头戴一顶帽子，正在与抱着她的夫人逗笑，这意味着"如母见子"。院中有一身着绿衣的仆人正向主人报告医生已到的消息，身后的医生鞠态谦恭，挂杖而至，助手捧着药函，紧跟医生随行，这示意"如病得医"。学者依《妙法莲华经》定名壁画为"得医图"。整幅壁画富丽华贵，显示出盛唐殷实富庶的民俗民风，也反映出医家的活动风貌。

2. 孙位《高逸图》

孙位，唐代人物画兴盛时期的杰出代表，擅长人物、松石、墨竹和佛道宗教题材。《高逸图》又称《竹林七贤图》，为绢本设色，高 45.2 cm，长 168.7cm，现藏于上海博物馆。画面以简洁寥寥的湖石、芭蕉、竹木为背景，交代了竹林七贤所乐于隐逸的清幽环境。画中四人一字排开，席地而坐，衣袂飘飘，表情清高，悠然自得，或手执麈尾，或捧杯将饮，或执杖展卷，或抱膝敞怀，身旁各有一童仆侍奉在侧。画卷人物突出，仿佛特写近镜，具有较强的视觉冲击力，用笔工细，使人物毫发毕现，衣褶自然生动，仿佛伸手可触。画中人物衣饰皆着色素淡，而毡毯靠垫则是色彩鲜艳华丽，使其豪华优裕的家世与逍遥忘俗的神态形成了强烈的对比，彰显出独具特色的生命色彩。

五、宋元时期的文学艺术与医学

宋元文学继唐之后有了进一步的发展。欧阳修等人倡导的古文运动最终全胜，文章风格清新，自然流畅。宋诗有所创新，欧阳修、梅尧臣、苏舜钦等人相继而起，诗作大多平淡清新；一代文豪苏轼的诗歌创作，堪称诗备众格，洒脱豪放；黄庭坚等人开创的江西诗派，诗歌创作"以故为新"。宋代是词的全盛时期，北宋前期以晏殊、欧阳修为代表的婉约词，词尚婉丽；后苏轼又开创了豪放词派，词作气势磅礴。元曲则独树一帜，盛极一时，成为元代文学的代表。宋元文学艺术是中国文学史上的又一座高峰，处在一个由雅入俗、承前启后的阶段，其文学艺术作品中保存了大量的中医药资料。

（一）宋代诗词中的医药文化

宋代是药名诗诗体发展的鼎盛时期。参与创作的诗人众多，北宋有陈亚、孔平仲、冯山等人，南宋有张扩、洪皓、朱弁、曹彦约、洪咨夔等，其中不乏当时诗坛的著名诗人。如王安石创作了《和微之药名劝酒》《既别羊、王二君，与同官会饮于城南，因用药名体奉寄》两首药名诗，黄庭坚作有《荆州即事药名诗八首》《药名诗奉送杨十三子问省亲清江》等诗歌。

宋代出现了我国诗歌历史上第一位以药名诗著称的诗人——陈亚。陈亚，字亚之，扬州人。早年父母双亡，其当医生的舅父供他读书。宋真宗咸平五年（1002年）登进士第，知祥符县。历知湖州、越州、润州等，官至司封郎中，享年七十岁。陈亚著有

《澄源集》《药名诗》两部诗集。吴处厚《青箱杂记》卷一摘取了陈亚三首药名诗中的三联，认为"极为脍炙"。诗云："风月前湖夜，轩窗半夏凉。""棋怕腊寒呵子下，衣嫌春暖缩纱裁。""无雨若还过半夏，和师晒作葫芦巴。"释文莹《湘山野录》卷上记了上举一、二联，评之为"皆不失风雅"。司马光《温公续诗话》引了第一联，认为是"美者""不失诗家之体"，同时又引第三联，则定为"鄙者"。

陈亚不仅作药名诗，还作药名词。陈亚曾作药名词《生查子·药名寄章得象陈情》献给朋友。

朝廷数擢贤，旋占凌霄路。自是郁陶人，险难无移处。也知没药疗饥寒，食薄何相误。大幅纸连粘，甘草归田赋。

另外还有药名词《生查子·药名闺情》三首。

相思意已深，白纸书难足。字字苦参商，故要槟郎读。分明记得约当归，远至樱桃熟。何事菊花时，犹未回乡曲。（其一）

小院雨余凉，石竹生风砌。罗扇尽从容，半下纱厨睡。起来闲坐北亭中，滴尽真珠泪。为念婿辛勤，去折蟾宫桂。（其二）

浪荡去未来，踯躅花频换。可惜石榴裙，兰麝香销半。琵琶闲抱理相思，必拨朱弦断。拟续断朱弦，待这冤家看。（其三）

陈亚的"药名词"，写得委婉动人，情意绵绵，颇具北宋婉约词风，俞陛云《唐五代两宋词选释》认为"写闺情有乐府遗意"。陈亚以后，北宋的药名诗词作者多了起来，王楙《野客丛书》有言："本朝如钱穆父、黄山谷之辈，亦多此作。"另外，与黄庭坚同时代的孔平仲，擅集句，是陈亚之后负有盛名的药名诗人。《四库全书总目提要》曰："平仲《郎中集》中古律诗外，别出《诗戏》三卷，皆人名、药名、回文、集句之类，盖仿《松陵集》杂体别为一卷例也。"《清江三孔集》中收录了孔平仲的药名诗作。

宋人的药名诗创作不但规模上有盛于唐，而且还在药名诗理论层面做了深入的探讨。胡仔《苕溪渔隐丛话》前集卷二十七引《曼叟诗话》曰：尝见近世作药名诗或未工。要当字则正用，意须假借，如"日仄柏阴斜"是也。若"侧身直上天门东""风月前湖夜"，"湖""东"二字，即非正用。

宋人作药名诗，讲究字则正用，意须假借，而以不假借为好。孔平仲一药名诗题目道："再作药名诗一首寄宣父，并用本字，更不假借。此诸名布在《本草》中，虽或隐晦，然以为不当但取世俗之所知而遗其所不知，亦君子之用心也。至于搜索牵合，亦可以发人意思而消磨光景。请宣父同作。"孔平仲提出了"并用本字，更不假借"。他的一首《新作西庵，将及春景，戏成两诗，请李师中节推同赋》达到了这一标准。

鄙性常山野，尤甘草舍中。钩帘阴卷柏，障壁坐防风。

客土依云实，流泉架木通。行当归去去，已逼白头翁。

诗中隐入药名常山、甘草、卷柏、防风、云实、木通、当归、白头翁等，且都用正字。北宋药名诗理论还在艺术审美的角度，提出了"造语稳贴"的艺术标准。如《苕溪渔隐丛话》卷二十七道："禽言诗当如药名诗，用其名字隐入诗句中，造语稳贴，无异寻常诗，乃为造微入妙。"如药名诗云："四海无远志，一溪甘遂心。"远志、甘遂，二药名也。

药名入诗，采用"隐入"法，使之毫无违和之感，才算药名诗的上乘之作。陈亚道："药名用于诗，无所不可，而斡运曲折，使各中理，在人之智思耳。"由此可见，药名诗在创作过程中，要合乎情理，不着痕迹，这样才会有"造微入妙"的艺术效果。

从总体上看，两宋时期药名诗的创作，无论在诗歌创作的内容与主题方面，还是在诗歌艺术形式与表现手法方面，都比唐代有了更大的发展，标志着药名诗创作的成熟。药名诗的创作，客观上推动了中医药的普及与传播。

（二）宋代笔记小说中的医药文化

史料笔记以记载掌故、轶闻为主，多为作者眼见耳闻或亲身经历的事情，记述翔实，内容丰富，因而备受学者关注。从唐代至清代，历代史料笔记种类繁多，仅《四库全书总目》各部所收录的宋代史料笔记就达 193 种之多，内容涉及政治经济、历史地理、医药卫生、民情风俗、文化艺术等诸多方面。很多史料笔记中记载了丰富的医药学内容，如苏轼的《东坡志林》、陆游的《老学庵笔记》、洪迈的《容斋随笔》、方勺的《泊宅编》等。这些史料笔记的出现促进了医药学知识的普及与传播，成为中医药文化发展中不可缺少的一部分。

宋代史料笔记中，涉及医事制度、医家人物、医学理论、养生导引、针灸推拿、疾病证治、理法方药、中外医药交流、奇闻轶事等各个方面。这些史料笔记中的记载可补史书与医书的遗缺。如明代李时珍的《本草纲目》中就大量引用了范成大的《桂海虞衡志》。据统计，李时珍《本草纲目》共有 34 味药物的论述中引用了该书的内容，有粉锡、仙茅、零陵香、甘蔗、铜骨草、山楂、韶子、山茶、蚺蛇、嘉鱼、玳瑁、鹦、野猪、风狸、山獭、丹砂、石钟乳、绿青、高良姜、排草香、梅、柚、龙眼、龙荔、甘剑子、桂、沉香、都管草、五敛子、木竹子、罗晃子、檰呆子、猰、鼯鼠等。由此可见，《桂海虞衡志》保存的药物学资料为后世医家提供了有力的文献依据。宋代史料笔记中，还保存了大量的单方、验方，对临床具有借鉴意义。方勺《泊宅编》卷七有如下记载。

朱肱，吴兴人，进士登科，喜论医，尤深于伤寒。在南阳时，太守盛次仲疾作，召肱视之，曰："小柴胡汤证也。"请并进三服，至晚乃觉满。又视之，问所服药安在，取以视之，乃小柴胡散也。肱曰："古人制㕮咀，谓锉如麻豆大，煮清汁饮之，名曰汤，所以入经络，攻病取快。今乃为散，滞在膈上，所以胃满而疾自如也。"因依法旋制，自煮以进二服，是夕遂安。因论经络之要，盛君力赞成书，盖潜心二十年而《活人书》成。道君朝，诣阙投进，得医学博士。肱之为此书，固精赡矣。尝过洪州，闻名医宋道方在焉，因携以就见。宋留肱款语，坐中指驳数十条，皆有考据，肱惘然自失，即日解舟去。由是观之，人之所学固异邪？将朱氏之书亦有所未尽邪？后之用此书者，能审而慎择之，则善矣。

朱肱，字翼中，宋代名医。朱肱临床经验十分丰富，他认为汤剂和散剂效用是不同的，汤剂能通过经络快速取效，散剂则药滞于膈上，故有胃满之症状。《泊宅编》记载的朱肱巧用小柴胡汤故事脍炙人口，为医林留下千载的佳话。

（三）宋代文人与医学

宋代对医学甚为留意，"不为良相，即为良医"成为儒者们认同的观念，儒生与文士通医成为社会普遍现象，出现了"儒医"的概念。《宋会要辑稿》道："伏观朝廷兴建医学，教养士类，使习儒术、通黄素、明诊疗而施于疾病，谓之儒医。"据《宋史》所载，医学初隶太常寺，崇宁间改隶国子监，分上舍、内舍、外舍，属于太学。

苏轼，是宋代一位通医的文学大家。他通晓医理、重视养生。作为文学大家，苏东坡创作过许多与中医药相关的诗词。北宋民间有食用黄芪粥的习俗，苏东坡作诗写黄芪："孤灯照影日漫漫，拈得花枝不忍看。白发敲簪羞彩胜，黄芪煮粥荐春盘。东方烹狗阳初动，南阳争牛到作团。老子从来兴不浅，向隅谁有满堂欢。"他又赋诗赞薏苡仁："不谓蓬狄姿，中有药与粮，春为芡珠园，炊作菰米香。"赋诗写橘："一年好景君须记，正是橙黄橘绿时。"写赤小豆："绿畦过骤雨，细束小虹霓。锦带千条结，银刀一寸齐。贫家随饭熟，饷客借糕题。五色南山青，几成桃李溪。"他谪贬海南时为槟榔写诗："两颊红潮增妩媚，谁知侬是醉槟榔。"

宋代小说中记载了许多有关苏东坡与中医药的趣事。宋人孔平仲《谈苑·卷二》有这样的记载。

苏子瞻与姜潜同坐，潜字至之，先举令云："坐中各要一物是药名。"乃指子苏瞻曰："君药名也。"问其故，对曰："子苏子。"瞻应声曰："君亦药名也。君若非半夏，便是厚朴。"问其故，曰："非半夏、厚朴，何故谓之姜制之。"

古代医家经验，半夏与厚朴用姜汁炮制。苏东坡诗词中多次提及生姜，如"先社姜芽肥胜肉""故人兼致被芽姜"等。《东坡杂记》记载："予昔监郡钱塘，游净慈寺，众中有僧号聪药王，年八十余，颜如渥丹，目光炯然。"问其养生之道，答曰："服生姜四十余年，故不老云。"又宋代的文言佚事小说《朝野遗记》有这样的记载。

刘贡父觞客，子瞻有事欲先起。刘调之曰："幸早里，且从容。"子瞻曰："奈这事，须当归。"各以三果一药为对。

刘贡父所说三果为杏、枣、李,一药为苁蓉。苏轼的答句三果为奈(苹果之一种)、蔗、柿,一药为当归。两人才思敏捷,出口成对,成为文人墨客的有趣谈资。从苏轼的诗词创作及轶事中可知,苏轼对中草药的熟悉,已然是了然于心,了然于口与手。苏轼对中医药的建树不仅表现在诗词创作上,更表现在他对中医诊疗和养生的重视上。

元祐四年,苏东坡任杭州知府,恰逢"杭州大旱,饥疫并作",他组织人力、财力,创办了"安乐坊"。"安乐坊"收治穷苦病人,免费提供医药,是现代医院的雏形。苏东坡的这一举措,在中国医学史上留下了不可磨灭的功绩。苏东坡日常很注重养生,他在《上张安道养生诀》一文中说:"近来颇留意养生。"而且通过读书和延问方士,搜集的方法约有百种,并"择其简而易行者,间或为之"。《上张安道养生诀》描述其养生云:每夜于子午后,披衣起,面东若南盘足,叩齿三十六通,握固,闭息,内视五脏:肺白、肝青、脾黄、心赤、肾黑。次想心为炎火,光明洞澈,下入丹田中,待腹满气极,即徐出气,出入均调,即以舌接唇齿内外。苏轼认为:"此法特奇妙,其效初也不甚觉,但积累百余日,功用不可量,比之服药,其利百倍……"为此,他特别撰写"养生诀"馈赠亲友阅读效法。在生活起居方面,苏东坡也总结了许多有益的养生经验,饮食上讲究"已饥方食,未饱先止,散步逍遥,务令腹空",认为"蔬食有过于八珍"。他还重视精神养生,一生命运坎坷,但是却能做到处事达观,淡泊名利,寄情山水,其诗云"云散月明谁点缀,天容海色本澄清""浮云世事改,孤月此心明"。苏东坡的养生使其"心平而气和,故虽老而体胖",从容而怡然自乐。

王安石,北宋时期的思想家、政治家、文学家。他对医学也十分有见地,尝谓:"某自诸子百家之书,至于《难经》《素问》、本草……无所不读。"《苏沈良方》卷七载王安石偏头痛方。

裕陵传《王荆公偏头痛方》云:是禁中秘方。用生萝菔汁一蚬壳,仰卧注鼻中,左痛注右,右痛注左,或两鼻皆注亦可。数十年患,皆一注而愈。荆公与仆言,已愈数人。

《普济方》卷二百一十七还记载了王安石另一处方:妙香散。

白茯苓、白茯神各二两,人参、远志各一两,益智仁、龙骨(五色者)各九钱,甘草、辰砂(另研,飞)各半两。上为细末,每服二钱,空心,临卧温酒调下。

此方益气安神,适用于劳思过度、心悸失眠。清人叶天士在临床上屡用此方,效果颇佳。

陆游,南宋爱国诗人。自幼喜读医书,亲自治地开药圃,在56岁时将自己平生收集的验方编辑成书。陆游一生治病施药,俨然是一名走街串巷的郎中,诗云:"我游四方不得意，佯狂施药成都市，大瓢满贮随所求，聊为饥民起憔悴。""村西行药到村东，沙路溪流曲折通。""芡囊药笈每随身，问病求占日日新，向道不能渠岂信，随宜酬答免违人。""药粗野志偏生效，诗浅山僧妄谓工。""儿扶一老候溪边，来告头风久未痊，不用更求芎芷辈，吾诗读罢自醒然。""驴肩每带药囊行，村巷欢欣夹道迎，共说向来曾活我，生儿多以陆为名。""举手扣柴扉，病叟喜出迎，以我语蝉联，未寒畴昔盟，解囊付之药，与尔共长生。"有关卖药的诗句有："江边小市旧经过……少留卖药买渔蓑。""钓鱼每过桐江宿，卖药新从剡县回。""老欲躬耕力弗强，但应卖药似韩康。"

（四）元杂剧中的医药文化

元代杂剧十分繁荣，在文学史上获得了与唐诗、宋词并称的地位。元杂剧涉及的社会生活十分广泛与多样。元人胡祗遹《送宋氏序》道："上则朝廷君臣政治之得失，下则闾里市井父子兄弟夫妇朋友之厚薄，以至医药卜筮释道商贾之人情物性，殊方异域风俗语言之不同，无一物不得其情，不穷其态。"元代甚至出现了医药剧，或出现与医生相关的艺术形象，或用药名做唱词和念白来表达人物特质。

1. 元杂剧中的"赛卢医"

"卢医"一词最早出现在戏剧文学作品中，见于金代董解元《西厢记诸宫调》卷五："都来四十字，治病赛卢医。"在历史上，称神医扁鹊为卢医，元杂剧中经常称庸医为"赛卢医"，是用反语打诨。关汉卿《窦娥冤》第一折［净扮赛卢医上诗云］："行医有斟酌，下药依本草，死的医不活，活的医死了。自家姓卢，行的一手好医，人家就叫赛卢医。"关汉卿成功地塑造了一个庸医的形象，真实地反映了当时社会的状况。元杂剧中赛卢医的丑陋形象一脉相承，王仲文《救孝子》中的赛卢医拐骗妇女，孟汉卿《魔合罗》中的赛卢医杀兄霸嫂，无名氏《碧桃花》中的赛卢医无能要赖。

2. 元代的药名剧

故宫博物院藏有一幅《眼药酸》杂剧表演图，图中所见医生手拿小药瓶，躬身向着手指眼睛、做痛苦状的患者说些什么，大概是在夸说此药之神效。《眼药酸》呈现的是杂剧"副净色发乔，副末色打诨"基本形态。元代药名剧大多具有这样的喜剧、滑稽形态。吴昌龄杂剧《风花雪月》、关汉卿杂剧《拜月亭》、无名氏杂剧《碧桃花》中均有医药剧穿插。戏剧中，经常会巧用药名。王实甫《西厢记》杂剧第三本《张君瑞害相思》第三折，写红娘受老夫人之托为张生送药方，其中的［小桃红］曲间以说白，表现了张生的心理，就巧用了中药名。

红云：用着几般儿生药，各有制度，我说与你。［小桃红］桂花摇影夜深沉，酸醋当归浸。末云：桂花性温，当归活血，怎生制度？红唱：靠着湖山背阴里窨，这方儿最难寻。一副两服令人惩。末云：忌甚么物？红唱：忌的是知母未寝，怕的是红娘撒沁。吃了呵，稳情取使君子一星儿参。

此曲由红娘演唱，间以张生与红娘的对话，用了酸醋、桂花、当归、知母、红娘、使君子、参等七种中药名，且涉及药性、忌讳和疗效，语意双关，以隐喻方式表现了红娘对崔张恋情的认识及促成二人结合的勇气。

元人孙叔顺有［中吕粉蝶儿］套曲，所嵌药名更加密集。此曲讲述蒋太医骑马到东门外为人治病，与一乡妇通奸而受刑罚事。全曲如下。

海马闲骑，则为瘦人参请他医治。背药包的刘寄奴跟随，一脚的陌门东，来到这干阁内，飞帘籬地。能医其乡妇沉疾，因此上共宾郎结成欢会。

［醉春风］说远志诉莲心，靠肌酥偎玉体，食膏粱五味卧重裀，阳起是你，你。受用他笑吐丁香，软柔钟乳，到有些五灵之气。

［迎仙客］行过芍药圃、菊花篱，沉香亭色情何太急。停立在曲槛边，从容在芳径里。待黄昏不想当归，尚有百部徘徊意。

［红绣鞋］半夏遐蛇床上同睡，芫花边似燕子双飞。则道洞房风月少人知，不想被红娘先蹴破，使君子受凌迟，便有他白头公难救你。

［耍孩儿］木贼般合解到当官跪，刀笔吏焉能放你。便将白纸取招状，选剥了棍布无衣。荜澄茄拷打得青皮肿，玄胡索拴缚得狗脊低。你便穿山甲应何济，议论得罪名管仲，毕拨得文案无疑。

［三煞］他做官司的剖决明，告私情的能指实，监囚在里人心碎。一个旱莲腮空滴白凡泪，一个漏芦腿难禁苦仗笞。吊疼痛，添憔悴。问甚么干连你父子？可惜教带累他乌梅。

［二煞］意浓甜有苦参，事多凶大戟。今日个身遭缧绁，犹道是心甘遂。清廉家却有这糊涂事，时罗姐难为官宜妻，浪荡子合当废。破故纸揩不了腥臭，寒水石洗不尽身肌。

［一煞］向雨余凉夜中，对天南星月低，说合成织女牵牛会。指望常山远水恩情久，不想这剪草除根巾帻底，那一个画不成青黛蛾眉。

［尾］骂你个辱先灵的蒋太医，我看你乍回乡归故里。蔓荆子续断了通奸罪，则被那散杏子的康瘤儿笑杀你。

这套药名曲，共用了海马、人参、刘寄奴、麦门冬（陌门冬）、干葛（干阁）、飞帘、熟地（籬地）、槟榔（宾郎）、远志、莲心、五味、阳起石（阳起）、丁香、钟乳、五灵脂（五灵）、芍药、菊花、沉香、葶苈子（停立）、苁蓉（从容）、当归、百部、半夏、蛇床子（蛇床）、芫花、防风（房风）、红娘子（红娘）、使君子、白头翁、木贼、官桂（官跪）、白芷（白纸）、青皮、玄胡索、狗脊、穿山甲、贯众（管仲）、荜茇（毕茇）、决明、枳实（指实）等六十味中药名，真是琳琅满目，目不暇接，或实用药名，或转用谐音，或充人名，或作物件，融会穿插，充满诙谐幽默之趣。

3. 元代戏曲中的回回医药

元代推行少数民族医药共存的方针，回回医药此时发展到鼎盛时期，对社会医疗有较大影响。比如香药的使用无论是在宫廷还是民间均十分盛行。《元史·百官志》记载，至大元年（1308年），元廷专设御香局，官秩从五品，掌修御用诸香，可见香药的品种及用量均具有一定规模。而在民间，售卖香品、香药的流动货车更是穿行于大街小巷，贴近市井家庭，香品、香药及香露走进厅室厨房及家庭药柜。同时，讲述回医故事的曲目更是丰富了人们的业余生活。在元代文学家陶宗仪的《南村辍耕录》中记载了有关回医药文化的史料。《南村辍耕录》卷二十八记有《回回曲》，其中曲名有"马某黑（即穆罕默德）当当"。该书卷二十五录有诸杂剧的大小院本名，其中有香药车、回回梨花院、风流药院、医做媒、双药盘街、眼药孤、双斗医、医五方、地水火风、人参脑子爨、下角瓶大医淡、胡椒虽小、衮骰子、疗丁赋、看马胡孙、眼药里等与回回医药相关的曲名，如"香药车"是波斯草药郎中走街串巷流动售卖香料药材的小车，"风流药院"指回回药物院，"眼药孤""眼药里"都是回回的眼医，生动地反映了回回医药在中国民间的广泛影响。《南村辍耕录》卷三还记载了"木乃伊"的制作过程："回回田地有年七八十岁老人，自愿舍身济众者，绝不饮食，惟澡身啖蜜。经月，便溺皆蜜。既死，国人殓以石棺，仍满用蜜浸，镌志岁月于棺盖，瘗之。俟百年启封，则蜜剂也。凡人损折肢体，食匕许，立愈。虽彼中亦不多得，俗曰蜜人，番言木乃伊。"

（五）宋元时期绘画艺术中的医药文化

宋元时期，宫廷绘画、文人绘画与世俗美术互动频繁，推动了中国绘画艺术的全面发展，由此中国艺术进入了一个全新的历史阶段，其中不少绘画艺术作品渗透着中医药文化。

1. 北宋张择端《清明上河图》

北宋人张择端《清明上河图》是直接反映北宋都城东京的风俗画，以都城汴河为主线，有条不紊、引人入胜地展现了当时社会各阶层的种种人事活动及生活场景。中医诊疗活动，作为重要的社会生活内容，亦列入画中。在画卷的尾端，一口巨大的水井相邻处，开设有一家名为"赵太丞家"的医药铺，门楣上巨大的匾额十分醒目，斗方大字清晰可辨。门前三重楹联幡帜依次排开，很是招摇，字迹依稀可鉴，有"赵太丞统理男妇儿科""五劳七伤回春丸""治酒所伤真方集香丸"等，将广告活动开展得有声有色。宽敞整洁的堂屋内，左右两侧靠墙排放两条候诊的长凳，左边的一条长凳上正坐着一名怀抱幼儿的妇女，在其身后还站立着一位神态焦虑的妇女，右边一位医者模样的男子在给幼儿诊治疾病，画面准确传神地描摹了看病施治的场景，反映了当时的医事风貌。

2. 北宋李唐《村医图》

《村医图》是宋代画家李唐的国画作品。李唐（约 1085—1165 年），字晞古，河阳三城（今河南孟州市）人，一位画品高、人品正、震古烁今的现实主义伟大画家，与刘松年、马远、夏圭并称"南宋四家"，对后世的影响很大。这幅画为立轴，绢本，淡设色，纵 68.8cm，横 58.7cm，无款识，右上角有"乾隆御览之宝"玉玺印，现藏于台北故宫博物院。

《村医图》展现了艾灸治疗的场景，描绘了走方医为平民百姓在室外医治疾病的情形，是我国古代存世名画中表现古代农村医疗场景的佳作之一。画面中，树荫下，一位郎中正专心致志地为瘦骨嶙峋的老人在背部施行灸法，侍童站立其左后侧为师父递送药膏，嘴对着药膏呵气，让热气温化药膏以便贴敷患处。图中患者袒露着上身，为了防止其因疼痛挣扎影响治疗，一位年轻壮汉正紧紧抓住患者的双臂，并压住他的双腿。小孙子看到爷爷双目圆瞪，张着大嘴，声嘶力竭地叫喊，则害怕地躲在了父亲的身后。画中侍童右脚边的环形物则是表示医生特殊身份的器物串铃。画家用清淡的笔墨描绘了医生、患者、观者各不相同的心理状态，画面朴实无华，人物造型刻画准确无误，栩栩如生，情景生动自然，彰显出作者缜密之思以及对下层人民生活的关注。

3. 元代王蒙《葛稚川移居图》

王蒙，字叔明，号黄鹤山樵或黄鹤樵者，浙江吴兴人，赵孟頫之外甥，曾为低层官吏，后隐居黄鹤深山三十年。在元四家中，唯独王蒙的山水画多有人物活动内容，成为其有别于其他三家的一大特色，倪瓒曾称赞其画作云："叔明笔力能扛鼎，五百年来无此君。"《葛稚川移居图》描绘的是晋代道医葛洪移居粤中名山罗浮山的情景，但见千山万壑布满画面，峰峦叠嶂气势雄伟，树木秀拔层林尽染，两挂飞瀑如白练直泻而下，远处山坳中有宽敞草庐数间，庐中如蚂蚁般大小的人影竟也涂抹得形态逼真。近景人物简洁中见精细，古拙而生动，只见葛洪身着长袍，正闲适地行走在左右两山夹峙、底下溪水流淌的一跨竹木小桥之上，身旁伴随着一头似羊似鹿的动物，其目光所视左前方的溪畔，有四五人或骑于牛背，或牵着牛绳，或站立，或行走，或奔跃，传递出在空灵湿蒙的深山幽谷中怡然悠闲的情境，体现了中国古人独特的生命意境。

六、明清时期的文学艺术与医学

明清时期的文学绚丽而多彩。《三国演义》《水浒传》《西游记》《红楼梦》四大经典名著是这一时期文学作品的代表，对中医药文化的传播起到了积极作用。

（一）《三国演义》中的医药文化

《三国演义》为长篇历史小说，元末明初罗贯中著，清代毛纶、毛宗岗父子重新修订、点评。全书结构宏大，情节曲折，流传广泛。《三国演义》有多种版本，以明初嘉靖本为最早。现代重印版亦多种，或有词语加工，原貌难觅，但故事情节大多无异。书中不乏中医药描写，故事虽发生在三国，但其间所反映的中医药文化影射的是作者所处的年代，故可从该书中了解明代中医药文化的丰富多彩及深远影响。

《三国演义》中最为广泛流传的中医药故事莫过于"刮骨疗毒"。《三国演义》第七十五回，华佗为关云长刮骨疗毒，其描写生动传神，展现出当时的中医手术过程。樊城之战，曹仁急招五百名弓弩手一齐放箭，关公右臂中了毒箭，毒已入骨，右臂青肿，不能运动。华佗赶到关公帐中，查伤医治，刮骨疗毒，敷药而愈。治疗方法是在静处立一标柱，上钉大环，请关公将臂穿于环中，以绳系之，然后以被蒙其首，用尖刀割开皮肉，直至于骨，刮去骨上箭毒，用药敷上，以线缝其口。东汉末年名医华佗，医术高超，尤善外科，被尊为外科手术之祖。在这段故事中，华佗著名的麻沸汤并未使用，主要体现的是关云长的英雄气概，所写的手术过程也均为这一中心思想服务。

《三国演义》中还记述了许多七情致病、身心俱损的案例，如诸葛亮因操劳过度而早逝。书中第一百零三和一百零四回讲述了孔明最后的日子。诸葛亮一生励精图治，赏罚分明，联孙攻曹，为刘备争得荆、益二州，建立蜀国，又策划赤壁之战，战胜曹魏，奠定了三国鼎立之局面，但其夙夜忧虑，操劳军政大事，损害了个人健康。一次，费祎告以东吴兵败，孔明"长叹一声，不觉昏倒于地"，苏醒后叹曰"吾心昏乱，旧病复发，恐不能再生矣"。"次日，扶病理事，吐血不止，日则计议军机，夜则步罡踏斗"。又《三国演义》中因大怒而箭伤发作致死者不一而足，孙策、周瑜就是两例。人有七情六欲，相互生克乘制，需得劳逸结合，情欲有度，才能长保健康。

（二）《水浒传》中的医药文化

《水浒传》为明代吴承恩所撰，明代白话章回小说，描写的是北宋末年以宋江为首的一百零八位好汉在梁山起义，以及聚义之后接受招安、四处征战的故事。故事引人入胜，流传极广，对中国乃至周边国家的叙事文学都有极其深远的影响。

《水浒传》中有一位名医叫安道全。安道全为全科医生，外科、皮肤科、内科等疾病均能手到病除。他贵在明察病情，探求病因，而后对症下药。比如张清因相思成疾，情志不遂，安道全索求病源，明察秋毫，医好了张清。书中安道全为宋江去面部金印的玉屑散，以良金美玉为主要成分，碾为细末，每日涂搽。古人认为，玉石有祛瘢功效。《本草纲目》引《圣惠方》曰："面身瘢痕，真玉日日磨之，久则自灭。"李珣《海药本草》言其与金、银、麦门冬同用，效佳。安道全在配制玉屑散时应参考了前人的本草成果，加以配制。

（三）《西游记》中的医药文化

《西游记》为明代神话体裁的长篇小说，讲述了唐僧师徒四人去西天取经的故事，在中国文学史上占有重要地位，其中有医药治病救人的描写。作者吴承恩，字汝忠，山阳（今江苏淮安）人。作者的医药学知识体现了明代医学普及的程度之高，文人多有比较好的医学功底。

书中的关键人物孙悟空曾以医药救治病人。第六十八回"朱紫国唐僧论前世孙行者施为三折肱"和第六十九回"心主夜间修药物，君王筵上论妖邪"中有关于孙悟空辨证施治的描写。第六十八回孙悟空论四诊道："医门理法至微玄，大要心中有转旋。望闻问切四般事，缺一之时不备全。第一望他神气色，润枯肥瘦起和眠；第二闻声清与浊，听他真语及狂言；三问病原经几日，如何饮食怎生便；四才切脉明经络，浮沉表里是何般。我不望闻并问切，今生莫想得安然。"可谓条理章法明晰，甚得四诊精髓。医生看病须四诊合参，方可明查病情，对症下药。因患者为国王，不便轻易见生人，故悟空用神奇的"悬丝诊脉"来解决这个问题。教人系金丝于国王左手腕下，按寸关尺三部上，将线头从窗棂穿出送到悟空手中。悟空提了线头后，用自己右手大拇指先托着食指，看了寸脉，次将中指按大拇指，看了关脉，又将大指托定无名指，看了尺脉。调停自家呼吸，分定四气五郁，七表八里九候，浮中沉、沉中浮，辨明了虚实之端。又教解下左手，依前系在右手腕下部位，即以左手指，一一从头诊视毕。然后诊断道：

左手寸脉强而紧，关脉涩而缓，尺脉芤且沉，右手寸脉浮而滑，关脉迟而结，尺脉数而牢。夫左寸强而紧者，中虚心痛也；关脉涩而缓者，汗出肌麻也，尺芤而沉者，小便赤而大便带血也。右手寸脉浮而滑者，内结经闭也，关迟而结者，宿食留饮也；尺数而牢者，烦满虚寒相持也。

国王听后大喜，旁边众官也连称神医，赶快问用什么药，悟空又道"不必执方"，这又是中医的至理名言，"师古而不泥古"，治病需对症下药，因人因病而有所变通。之后配药的过程，书中借悟空、沙僧及八戒之口，详解大黄、巴豆等药物的功效、禁忌及适用范围，十分精彩。

《西游记》作为神话小说，将医药知识融入生动剧情，可读性强，易于被记忆、被传播，但由于有神话成分，故有时真假难辨，也会在一定程度上故弄玄虚。如"悬丝诊脉"一类出神入化的高超诊断技能，其实很少能为医家诊病提供真正有价值的脉象信息，但可以增强诊法的神秘感及传奇作用。

（四）《红楼梦》中的医药文化

《红楼梦》为我国四大名著之一，作者曹雪芹通晓医学，将中医融入笔下的日常生活，从中医基础理论到临床各科诊疗及养生康复，均有鲜活生动的描述。

1. 中医疗法

《红楼梦》中的疗法可以归纳为非药物疗法和药物疗法两大类。非药物疗法包括针灸推拿、拔罐、刮痧、气功导引、运动、手术等多种方法。如第四十二回，贾母小恙、巧姐发烧，用的是饮食调节。第五十三回写道："这贾宅中的秘法：无论上下只略有些伤风咳嗽，总以净饿为主，次则服药调养。"药物疗法又分为内服、外用两大类。内服有不同剂型和药引子，外用有外涂、膏贴、熏洗、药浴、搐鼻等法。第五十一回晴雯外感，以鼻烟取嚏、瓜蒂散搐鼻。瓜蒂散已有一千多年历史，配方不一，唐·王焘《外台秘要》有记载，元明代倪维德《元机启微》有搐鼻碧玉散，后世又多化裁变通，今已少用。内服中药剂型以丸、散、膏、汤、酒、锭剂为常用。《红楼梦》又有露剂，即药露、清露，多为舶来品。清宫专设露房，皇亲国戚、勋爵高官皆受赐而用，贾府也常用。第五十四回宝玉挨打受伤，王夫人派人送去木樨香露、玫瑰香露，皆为宫中上品。此前宝玉常服玫瑰膏子、玫瑰卤子，皆为果、蔬、花木精品制而成。第六十回记述茉莉粉、蔷薇硝、玫瑰露、茯苓霜等品，内服外用皆见，常作为礼品相送。

《红楼梦》中药对也很丰富，如第三回归、地合用，四物汤之义，补血养阴效佳；第十回柴、芎搭配，疏肝解郁，止痛效增；第五十一回荆、防同用，辛温解表，胜湿止痛；第八十三回，鳖血拌炒柴胡，制其升提作用，而增强补益肝肾之功。书中涉及药味120多种，方剂30多首，膏丹丸散成药60余种，可见曹雪芹的中医功底，医理和临证用药皆精。而且其风格倾向于用药轻灵，药专效宏，中病即止，整体调摄，符合江浙医家的用药特点。

2. 养生延年

《红楼梦》主张饮食清淡。第二十一回，巧姐出痘，全家茹素，"忌煎炒等物"。第七十五回，王夫人吃斋念佛，中秋节前的好菜就是面筋豆腐之类。中秋晚宴，贾母也只尝了一点鸡髓笋和半碗红稻米粥。贾母用餐定时定量，从不过饱，饮食清淡，食后洁齿，用漱口茶，这些均是预防疾病的良好习惯。

贾府保健食品，首推燕窝粥，由燕窝、冰糖、银桃等熬制而成。燕窝为雨燕科金丝燕的巢，由唾液与绒毛等物混合凝结而成，一般用于炖粥或入膏。中医学认为，其味甘性平、养阴润燥、益气补中，尤适于调补虚痨，促进金水相生，补益肺肾。故第五十七回，贾母赠予黛玉燕窝，每日一两，久服有效。

《红楼梦》中香品很多，可观赏、可品尝、可做药，也可用作烹调佳肴。有些贵重香料就是贵重礼品。第二十四回，贾芸求凤姐办事，赠香料冰片、麝香。凤姐准备端阳节庆祝活动，也要采办香料药饵。《红楼梦》中香花不仅可入药，更是一种绝佳的食材佐料，如桂花类茶点，即取其馨香气味。另外，香品还用以燃熏或被制作成香饼、香囊、香袋、香坠儿等佩戴，具有驱邪避害、防治疾病的作用。第五回宝玉神游太虚幻境，异香扑鼻，不同寻常，警幻仙子告之，染香是群芳髓，是用异卉之精，宝林珠树之油制成。第十八回元妃省亲，大观园中金银焕彩、珠宝争辉，鼎焚百合之香，瓶插长春之蕊，销金提炉焚着御香。

（五）中医古籍中的绘画艺术

医学古籍中的版画是借鉴佛教经文雕刻印刷的成功经验而逐步发展起来的。这些版画，多是画家起稿，由刻工雕版，再由印刷人员上墨转印，印刷出来的书籍则成图文并茂的图书作品，流通于海内外，对读者阅读、理解、记忆多有帮助。医学文献中的版画插图，多见载于针灸类、本草类著作中。本草与药物形态有关，针灸则与人体有关，因此要求形神俱备。明清以来，随着医学古籍的大量刊印，书中图画的可观性体现了创作的实用性，而其可品性则给予人们一种艺术享受。

明代医学家、刻书家熊宗立在医学图书的插图上多有建树。熊宗立，字道宗，号道轩，又号勿听子，以医学成就著称杏林，以出版书籍著称书林。从明正统丁巳（1437年）至成化甲午（1474年），从事医学研究37年，据初步整理统计，编著、点校的医学著作达20多种。熊氏刻印的医学图书有两大特色，其一是俗解，另一是插图。他在其刊刻的医籍中广泛地运用了图要、图括、指掌图等插图示意形式，有的即以图命名，如《俗解伤寒活人书括指掌图论》十卷、《新刊太医院校正图注指南八十一难经》四卷、《素问运气图括定局立成》一卷、《增广和剂局方图经本草药性总论》一卷、《王叔和脉诀图要俗解》（又名《勿听子俗解脉诀》）六卷等，浅显通俗，生动形象，为世人所重。

汉代以前，中国古籍未见有关经络图案的记载，《隋书·经籍志》著录的《十二人图》一卷、《黄帝十二经脉明堂五脏人图》一卷、《扁鹊针灸图》三卷、《针灸图经》十卷早已失传，现流传下来的是宋代以来的作品，如王惟一的《铜人腧穴针灸图经》有经络图三幅，经穴图十二幅。清乾隆年间吴谦等编纂的《医宗金鉴》是由政府组织编写的大型医学丛书，有插图521幅，如取研究《灵枢》各家之书，精研详究，考其分寸，明其行列，绘经脉图十四幅，人物或立或坐，图画正面、背面和侧面；《幼科杂病心法要诀》，有图266幅；《刺灸心法要诀》有图125幅；《正骨心法要旨》插图27幅，多为人体临摹。清代陈复正辑订《幼幼集成》六卷，书中有六幅插图：图一、图二分别为《铜人正面》《铜人背面》；图三为《夏禹铸脐风火图》，人体上标明若干穴位；图四、图五为急救穴位图，画为头面和手形，标明重要的人中穴、合谷穴、中冲穴的部位；图六为五脏所属的面部图，标明头面、躯干、四肢之主要穴位，以便于学习者准确掌握穴位所在，方便行针施灸。

《日本藏中国古版画珍品》一书中选有《备用本草》的版画插图《解盐》，图出《重修政和经史证类备用本草》。就版画《解盐》图二幅看，海水、渠道、盐田、人物、骡马、麻袋、铲、秤、文房四宝等清晰可见，有动有静，神态各异，画面雕刻精良，当出自名家之手，故视为珍品，被画界推崇。明代官修本草《本草品汇精要》全书42

卷，收药 1815 种，分玉石、草、木、人、兽、禽、虫鱼、果、米谷、菜十部，共有彩绘药图 1367 幅，工笔重彩，绚丽非常，画面也条理分明，层次感强。

第八讲　中国医学的伦理规范

伦理规范是社会运行中所构建的规约性、秩序性与规范性文化形态。几千年来，中国医学绵延不息，其中一个重要因素即在于从伦理规约、医德规范和行医规则等各层面形成了独具特色的伦理文化和规范制度。

一、中国医学的伦理观念

伦理反映的是人与人之间的关系规范，属于道德哲学的范畴。中医系乎生命，是直面生命的道术。在如何直面生命和处理与每个生命体的关系上，中医深受儒、道、佛等各家影响，形成了具有自身特色的伦理观念。

（一）儒家思想影响下的中国医学伦理观念

儒家文化博大精深，中华文化上下五千年，儒家占据了主要地位，伦理思想是儒家思想体系的重要组成部分，并与其哲学、政治思想融为一体。孟子是儒家代表，他说"无恻隐之心，非人也……恻隐之心，仁之端也"（《孟子·公孙丑上》），"无伤也，是乃仁术"（《孟子·梁惠王上》）。儒家思想对医德产生了巨大影响，古代医家认为医儒同道，甚至认为"医出于儒"（李梴《医学入门·习医规格》）。儒家思想对中国传统医学伦理思想的形成和发展产生了深刻的、多方面的影响，成为传统医学伦理思想的理论基础。

1. 医乃仁术

我国自古以来，就将医术定位于"仁术"，孙思邈在《大医精诚》中即认为"仁"为"医之本意"。明朝医家王绍隆在《医灯续焰》中明确提出"医乃仁术"："医以活人为心，故曰：医乃仁术。"而我国医学之所以能孕诞出"医乃仁术"的生命伦理学思想，究其根源，乃是基于中国传统文化"天地人合一"的思维架构中对"人"的极其推崇，从而使"人"的地位得以彰显。这种"人为贵"的思想是中国生命伦理思想得以生发的根基。

我国古代医学之所以能够很早即获得萌发并得以成熟，人贵论思想是其最基本的社会心理动机之一。《素问·宝命全形论》中即表达了为天地之间最为尊贵的"人"解除病痛的思想。"黄帝问曰：天覆地载，万物悉备，莫贵于人。人以天地之气生，四时之法成，君王众庶，尽欲全形，形之疾病，莫知其情，留淫日深，著于骨髓，心私虑之，余欲针除其疾病，为之奈何？"这种尊生贵命的思想历代医家多有论述。《素问·玉版论要》云："且夫人者，天地之镇也。"萧纲《劝医论》中云："天地之中，惟人最灵。人之所重，莫过于命。"孙思邈在《备急千金要方·序》中解释自己将医著以"千金"为名云："人命至重，贵于千金，一方济之，德逾于此。"其在《备急千金要方·治病略例》中云："二仪之内，阴阳之中，唯人最贵。"

正是出于这种尊生贵人的思想，才有了将医术定位于"仁术"的理念。在儒家看来，"仁"乃人性之生发，而医之所以能够被称之为"仁术"，乃是医者仁心的自然生发。元代著名儿科医家曾世荣把自己的书命名为《活幼心术》，其在序文中云："是心也，恒心也，恻隐之心也，诚求之心也。"明代裴一中《言医》中谓："医何以仁术称？仁，即天之理、生之源，通物我于无间也。医以活人为心，视人之病，犹己之病。"清代医家吴达在《医学求是》中云："夫医乃仁术，君子寄之以行其不忍之心。"清代喻昌《医门法律》云："医，仁术也。仁人君子必笃于情，笃于情则视人犹己，问其所苦，自无不到之处。"都明确指出医之所以能成为仁术其源自医者之仁心，仁心则是医事活动的最根本依据。另外，在古代医家看来，行医和行仁是合二为一的过程。晋代葛洪在《肘后备急方·序》中言："岂止一方书而已乎？方之出，乃吾仁心之发见者也。"明代李时珍在《本草纲目·序》中说："夫医之为道，君子用之以卫生，而推之以济世，故称仁术。"

在古代儒士看来，学而优则仕兼济天下能够造福百姓，除此之外最好的济世之途就是行医，宋代范仲淹提出"不为良相，当为良医"的人生理想。据北宋吴曾《能改斋漫录》卷一三《文正公愿为良医》载："……他日，有人谓之曰：'大丈夫之志于相，理则当然。良医之技，君何愿焉？无乃失于卑耶！'公曰：'嗟乎！岂为是哉！古人有云：常善救人，故无弃人；常善救物，故无弃物……能及大小生民者，固惟相为然。既不可得矣，夫能行救人利物之心者，莫如良医，果能为良医也，上疗君亲之疾，下以救贫民之厄，中以保身长全。在下能及大小生民，舍夫良医，则未之有也。"而医术则是践行仁心的极好方式。正是这种"仁"的思想使古代医学焕发出无穷的魅力和勃勃生机，引领众多聪慧仁爱之士投身其中，使医学在"仁爱"的光辉下延绵不绝。许多读书人转而习医的心理动机和人生追求正是"医乃仁术"。朱丹溪早年"从乡先生治经，为举子业"，后来之所以"悉焚弃向所习举子业，一于医致力焉"，正是认识到"士苟精一艺，以推及物之仁，虽不仕于时，犹仕也"（元·戴良《九灵山房集》卷十《丹溪翁传》）。其云："吾既穷而在下，泽不能至远，其可远者，非医将安务乎？"（明·宋濂《故丹溪先生朱公石表辞》）可以说是与范仲淹同声相应，同气相求。

2. 重义轻利的医学价值追求

"重义轻利""以义制利"是儒家伦理观的重要思想。孔子认为"君子喻于义，小人喻于利"（《论语·里仁》）；"不义而富且贵，于我如浮云"（《论语·述而》）；"君子义以为上，君子有勇而无义为乱，小人有勇而无义为盗"（《论语·阳货》）；"君子义以为质，礼以行之，孙以出之，信以成之"（《论语·卫灵公》）；"见利思义，见危授命，久要不忘平生之言，亦可以为成人矣"（《论语·宪问》）；"君子谋道不谋食""君子忧道不忧贫"（《论语·卫灵公》）。同时，为了更高的道德追求，即使付出生命也在所不惜，"志士仁人，无求生以害仁，有杀身以成仁"（《论语·卫灵公》）。孟子更进一步指出，"王何必曰利，亦有仁义而已矣"（《孟子·梁惠王上》）。"生，亦我所欲也；义，亦我所欲也。二者不可得兼，舍生而取义者也"（《孟子·告子上》）。荀子也认为，"先义而后利者荣，先利而后义者辱"（《荀子·不苟》）。在儒家重义轻利、舍生取义的道德理想人格的深刻影响下，传统医德形成了重义轻利、廉洁行医的义利观，强调以医济世而非以医谋利。

在儒家重义轻利思想的影响下，古代医家一心向善，淡泊名利，为了救治患者不惜牺牲个人利益，体现了医家关爱生命的"仁者之心"。东汉名医张仲景《伤寒杂病论》一书的序言就是一篇具有很高价值的医德文献。序言对医学的性质、宗旨、医学道德、医学的发展都做了精辟的论述。张仲景认为医道"玄冥幽微，变化难极""自非才高识妙，岂能探其理致哉"？对当世医者"不念思求经旨，以演其所知，各承家技，终始顺旧"，以及临诊施治中"省疾问病，务在口给，相对斯须，便处汤药。按寸不及尺，握手不及足；人迎趺阳，三部不参；动数发息，不满五十；短期未知决诊，九候曾无仿佛；明堂阙庭，尽不见察"等不良现象予以批评。魏晋时期医家皇甫谧四次拒绝官府征召，而甘愿"带经而农"，淡于名利，一心医道。孙思邈明确指出："医人不得恃己所长，专心经略财物，但作救苦之心。"（《备急千金要方·大医精诚》）宋代名医张杲认为："凡为医者，须略通古今，粗守仁义，绝驰骛利名之心，专博施救援之志。"（《医说·医通神明》）明末清初名医喻昌认为："医，仁术也。仁人君子，必笃于情。笃于情，则视人犹己，问其所苦，自无不到之处。"（《医门法律·问病论》）徐大椿批判把医学当作谋生计，其《洄溪道情·行医叹》云："救人心，做不得谋生计。不读方书半卷，只记药味几枚。无论臌膈风劳、伤寒疟痢，一般的望闻问切，说是谈非。要入世投机，只打听近日时医，相的是何方何味？试一试，偶然得效，倒觉希奇。试得不灵，更弄得无主意。若还死了，只说道：药不错，病难医。"清代名医费伯雄指出："欲救人而学医则可，欲谋利而学医则不可。"（《医方论·序》）

3. "推己及人"与"易地以观"的医学道德情感

儒家所追求的理想的人际关系是"仁者爱人"，即人与人之间彼此真诚相待、互相关爱。众多医家用"仁"来规范、指导自己的医疗行为，通过医学实践实现自己兼济天下的道德理想。在实施仁爱的过程中，仅仅做到"己欲立而立人，己欲达而达人"（《论语·雍也》）是不够的，更多的要做到"己所不欲，勿施于人"（《论语·卫灵公》）。儒家教导人们要"推己及人""将心比心"。孟子提出："老吾老，以及人之老；幼吾幼，以及人之幼。"（《孟子·公孙丑上》）

在儒家的教诲和影响下，医家在"行仁术""施仁爱"的过程中，倾向于"推己及人"的思维模式，即"想病人之所想，急病人之所急"。孙思邈在《大医精诚》中即云："见彼苦恼，若己有之，身心凄怆。"清代名医费伯雄在《费氏医书》中也说"我欲有疾，望医之相救者如何？我之父母妻子有疾，望医之相救者如何？易地以观，则利心自淡矣！"

（二）道家思想影响下的中国医学伦理观念

与西方医学主要构建于解剖学的基础之上不同，中医学的建立则主要是以中国哲学为基础，其中道家哲学是其重要的组成部分。李约瑟在《中国科学技术史》卷二《科学思想史》中曾说："中国如果没有道家，就像大树没有根。"此言验之于中医，确为至理之言。道家思想于医而言是一种居于上位的文化根基，道家思想对中医伦理产生了极其深远的影响。

1. 道家贵命重生影响下的中国医学伦理

生命伦理即源于对生命的尊重，贵生则是道家思想的重要内容。老子认为，人存于天地之间，与道、天、地并为域中四大之一。《老子·第二十五章》云："故道大，天大，地大，王亦大。"主张要宠辱皆忘，不要为追逐名利、荣辱、得失等身外之物而伤身，认为只有真正懂得贵身爱身的人才可以将天下托付给他。《老子·第十三章》云："故贵以身为天下，若可寄天下；爱以身为天下，若可托天下。"《庄子》一书中"重生"思想更是其学说的重要组成部分，主张摆脱一切外在物累，从而获得生命的张扬。庄子极力反对因外物而损耗生命，即使是整个天下也无法与生命的宝贵相比拟。其云："夫天下至重也，而不以害其生，又况他物乎！""故天下大器也，而不以易生，此有道者之所以异乎俗者也。"（《庄子·让王》）天下尚且不足以衰耗生命，更何况他物呢？故"知足者不以利自累也，审自得者失之而不惧，行修于内者无位而不怍"（《让王》）。《道藏》首经《度人经》的主旨为"仙道贵生，无量度人"，《太平经》则认为"德"就是"成济众生，令成极道"。可见道教对德的要求不仅仅是"自度"，更重要的是"度人"。唯有积功累德，才能悟道得道。故道之德，在于追求济世利民，无量度人。

道家对自身生命的重视远超过儒家，把生命看作人生的第一要义，这种高度重视生命的思想对医学的发展产生了积极影响。以人为本、尊重生命是中医医德最重要的思想基础和最突出的人文特征，救死扶伤是医生的神圣职责，医生必须重视人的生命，珍视人的生命。历代名医大家都反复强调作为医生，一定要对人、对生命高度尊重和倍加珍惜，须知人命关天和责任重大，绝不可草率从事和等闲视之。

2. 少私寡欲与为医清廉

医生道德丧失皆在于私利贪欲。正所谓"无欲则刚"，道家倡导的"少私寡欲""见素抱朴"，对中国古代的医德建设起到了重要的作用。

"少私寡欲"是道家的一种重要人生观念。道家认为，人之所以不能虚静，皆是由于人之私欲。《老子·十二章》即云："五色令人目盲，五音令人耳聋，五味令人口爽，驰骋畋猎令人心发狂，难得之货令人行妨。"人天性的丧失皆是由于外在声色名利的刺激，令人心昏志迷，精神为之癫狂。因此主张淡泊名利，不以物累形，不以欲滑和，知足常乐。《老子·第三章》即提出要"虚其心，实其腹，弱其志，强其骨"。《庄子·刻意》云："虚无恬惔，乃合天德。"《庄子·马蹄》云："同乎无知，其德不离，同乎无欲，是谓素朴。素朴则民性得矣。"《老子河上公章句·无用第十一》云："治身者，当除情去欲，使五脏空虚，神乃归之。"薄名利、禁声色、廉财货、损滋味、屏虚妄、除妒忌，外不劳形于事，内无思想之患，以恬愉为务，以自得为功，这样则形体不敝、精神不散。

道家寡欲无求思想在中医典籍中亦随处可见。孙思邈在《大医精诚》中指出："凡大医治病，必当安神定志，无欲无求，先发大慈恻隐之心，誓愿普救含灵之苦。""医人不得恃己所长，专心经略财物。""不得以彼富贵，处以珍贵之药，令彼难求，自炫功能。""夫大医之体，欲得澄神内视，望之俨然，宽裕汪汪，不皎不昧。省病诊疾，至意深心，详察形候，纤毫勿失，处判针药，无得参差。虽曰病宜速救，要须临事不惑，唯当审谛覃思，不得于性命之上，率尔自逞俊快，邀射名誉，甚不仁矣！"《旧唐书》记载了孙思邈的生平。

思邈，京兆华原人也。七岁就学，日诵千余言。弱冠，善谈庄老及百家之说，兼好释典。洛州总管独孤信见而叹曰："此圣童也。但恨其器大，适小难为用也。"周宣帝时，思邈以王室多故，乃隐居太白山。隋文帝辅政，征为国子博士，称疾不起。尝谓所亲曰："过五十年，当有圣人出，吾方助之以济人。"及太宗即位，召诣京师，嗟其容色甚少，谓曰："故知有道者诚可尊重，羡门、广成，岂虚言哉？"将授以爵位，固辞不受。显庆四年，高宗召见，拜谏议大夫，又固辞不受。

从孙思邈的生平简介中可以看出道家"知足寡欲，恬惔无为"的核心伦理思想在他身上的影响。他三辞所封，毫不为名利所动，坚决留在民间，为普通老百姓疗疾治病。这种不慕仕途、不贪权势、淡泊名利、志存救济的精神离不开道家"无欲无求""清静寡欲"的思想。而要做到大医所要求的"澄神内视""至意深心""临事不惑""审谛覃思"，倘若没有道家清静寡欲的思想则是很难做到的。因为"人神好清而心扰之，人心好静而欲牵之"（《老子想尔注》），"心为道之器宇，虚静至极，则道居而慧生""静则生慧，动则生昏"（宋·张君房《云笈七签·坐忘论》），可见只有内心虚一而静，才能产生悟知大道的智慧，自然与道相合；如果内心躁动不安，心神外驰，追求物欲，就会"以智害恬，为子伤本"（司马承祯《坐忘论·收心第三》），从而"率尔自逞俊快，邀射名誉，甚不仁矣"。

3. 万物平等思想与中国医学伦理

在道家看来，万物平等，并无高低贵贱之分。《庄子·秋水》提出"物无贵贱"，《庄子·齐物论》中提出"故为是举莛与楹、厉与西施，恢恑憰怪，道通为一"，《庄子·知北游》中提出道"在屎溺"，都体现出了万物皆融通于大道，齐同无差别的观念。因此，道家主张要平等对待一切人，老子即主张无差别的爱。《老子·第四十九章》云："圣人常无心，以百姓心为心。善者，吾善之；不善者，吾亦善之；德善。"得道的人以善心平等地对待任何人，做到"无弃人""无弃物"。我国古代医家一向崇尚"平等待人，博施济众"的行医原则，把患者当作亲人，应该说是受到了道家思想的影响。

（三）佛教影响下的中国医学伦理观念

佛教于东汉末年自印度传入，在儒家入世思想、道家玩世思想之外增添了出世思想，使得中国文化得以实现圆融。佛教传入中国后，努力与中国本土文化相融合，很快得以广泛传播。佛教慈悲为怀、普度众生、众生平等思想对中医生命伦理学产生了深远的影响。

1. "慈悲为怀"对古代医德的影响

儒家以"仁"立人，将医术定位于"仁术"，使医学蕴涵有恻隐爱人的美好意蕴。与之相类，佛教慈悲为怀的思想则赋予医术以救苦救难的博爱光辉。悲天悯人、拯救世人出苦海是佛教的重要思想，特别是大乘佛教尤其强调以慈悲为怀，强调普度众生，利乐有情。龙树菩萨在《大智度论》卷二七中云："大慈大悲者，四无量心中已分别，今当更略说：大慈与一切众生乐，大悲拔一切众生苦。"《大般涅槃经·卷十一》云："三世诸世尊，大悲为根本……若无大悲者，是则不名佛。"这种大慈大悲的思想对形成高尚的中医医德有着积极的意义。

唐代著名医家孙思邈是我国医学史上第一个较为全面论述医德的人，他精通佛典，医德思想深受佛教思想影响。他在《备急千金要方·大医精诚》中论述了为医之德。

凡大医治病，必当安神定志，无欲无求，先发大慈恻隐之心，誓愿普救含灵之苦。若有疾厄来求救者，不得问其贵贱贫富，长幼妍媸，怨亲善友，华夷愚智，普同一等，皆如至亲之想，亦不得瞻前顾后，自虑吉凶，护惜身命。见彼苦恼，若己有之，深心凄怆，勿避险巇、昼夜、寒暑、饥渴、疲劳，一心赴救，无作功夫形迹之心。如此可为苍生大医，反此则是含灵巨贼。

文中所用的"大慈""普救""含灵"等词汇皆为佛教用语。孙思邈此段论述，明显受到佛教伦理道德的影响。首先，深受佛教众生平等思想的影响。佛教认为，一切众生皆有佛性，对待一切众生必须一视同仁，不能区别对待。孙思邈也主张医生对待患者必须要"普同一等"。其二，深受佛教普度众生思想的影响。唐代大乘佛教已传入，孙思邈受大乘佛教解脱众生苦思想的影响，明确提出要"普救含灵之苦"。这里尤其要指出的是，古代医学深受儒家"仁爱"思想的影响，但是儒家之"仁爱"是建立在"亲亲"基础上的，强调"老吾老以及人之老，幼吾幼以及人之幼"，爱是有差等的。佛家众生一等的思想弥补了儒家思想的此种缺陷，在佛家思想影响下，医家之"仁爱"超越儒家的"亲亲"原则，而"誓愿普救含灵之苦"，不论何等人前来求医，都要"如至亲之想"。孙思邈的医德思想对后世医家影响颇为深远，历代众多医家在这一方面身体力行，留下了千古美名。

2. 布施利他与中国医学伦理道德

佛教分小乘、大乘，二者教义有别。小乘教虽然也讲布施，但目的在于破除个人的吝啬和贪心，以免除来世的贫困，着眼的是个人利益。大乘教则秉持大慈大悲的教义，主张超度众生，甚至牺牲自我而布施于众人。在大乘教经籍中有大量的诸如倾家施财、慈悲救生，甚至舍身喂虎的故事。这种牺牲自我的道德行为，虽然看起来有点盲目，但是对于形成利他助人的良好社会氛围还是有积极促进意义的。

这种乐于奉献的利他主义影响了古代许多医家，使他们急人所急，全力地治病救人，形成了高尚的医德。据《九灵山房集·丹溪翁传》载："四方以病来迎者，遂辐辏于道，翁咸往赴之。"《故丹溪先生朱公石表辞》载："窭人求药，无不与，不求其偿，其困厄无告者，不待其招，注药往起之，虽百里之远，弗惮也。"明代医生闵自成仁而好施，据《钱塘县志》载："闵自成……精内外医，名播郡城，求治者日不暇给。遇贫乏，概不受值。"《浙江通志》载其："仁而好施，见贫乏者不受直，且诊视必先之，曰：倘后彼，恐其惭怩，不亟来，必殆矣。丐者盈门，一一应之不厌，故远近翕然称长者。"元代医家赵梦弼是一个"赴人之急百里外，中诊叩门无不应"的好医生，甚至七八十岁时"犹救以往"。宋代医生张柄，治病救人"无问贵贱，有谒必往视之"。元末明初的名医刘勉"生平视病者，平等如一"。他常说："富者我不贪其财，贫者我不厌其求。"清代名医傅青主曾经为了医治一病危患者，赶了五天五夜的路程。这些医家都以他们不畏艰险、一心赴救的高尚行为为后人树立了不朽的典范。

3. 佛家戒律与中国医学伦理道德

戒，作为佛教三学之一，是佛教为信徒制定的戒规，以止恶行善。根据其内容，可分为止持戒和作持戒两大类。所谓止持戒，是指为防止恶行而制定的各种戒，如五戒、八戒、具足戒等。所谓作持戒，是为了修习善行而制定的戒，如二十犍度等。佛教戒律较为繁杂，对出家僧人的宗教生活和日常生活的各个细节都作出了繁细而严格的规定。据《四分律》所记载，比丘戒二百五十条，比丘尼戒三百四十八条，为大众所熟悉的五戒为"一不杀生，二不偷盗，三不邪淫，四不妄语，五不饮酒"。这些佛教戒律在中医医德的形成和发展中也起到了一定的作用。

唐代医家孙思邈即深受佛教"不杀生"思想的影响，主张不以"活物"入药。《大医精诚》中云：

自古名贤治病，多用生命以济危急。虽曰贱畜贵人，至于爱命，人畜一也。损彼益己，物情同患，况于人乎！夫杀生求生，去生更远。吾今此方，所以不用生命为药者，良由此也。其虻虫、水蛭之属，市有先死者，则市而用之，不在此例。只如鸡卵一物，以其混沌未分，必有大段要急之处，不得已隐忍而用之。能不用者，斯为大哲，亦所不及也。

《千金翼方·卷四·虫鱼部》亦云：

鸟兽虫鱼之类，凡一百一十六种，皆是生命，各自保爱其身，与人不殊。所以称近取诸身，远取诸物。人自爱命，即鸟兽自爱，固可知也。是以须药者，皆须访觅先死者，或市中求之。必不可得，自杀生以救己命。若杀之者，非立方之意也，慎之慎之。

中国原有哲学思想是以人为贵，万物皆可为人所用。而佛教因秉持众生皆有佛性、众生平等的思想，却将"不杀生"列为戒律之首。虽然孙思邈不以活物入药会对疗效带来一定影响，但不可否认这对培养医生的慈悲之心是大有裨益的。

比照佛教戒律，我国古代医家还制定了类似的医家戒律。如明代医家陈实功在其所著的《外科正宗》一书中也提出了"医家五戒十要"。从中可以看出，佛教戒律对我国传统医德医风的形成产生了较为深远的影响，这些医家戒律的制定对警戒医家、淳化医风起到了一定的作用。

4. 业报轮回说对医德的影响

儒家思想是重现世，不问鬼神。《论语·先进》中载："季路问事鬼神。子曰：'未能事人，焉能事鬼？'敢问死，曰：'未知生，焉知死？'"因此，个人行为道德的约束力主要来自人世间的伦理道德和内在的善之人性。但这种约束力常有失范之时，倘若秉着"我死之后，管它洪水滔天"的现世享乐思想，则极易造成恶行的爆发。佛教业报轮回学说应该说在一定程度上弥补了这种现世约束力不足的缺憾，给人以更强有力的止恶和行善的内心动机。

佛教所谓"业"，是"行动"或"作为"的意思。表现在心理活动方面的，叫"意业"；发之于口的，叫"口业"；表现在身体、言行举止方面的，叫"身业"。佛教认为"业"体现着力量和作用、功德与过失，由"业"而形成的"业力"，是众生所受果报的前因，也是众生流转生死轮回的动力。由于"业"的性质不同和"业力"的作用不一，感现的结果也就不一样，善业和恶业都会感现相应的果报，却不会相互抵消。有业故有轮回，什么样的"业"决定众生什么样的命运。"轮回"是比喻，旨在说明众生生死流转、永无终期，犹如车轮一样旋转不停。佛家有"六道轮回"说，道是道路、途径的意思，六道则指地狱、饿鬼、畜生、人、天、阿修罗。出于这种认识，佛教主张人人要行善事，正所谓善有善报，恶有恶报，要想得善果，一定要修善业。这与我国的"勿以恶小而为之，勿以善小而不为"有相通之处。佛教认为"救人一命胜造七级浮屠"，医学即在于救死扶伤，直接关乎人命，正是积累功德之事。一些医家正是接受了业报轮回说的理论，乐善好施，积极行医救人。孙思邈在《大医精诚》中即云："老君曰：'人行阳德，人自报之；人行阴德，鬼神报之。人行阳恶，人自报之；人行阴恶，鬼神害之。'寻此二途，阴阳报施，岂诬也哉？所以医人不得恃己所长，专心经略财物，但作救苦之心，于冥运道中，自感多福者耳。"

佛教思想是我国医学道德的重要思想源泉之一，对我国古代医德的形成与发展产生了深远的影响。今天，我们要综合分析，去其糟粕，取其精华，批判地继承，让它在医德建设上发挥重要的作用。

二、中国古代医学规范

伦理是理念层面的规约，其本质是基于人内在的道德规范，而不具有外在强制性。仅有伦理文化对于引领中国医学真善美的走向和在社会建构中发挥正向力量是远远不够的，这就需要制订外在的、具有强制性的医学规范。基于独特的伦理文化，中国医学同时形成了医学规范文化。

（一）有关医药的律令

为了规范行医，保证医疗活动的顺利开展，古代颁发了一些律令。比如《周礼·天官·冢宰》中对医师及食医、疾医、疡医、兽医的职责分别做了规定，并明确提到"医师掌医之政令"。周代医生考核制度相当严格，"医师……岁终，则稽其医事，以制其食：十全为上，十失一次之，十失二次之，十失三次之，十失四为下"，以诊治疗效优劣将医生分为五个等级，并给予相应的俸禄。这种岁终考核的实施与当时病历档案的建立密切相关。《周礼·天官·冢宰》载："疾医……凡民之有疾病者，分而治之。死终，则各书其所以，而入于医师。""兽医掌疗兽病，疗兽疡……死则计其数以进退之。"这种制度的建立，对于积累原始病案资料，总结治疗经验和教训，无疑具有积极的意义。

唐代永徽四年，长孙无忌奉命注疏《永徽律》，名《唐律疏议》，这是保存至今最古最系统的封建法律著作，其中不少是涉及医药的律令。

1. 诸医为人合药及题疏针刺误不如本方杀人者，徒二年半。其故不如方杀伤人死，以故杀伤论；虽不伤人，杖六十。即卖药不如本方者，亦如之。（卷二十六）

2. 诸医违方诈疗疾病而取财物者，以盗论。（卷二十五）

3. 合和御药误不如本方及封题者，医绞；料理拣择不精者，徒一年；未进者各减一等；监当官司，各减医一等。（卷九）

4. 诸以毒药毒人及卖者，绞；即卖买而未用者，流二千里。（卷十八）

5. 诸诈疾有所避者，杖一百。若故自伤残者，徒一年半。其受顾请为人伤残者，与同罪。以故致死者，减斗杀罪一等。（卷二十五）

以上律令中，有对医疗事故的律令，即第一条，分为误治致死、误治不死及故意误治致死，说明对医疗事故能仔细分别，并予以不同处理；有对医生开处方的要求，有医家为诈取病人钱财处以不符合病情的方剂，则以偷盗论罪，显示出当时对医生开处方的严格控制；有对售卖药物的规定，第一条"卖药不如本方者亦如是"，是对所售之药有误致死、伤或故意配错处方致死的处理，第四条则是对以毒药毒人及出售毒药者处以绞刑，对买卖毒药而未用、未产生影响者处以流放两千里。这些律令对于规范行医、保护百姓健康起到了一定作用。此外对犯人诈疾或故意自残，或请人伤残等以逃避罪责的手段也有所认识而用律令予以处理。当然，唐代律令也显示出当时医者地位的卑微和所受到的压迫，尤其是宫中医工受到的惩治过于严苛，"合和御药误不如本方及封题者"即处以绞刑。

宋代，历朝皇帝都相当重视医药事业，屡次颁布关于医药卫生的诏令和律令。据《宋史》《宋会要辑稿》和《宋刑统》等记载，仅北宋时期颁布的医药卫生诏令就有两百多条，其中以派遣医师防治疾病者最多。每当京城或边远地区疾疫流行时，朝庭都诏令派遣医师巡视，送医药或命当地官员组织力量救助。此外，还颁有关于征集、校正、编撰医学书籍，举办社会慈善机构和医院，改革与普及医学教育，提高医学与医师社会地位，改革旧习俗和禁止巫觋，开办卖药所，实行进口药专卖，修订或颁布本草专书，重用道士医生和草泽医生等医政法令。《宋刑统》是宋代的一部法典，对医德、医疗事故、民众医药、饮食卫生、卫生保健、囚犯的医药卫生管理等都制定了惩处的法规，如"诸医违方诈疗疾病而取财物者，以盗论"，与《唐律》一脉相承，严惩以医诈取钱财者。

（二）诊治规范

医疗诊治关乎性命，必须遵循一定的规则，对此古代医者有着清醒的认识。早在

《周礼·天官·冢宰》中即对医疗行为提出了一些规范性的要求，如要求食医"凡食剂视春时，羹剂视夏时，酱剂视秋时，饮剂视冬时。凡和，春多酸，夏多苦，秋多辛，冬多咸，调以滑甘。凡会膳食之宜，牛宜稌，羊宜黍，豕宜稷，犬宜粱，雁宜麦，鱼宜菰"，要求疾医"以五味、五谷、五药养其病，以五气、五声、五色视其死生；两之以九窍之变，参之以九脏之动"等。

张仲景在《伤寒杂病论·序》中批评当时的医生诊治马虎，其云："观今之医，不念思求经旨，以演其所知，各承家技，终始顺旧。省疾问病，务在口给，相对斯须，便处汤药。按寸不及尺，握手不及足，人迎趺阳，三部不参；动数发息，不满五十。短期未知决诊，九候曾无仿佛；明堂阙庭，尽不见察，所谓窥管而已。夫欲视死别生，实为难矣！"其中明确指出医生辨病施治必须要遵循一定的规范，比如诊治要细心、脉诊要三部相参、脉动要达五十次以上等，否则极易误治。

清代医家喻昌《寓意草》开篇即列"先议病后用药"。其云："从上古以至今时，一代有一代之医，虽神圣贤明，分量不同，然必不能舍规矩准绳，以为方圆平直也。"明确指出诊治必不能舍弃规范。他针对当时庸医不识病情，"议药不议病"，提出"治病必先识病，识病然后议药"。其云："药者所以胜病者也。识病，则千百药中，任举一二种，用之且通神。不识病，则歧多而用眩……无如议病精详。病经议明，则有是病，即有是药。病千变，药亦千变。且勿论造化生心之妙，即某病之以某药为良，某药为劫者，至是始有定名。若不论病，则药之良毒善恶，何从定之哉？可见药性所谓良毒善恶，与病体所谓良毒善恶不同也。"喻昌著有《医门法律》，系喻氏有感于当时庸医误人而作，他借用佛学中的戒律设置，书中既讨论病证的治疗之法，又为医生临证诊疗制定律条，故名为"法律"。卷一首论色脉之法，《内经》、仲景书律；卷二至卷六分述证候之律，审病辨证，条理清晰。每门先冠以论，次为法，次为律。论者，析病因病机；法者，治疗之术，运用之机；律者，明诸医之所以失，而判定过失所在。该书既是临证论病析治的专著，又是医疗纠偏醒弊的法程，其内容体例独具一格，因此传诵医林、影响深远。

病案格式规范化是诊断治疗规范化的重要环节，同时也是诊疗规范的反映，促进着医学的进步。根据史料，在西周时期即已出现病案记录的要求。《周礼·天官·冢宰》中要求疾医对于未治愈的患者要记录上报，"死终则各书其所以，而入于医师"。《史记·扁鹊仓公列传》中仓公传部分载有二十五则"诊籍"。据仓公传，仓公在随其师阳庆学医时，只学完理论知识，老师就去世了，因而仓公在临证时，有意记录了临证过程，以便与所学理论相对照。后来仓公在汉文帝对其医疗水平提出质询时，就选择所记的一部分奏报给汉文帝。这些内容又被司马迁抄录在《史记》里。仓公诊籍是目前文献所见医家首次有意识地记写诊疗过程，包括患者姓名、性别、住址、职业、病因、病机、症状、诊断、治疗与预后等各个方面，涉及内、外、妇、儿、口腔科等五个科属的病证 23 种。仓公诊籍被公认为中医医案的滥觞，为后世医案的逐步完善奠定了坚实的基础。明代韩懋《医通》提出书写病历要六法兼施。六法指望、闻、问、切、论、治。六法作为填写医案的具体要求如下。

一望形色。如肥瘦、高低、肤色、润槁等，主要看发育状况、形色神态、有无精神等。

二闻声音。如音质清浊、声之高下、发音洪细、说话有无气力等。

三问情状。对于问诊，韩氏提出"八问"，涉及时间、地点、病因及治疗史，如何处苦楚？何因而致？何日为始？昼夜孰甚？寒热孰多？喜恶何物？曾服何药？曾经何地？

四是切脉理。要按寸、关、尺及浮、中、沉三部九候之法来切脉。

五是论病原。提出六问，即某人素禀孰盛？其病今在何类？标本孰居？毕竟何如？服药宜如何将息？病疾沉疴今在何际？

六是治方术。研究治疗措施及效果，如主治用何法？先后用何方？

韩氏认为，凡治一病，宜用此式一纸为案，首先填清年、月、日及地点，写明风土时令，再望之、闻之、详问之，以察其外；然后切脉、论断、处方，确立诊断和治法。各个填注，使病者持循待续，即使更换医生，也有所据。

明代医家吴崐的《脉语·脉案格式》对病案格式做了进一步概括，他称病案为"脉案"，书写内容分七条。

一书：某年、某月、某地、某人。

二书：其人年之高下，形之肥瘦长短，色之黑白枯润，声之清浊长短。

三书：其人之苦乐病由，始于何日。

四书：初时病证，服某药，次服某药，再服某药，某药少效，某药不效。

五书：时下昼夜孰甚，寒热孰多，喜恶何物，脉之三部九候如何。

六书：引经旨以定病名，某证为标，某证为本，某证为急当先治，某证为缓当后治，某脏当补，某脏当泄。

七书：当用某方，加减某药，某药补某脏，某药泄某脏，君臣佐使之理，吐下汗和之意，一一详尽。

吴氏指出，病案后应书某郡医生某某撰，以示负责，使病家验医者之工拙。

韩懋的"六法兼施"和吴崐的脉案格式，对病案格式规范化起到了奠基作用，对医学发展和后世医家产生了深远的影响。

清代医家喻昌十分注意诊治规范，《寓意草·与门人定议病式》对病案内容的书写要求作了详细规定，试图建立规范化的病案格式。他强调书写病案时，必书以下内容。

某年某月，某地某人，年纪若干？形之肥瘦、长短若何？色之黑白、枯润若何？声之清浊、长短若何？人之形志、苦乐若何？病始何日？初服何药？次后再服何药？某药稍效，某药不效？时下昼夜孰重？寒热孰多？饮食喜恶多寡？二便滑涩无有？脉之三部九候，何候独异？二十四脉中，何脉独见？何脉兼见？其症或内伤，或外感，或兼内外，或不内外，依经断为何病？其标本先后何在？汗、吐、下、和、寒、温、补、泻何施？其药宜用七方中何方？十剂中何剂？五气中何气？五味中何味？以何汤名为加减和合？其效验定于何时？一一详明，务令纤毫不爽。

病案需要仔细全面收集病证，不仅包括望闻问切的有关情况，同时亦包括天时、地理等自然情况；不仅包括各种病证表现，也包括致病的原因、病情的发展变化。只有这样，才能准确辨证，正确施治。喻氏建立的这一诊治规范，充分体现了喻氏科学、严谨的作风。

（三）医家戒律

古代一些医家对医者行医提出了一些戒条，在医学史上产生了深远的影响。

明代医家龚廷贤在《万病回春》中提出"医家十要"。

一存仁心，乃是良箴，博施济众，惠泽斯深。

二通儒道，儒医世宝，道理贵明，群书当考。

三精脉理，宜分表里，指下既明，沉疴可起。

四识病原，生死敢言，医家至此，始至专门。

五知气运，以明岁序，补泻温凉，按时处治。

六明经络，认病不错，脏腑洞然，今之扁鹊。

七识药性，立方应病，不辨温凉，恐伤性命。

八会炮制，火候详细，太过不及，安危所系。

九莫嫉妒，因人好恶，天理昭然，速当悔悟。

十勿重利，当存仁义，贫富虽殊，药施无二。

明代医家陈实功在《外科正宗》中提出医家"五戒""十要"。

医家五戒

一戒：凡病家大小贫富人等，请视者便可往之，勿得迟延厌弃，欲往而不往，不为平易。药金毋论轻重有无，当尽力一例施与，自然生意日增，毋伤方寸。

二戒：凡视妇人及孀妇尼僧人等，必候侍者在旁，然后入房诊视，倘旁无伴，不可自看。假有不便之患，更宜真诚窥视，虽对内人不可谈，此因闺阃故也。

三戒：不得出脱病家珠珀珍贵等送病家合药，以虚存假换，如果该用，令彼自制入之。倘服不效，自无疑谤，亦不得称赞彼家物色之好，凡此等非君子也。

四戒：凡为医者，不可行乐登山，携酒游玩，又不可片时离去店中。凡有抱病至者，必当亲自用意发药，又要依经写出药贴，必不可杜撰药方，受人驳问。

五戒：凡娼妓及私伙家请看，亦当正己，视如良家子女，不可他意儿戏以取不正，视毕便回。贫窘者，药金可璧，病回只可与药，不可再去，以图邪淫之报。

医家十要

一要：先知儒理，然后方知医业。或内或外，勤读先古明医确论之书，须旦夕手不释卷，一一参明，融化机变，印之在心，慧之于目。凡临症时，自无差谬矣。

二要：选买药品必遵雷公炮炙。药有依方修合者，又有因病随时加减者；汤散宜近备，丸丹须预制，膏药愈久愈灵，线药越陈越异。药不吝珍，终久必济。

三要：凡乡井同道之士，不可轻侮傲慢，与人切要谦和谨慎。年尊者，恭敬之；有学者，师事之；骄傲者，逊让之；不及者，荐拨之。如此自无谤怨，信和为贵也。

四要：治家与治病同。人之不惜元气，断丧太过，百病生焉，轻则支离身体，重则丧命；治家若不固根本，而奢华费用太过，流荡日生，轻则无积，重则贫窘。

五要：人之受命于天，不可负天之命，凡欲进取，当知彼心愿否，体认天道顺逆。凡顺取，人缘相庆；逆取，子孙不吉。为人何不轻利远害，以防还报之业也。

六要：凡里中亲友人情，除婚丧疾病庆贺外，其余家务，至于馈送来往之礼，不可求奇好胜。凡餐只可一鱼一菜，一则省费，二则惜禄，谓广求不如俭用。

七要：贫窘之家及游食僧道衙门差役人等，凡来看病，不可要他药钱，只当奉药，再遇贫难者，当量力微赠，方为仁术，不然有药而无火食者，其命亦难。

八要：凡有所蓄，随其大小，便当置买产业，以为根本。不可收买玩器及不紧物件，浪费钱财，又不可做入银会、酒会，有妨生意，必当一例禁之，自绝谤怨。

九要：凡店中所用各样物具，俱要精备齐整，不得临时缺少。又古今前贤书籍及近时名公新刊医理词说，必寻参阅，以进学问。此诚为医家之本务也。

十要：凡奉官衙所请，必当速去，毋得怠缓。要诚意恭敬，告明病源，开具方药。病愈之后，不得图求匾礼，亦不得言说民情，致生罪戾。间不近公，自当守法。

主要参考书目

[1] 清·毕沅校注.墨子 [M].吴旭民校点.上海：上海古籍出版社，1995.

[2] 汉·刘安.淮南子 [M].汉·高诱注.上海：上海古籍出版社，1989.

[3] 汉·郑玄注，唐·贾公彦疏.周礼注疏 [M].北京：北京大学出版社，2000.

[4] 汉·郑玄注.礼记正义 [M].唐·孔颖达正义.吕友仁整理.上海：上海古籍出版社，2008.

[5] 清·段玉裁.《说文解字》注 [M].上海：上海古籍出版社，1981.

[6] 黄晖校释.论衡校释 [M].北京：中华书局，1990.

[7] 魏·王弼.老子注 [M].北京：中华书局，1954.

[8] 魏·王弼.周易注 [M].上海：上海古籍出版社，1987.

[9] 晋·张湛.列子注 [M].北京：中华书局，1954.

[10] 晋·郭象.庄子注 [M].上海：上海古籍出版社，1987.

[11] 晋·郭璞注.尔雅 [M].王世伟点校.上海：上海古籍出版社，2015.

[12] 南朝·顾野王.宋本玉篇 [M].北京：中国书店，1983.

[13] 唐·陆德明.经典释文 [M].北京：中华书局，1983.

[14] 宋·李昉.太平御览 [M].北京：中华书局，1966.

[15] 宋·陈彭年，邱雍.宋本广韵 [M].北京：中国书店，1982.

[16] 周启诚校注.庄子鬳斋口义校注 [M].北京：中华书局，1997.

[17] 宋·尤袤.遂初堂书目 [M].北京：中华书局，1985.

[18] 孙猛校证.郡斋读书志校证 [M].上海：上海古籍出版社，1990.

[19] 宋·陈振孙.直斋书录解题 [M].上海：上海古籍出版社，1987.

[20] 宋·任广.书叙指南 [M].上海：上海古籍出版社，1987.

[21] 辽·释行均.龙龛手鉴 [M].北京：中华书局，1991.

[22] 元·马端临.文献通考 / 经籍考 [M].上海：华东师范大学出版社，1985.

[23] 明·朱谋玮.骈雅 [M].上海：上海古籍出版社，1987.

[24] 明·殷仲春.医藏书目 [M].上海：群联出版社，1955.

[25] 清·黄生.字诂义府合按 [M].包殿淑点校.北京：中华书局，1984.

[26] 清·王念孙.广雅疏证 [M].北京：中华书局，1983.

[27] 清·阮元校刻.十三经注疏 [M].上海：上海古籍出版社，1997.

[28] 清·朱骏声.说文通训定声 [M].北京：中华书局，1984.

[29] 清·张自烈.正字通 [M].北京：中国工人出版社，1996.

[30] 清·吴玉搢．别雅 [M]．上海：上海古籍出版社，1987．

[31] 清·皮锡瑞．经学历史 [M]．周予同注释．北京：中华书局，1959．

[32] 清·苏舆．春秋繁露义证 [M]．钟哲点校．北京：中华书局，1992．

[33] 清·陈寿祺．五经异义疏证 [M]．曹建墩校．上海：上海古籍出版社，2013．

[34] 清·陈立．白虎通疏证 [M]．吴则虞点校．北京：中华书局，1994．

[35] 清·永瑢．四库全书总目 [M]．北京：中华书局，1956．

[36] 清·章学诚．校雠通义通解 [M]．王重民通解．上海：上海古籍出版社，2009．

[37] 清·王鸣盛．十七史商榷 [M]．北京：中国书店，1987．

[38] 清．张之洞．书目答问 [M]．上海：商务印书馆，1936．

[39] 王利器．文子疏义 [M]．北京：中华书局，2000．

[40] 陈鼓应．黄帝四经今注今译 [M]．北京：商务印书馆，2007．

[41] 周祖谟．方言校笺 [M]．北京：中华书局，1993．

[42] 赵振铎．集韵校本 [M]．上海：上海辞书出版社，2012．

[43] 冯友兰．中国哲学史 [M]．北京：商务印书馆，2011．

[44] 复旦大学哲学系中国哲学教研室．中国古代哲学史 [M]．上海：上海古籍出版社，2011．

[45] 侯外庐，赵纪彬，杜国庠．中国思想通史 [M]．北京：人民出版社，1957．

[46] 顾颉刚．秦汉的方士与儒生 [M]．上海：上海古籍出版社，1998．

[47] 屈守元．经学常谈 [M]．北京：北京出版社，2014．

[48] 许道勋，徐洪兴．中国经学史 [M]．上海：上海人民出版社，2006．

[49] 王钧林．中国儒学史·先秦卷 [M]．广州：广东教育出版社，1998．

[50] 余英时．论天人之际：中国古代思想起源试探 [M]．北京：中华书局，2014．

[51] 徐复观．两汉思想史 [M]．上海：华东师范大学出版社，2001．

[52] 宗福邦，陈世铙，萧海波．故训汇纂 [M]．北京：商务印书馆，2003．

[53] 徐中舒．甲骨文字典 [M]．成都：四川辞书出版社，1990．

[54] 高文达．新编联绵辞典 [M]．郑州：河南人民出版社，2001．

[55] 裘锡圭．文字学概要（增订本）[M]．北京：商务印书馆，2013．

[56] 唐兰．中国文字学 [M]．上海：上海古籍出版社，2005．

[57] 陆宗达．训诂简论 [M]．北京：北京出版社，2002．

[58] 郭在贻．训诂学 [M]．北京：中华书局，2013．

[59] 胡安顺．音韵学通论 [M]．北京：中华书局，2002．

[60] 唐作藩．音韵学教程 [M]．北京：北京大学出版社，2016．

[61] 王力．古代汉语 [M]．北京：中华书局，2001．

[62] 赵克勤．古代汉语词汇学 [M]．北京：商务印书馆，1994．

[63] 杜泽逊．文献学概要 [M]．北京：中华书局，2001．

[64] 黄帝内经素问 [M]．北京：人民卫生出版社，1963．

[65] 灵枢经 [M]．北京：人民卫生出版社，1982．

[66] 汉·张仲景.金匮要略 [M].何任，何若平整理.北京：人民卫生出版社，2005.

[67] 汉·张仲景.伤寒论 [M].晋·王叔和撰次.钱超尘，郝万山整理.北京：人民卫生出版社，2005.

[68] 东晋·葛洪.肘后备急方 [M].北京：人民卫生出版社，1982.

[69] 丁光迪.诸病源候论校注 [M].北京：人民卫生出版社，1991.

[70] 唐·孙思邈.备急千金要方 [M].北京：人民卫生出版社，1982.

[71] 宋·王怀隐.太平圣惠方 [M].北京：人民卫生出版社，1997.

[72] 元·滑寿.难经本义 [M].傅贞亮，张崇孝点校.北京：人民卫生出版社，1995.

[73] 明·张介宾.景岳全书 [M].上海：上海科学技术出版社，1986.

[74] 明·李时珍.本草纲目 [M].太原：山西科学技术出版社，2014.

[75] 明·朱橚.普济方 [M].北京：人民卫生出版社，1959.

[76] 清·吴谦.医宗金鉴 [M].北京：人民卫生出版社，1958.

[77] 清·顾观光.神农本草经 [M].杨鹏举校注.北京：学苑出版社，2007.

[78] 郑林.张志聪医学全书 [M].北京：中国中医药出版社，1999.

[79] 清·胡澍.素问校义 [M].上海：上海三联书店，1990.

[80] 清·曹禾.医学读书志 [M].北京：中医古籍出版社，1981.

[81] 清·丁福保.历代医学书目提要 [M].上海：医学书局，1918.

[82] 清·凌奂.医学薪传 [M].光绪庚子跋印本.

[83] 马继兴.马王堆古医书考释 [M].长沙：湖南科学技术出版社，1992.

[84] 黄龙祥.黄帝明堂经辑校 [M].北京：中国医药科技出版社，1988.

[85] 李经纬，林昭庚.中国医学通史（古代卷）[M].北京：人民卫生出版社，2000.

[86] 钱超尘.中国医史人物考 [M].上海：上海科学技术出版社，2016.

[87] 廖育群.重构秦汉医学图像 [M].上海：上海交通大学出版社，2012.

[88] 周琦.今古文经学对《内经》学术传承的影响 [D].北京：中国中医科学院，2010.

[89] 韩成仁.中医证病名大辞典 [M].北京：中医古籍出版社，2000.

[90] 钱超尘.中医古籍训诂研究 [M].贵阳：贵州人民出版社，1988.

[91] 郭霭春.中国分省医籍考 [M].天津：天津科学技术出版社，1984.

[92] 严世芸.中国医籍通考 [M].上海：上海中医学院出版社，1994.

[93] 薛清录.中国中医古籍总目 [M].上海：上海辞书出版社，2007.

[94] 王瑞祥.中国古医籍书目提要 [M].北京：中医古籍出版社，2009.

[95] 姚名达.中国目录学史 [M].长沙：湖南大学出版社，2014.

[96] 哈佛燕京学社引得编纂处.艺文志二十种综合引得 [M].上海：上海古籍出版社，1986.

[97] 余嘉锡.目录学发微 [M].北京：商务印书馆，2017.

[98] 张晓丽.明清医学专科目录研究 [M].合肥：黄山书社，2011.

[99] 王明强，张稚鲲，高雨.中国中医文化传播史 [M].北京：中国中医药出版社，2015.

[100] 日·丹波元胤.中国医籍考 [M].北京：人民卫生出版社，1956.